병태생리학으로 이해하는
질환별 맞춤형 운동처방

병태생리학으로 이해하는
질환별 맞춤형 운동처방

저자 • 안승철, 신윤아

초판 1쇄 발행 • 2026년 2월 20일

발행인 • 이광호
발행처 • 대한미디어
신고번호 • 제2004-000154호
전화 • (02) 2267-9731
팩스 • (02) 2271-1469
홈페이지 • www.daehanmedia.com
편집디자인 • 김홍

ISBN 978-89-5654-582-0 93690
정가 28,000

병태생리학으로 이해하는
질환별 맞춤형 운동처방

| 저자 |
안승철, 신윤아

대한미디어

서문

현대 사회에서 만성질환은 단순한 의학적 문제가 아니라, 개인의 일상과 삶의 질 전반을 위협하는 핵심 건강 이슈로 자리 잡았다. 고혈압·심장질환·혈관질환과 같은 순환기계 문제부터 당뇨병·이상지질혈증·대사증후군과 같은 대사질환, 그리고 폐·뇌혈관·근골격계 질환까지 다양한 질환들은 공통적으로 병태생리적 교란, 즉 신체의 항상성이 무너지는 과정에서 출발한다.

운동은 이러한 병태생리적 변화를 완화하고 기능을 회복시키는 데 중요한 치료적 역할을 하지만, 질환에 따라 그 효과와 위험요인이 다르기 때문에 정확한 병태생리 이해에 기반한 맞춤형 운동처방이 반드시 필요하다. 질환별 병태생리와 맞춤형 운동처방은 바로 이러한 필요성에서 출발하였다.

모든 질환에는 세포 손상, 염증, 면역 반응, 대사 변화 등의 공통 기전이 존재한다. 질병의 과정은 병태생리의 핵심 원리를 학습함으로써 이후 질환별 특징을 해석할 수 있는 기초 토대를 갖추게 할 것이다. 이는 운동을 지도하는 현장에서 운동 수행 중 나타날 수 있는 위험 신호를 판단하고, 안전한 운동 강도와 형태를 결정하는 데 반드시 요구되는 역량을 갖추게 할 것이다.

또한, 이 책은 질환을 이해하고 운동처방이 가능하도록 질환별 이해, 병태생리, 진단 및 증상, 치료 개요, 운동처방 원칙의 구조로 작성되었다. 심장질환·혈관질환에서는 심근 손상, 허혈·재관류, 혈류역학 등 안전성과 직결되는 병태생리를 기반으로 유산소·저항운동의 적용 기준을 설명하였다. 당뇨병·이상지질혈증·대사증후군에서는 인슐린 저항성, 지질 대사 장애 등 대사적 교란이 어떻게 운동에 의해 개선되는지를 과학적으로 제시하였다.

폐질환에서는 환기 제한·가스교환 장애·폐기능 검사 등 호흡생리의 변화가 운동능력과 증상에 미치는 영향을 설명하고, 단계적 재활 전략을 더하였다. 뇌혈관질환에서는 신경가소성, 운동학습 원리, 기능 회복 메커니즘을 바탕으로 신경계 환자의 특수한 운동 접근을 정리하였다. 뼈·관절질환에서는 골밀도 감소, 연골 손상, 염증성 변화 등의 병태생리를 이해함으로써 안전한 부하 설정, 운동 범위 조절, 근신경 활성화 전략 등을 체계화하였다. 이러한 구성은 각 질환을 단편적으로 보는 것이 아니라 신체 시스템 전체의 상호 연결 속에서 운동의 치료적 역할을 파악하도록 도울 것이다.

이 책은 단순한 이론서가 아니라, 실제 현장에서 활용할 수 있도록 구성된 실용 교재이다. 병태생리 개념의 핵심을 그림, 표, 흐름도로 정리하였으며, 임상적 판단을 돕는 진단 및 증상 변화의 기초를 제시하고, 치료·약물·생활습관과 운동반응 간의 상호작용을 설명하였으며, 운동처방 시 고려해야 할 안전성 지침을 제공하였다. 따라서 이 책은 질환의 이해에서 출발해 "이 환자에게 어떤 운동이, 왜, 어떻게 필요한가?"라는 질문에 스스로 답할 수 있는 능력을 기를 수 있게 할 것으로 생각된다.

운동은 단순한 생활습관이 아니라 생리학적으로 작용하는 치료제다. 따라서 환자 개인의 병태생리를 이해할수록 운동은 더 정밀하고 강력한 치료 수단이 된다. 이 책은 건강운동관리사를 꿈꾸는 학생들, 보건·의료·운동 관련 전공자, 현장에서 운동재활을 실천하는 전문가들에게 근거 기반의 임상적 사고와 안전한 운동처방 능력을 길러주는 든든한 길잡이가 되기를 바라면서 작성되었다.

목 차

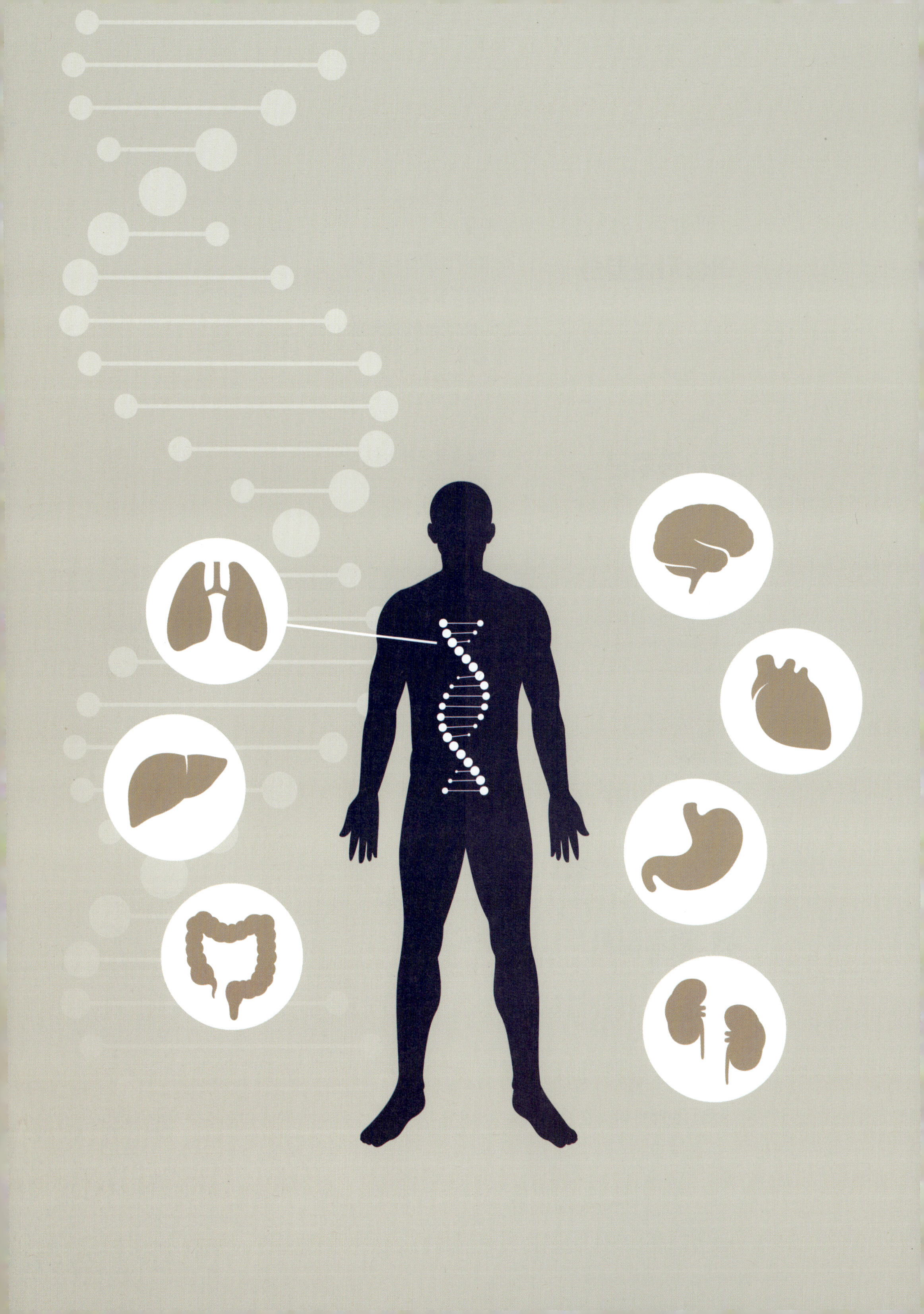

제 1 장

질병의 과정

Disease process

1. 질병의 정의

신체는 항상성(homeostasis) 추구를 통해 안정적인 상태를 유지하려고 한다. 이러한 항상성이 깨져 구조나 기능이 정상범위를 벗어나 손상에 이르는 상태를 질병(disease)이라고 한다.

1) 질병의 인식

질병은 징후와 증상, 병변을 통해 확인할 수 있다.

- 징후(sign): 관찰되는 객관적 내용–동공확대, 심장 잡음, 간 비대 등
- 증상(symptom): 질병의 주관적 징후–열감, 어지러움, 두통 등
- 병변(lesion): 구조적 이상 또는 병리학적인 변화
- 증후군(syndrome): 증상 및 징후의 종합적인 임상소견

2) 질병의 분류

VINDICATE'M으로 분류가능하다.

- Vascular: 혈관성 질환(질병)
- Infectious(inflammatory): 감염성(염증성) 질환
- Neoplastic: 종양성 질환
- Degenerative(deficiency): 퇴행성(결핍성) 질환
- Idiopathic(iatrogenic): 특발성(의인성) 질환
- Congenital: 선천성 질환
- Allergic(autoimmune): 알레르기(자가면역) 질환
- Traumatic: 외상성 질환
- Endocrine(environmental): 내분비(환경) 질환
- Metabolic: 대사성 질환

2. 질병의 병인

1) 외인성 인자(extrinsic factor)

외인성 인자는 다섯 개의 요인으로 분류할 수 있다.

① 물리적 요인: 기계적 외상이나 온도, 전자파, 기압 등의 물리적 요인

② 화학적 요인: 산이나 염기 등 접촉 부위의 병변과 흡수를 통해 일어나는 중독증 등

③ 생물학적 요인: 세균, 기생충, 바이러스 감염 등

④ 영양학적 요인: 필수 영양소나 비타민 섭취 결핍 등

⑤ 환경적 요인: 대기, 토양, 수질오염 등

(1) 물리적 요인(손상)

- 기계적 압력
- 화상: 혈관 밖으로의 체액손실에 따른 쇼크, 감염에 의한 패혈증성 쇼크, 쇼크에 따른 장기부전 등이 이어짐
- 극한적 온도
  - 고온: 지나친 수분과 이온 소실에 의한 이온불균형, 순환혈액량 감소에 따른 손상
  - 지온: 세포에 대한 직접적 손상, 혈관이나 신경 손상에 의한 간접적 손상
- 전기: 화상, 심장부정맥 또는 뇌의 심혈관 중추, 호흡 중추 기능 이상에 의한 간접적 손상
- 전리 방사선: DNA 손상, 자유라디칼 생성에 의한 세포 손상, 혈관 손상에 의한 간접적 손상
- 기압 변화
  - 잠수병(감압병): 잠수를 할 때 급격히 해수면으로 올라오게 되면 질소가 방울을 형성하여 모세혈관을 막게 되어 이에 따라 나타나는 증상들
  - 고산병: 높은 곳에서의 산소부족과 이에 대한 몸의 반응으로 나타나는 증상들

(2) 화학적 요인(독극물, 약물)

① 직접작용: 독극물이 세포 특정 부위와 결합하여 작용하는 방식으로, 수은이 세포막 단백질에 결합하여 에너지 의존성 물질 수송을 저해하고 막 투과성을 증가시키는 것을 예로 들 수 있다.

② 간접작용: 대사과정에서 만들어진 중간산물에 의한 손상으로, 활성대사산물인 자유라디칼이 만들어져 세포 손상을 유발하는 것을 예로 들 수 있다.

- 유기용매인 사염화탄소(CCl_4)가 간에서 자유라디칼로 변하여 세포 손상을 유발하거나 타이레놀(tylenol)로 잘 알려진 아세트아미노펜(acetaminophen)이 간에서 자유라디칼을 형성하여 간독성을 나타내는 것 등을 예로 들 수 있음

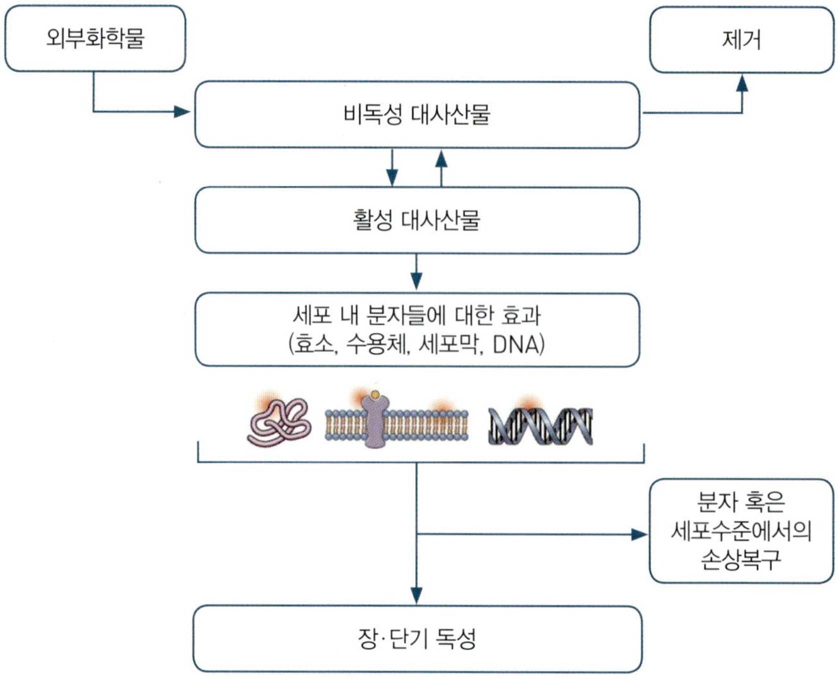

그림 1.1 대사과정에서 생성된 활성산물에 의한 세포 독성

③ 이상약물반응(adverse drug reaction)

예상하지 못했던 위험한 약물 반응을 말한다.

- 입원환자의 7~8%에서 발생하며 이 중 10% 정도에서는 치명적일 수도 있음
- 항암제 처치 시 발생하는 백혈구감소증, 재생불량성 빈혈 항생제인 페니실린에 의한 용혈성 빈혈 등을 예로 들 수 있음

④ 알코올의 대사

간에서 알코올은 알데히드(aldehyde)로 전환되고, 알데히드는 알데히드 탈수소효소(aldehyde dehydrogenase, ALDH)에 의해 아세테이트(acetate)로 변한다.

- 간에서 에탄올을 아세트알데히드로 변환시키는 세 효소
  - 알코올탈수소효소(alcohol dehydrogenase, ADH)
  - 시토크롬 P450 동종효소(cytochrome P450 isoenzyme, CYP2E1)– 과산화수소분해효소(catalase)

표 1.1 이상 약물반응

반응	
혈액	
백혈구감소증, 재생불량성 빈혈, 범혈구감소증	항암제, 면역억제제, 클로람페니콜
용혈성 빈혈, 혈소판감소증	페니실린, 메틸도파, 퀴니딘

피부	
두드러기, 수포, 탈락피부염, 색소침착, 약물발진	항암제, 설폰아마이드, 몇몇 항생제 등
심장	
부정맥	테오필린, 히단토인
심근질환	독소루비신, 다우노루비신
신장	
사구체신염	페니실린
급성세뇨관괴사	아미노글라이코사이드, 사이클로스포린, 암포테리신B
콩팥유두괴사를 동반한 세뇨관 간질성질환	페니실린, 살리실산
폐	
천식	살리실산
급성 폐렴	니트로퓨란토인
간질섬유화	부술판, 니트로퓨란토인, 블레오마이신
간	
지방간	테트라사이클린
미만성간세포 손상	할로테인, 아세트아미노펜
담즙정체	클로로프로마진, 에스트로젠, 피임약
전신	
아나필락시스	페니실린
루프스	히드랄라진, 프로카인아마이드
중추신경계	
이명, 어지럼증	살리실산
급성 파킨슨증후군	항정신성 약물
호흡중추 억제	진정작용제

- 알코올의 독성

독성은 대사사과정과 관련 있다.

- ADH에 의한 간 지방산 대사 저해 → 간에 지방산이 쌓임 → 간독성과 지방간 유발
- 아시안 중에는 알코올 대사산물인 알데히드를 분해하는 알데히드 탈수소효소 기능이 정상이 아닌 사람이 많음 → 알데히드 혈중 농도 증가 → 알데히드에 의한 안면홍조, 빈맥, 호흡이 빨라지는 현상 등이 나타남
- 알코올의 대사과정 중 활성산소가 만들어져 이에 의한 손상이 발생함
- 장내세균에 작용하여 염증 반응을 유발하면 이 과정에서 세포 손상이 일어날 수 있음

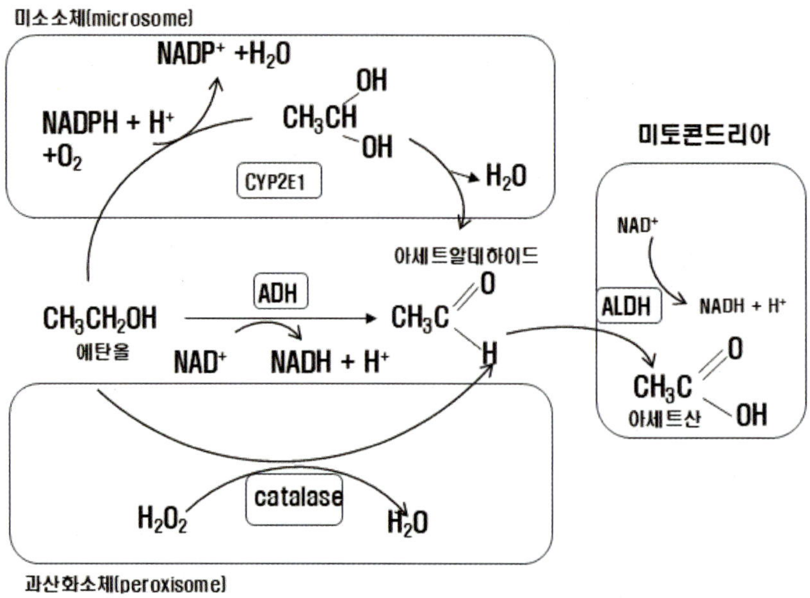

그림 1.2 알코올 대사

i) 급성효과

- 간: 지방 방울(lipid droplet) 축적
- 위: 위염과 위궤양
- 중추신경계: 초기에는 흥분성, 후기에는 억제성으로 작용

ii) 만성효과

- 간: 지방간, 알코올성 간염, 간경화 순으로 발생하며, 이후 간암 위험성이 증가
- 위장관: 위염, 위궤양, 식도정맥류
- 베르니케 콜사코프 증후군, 대뇌위축, 소뇌퇴축, 시신경퇴축
- 심혈관계: 알코올성 심부전, 고혈압
- 췌장염
- 암발생: 구강암, 식도암, 간암, 유방암
- 영양불균형
- 알코올 중독 산모 → 태아알코올증후군(fetal alcohol syndrome) → 소두증, 성장지연, 안면기형, 정신기능 장애

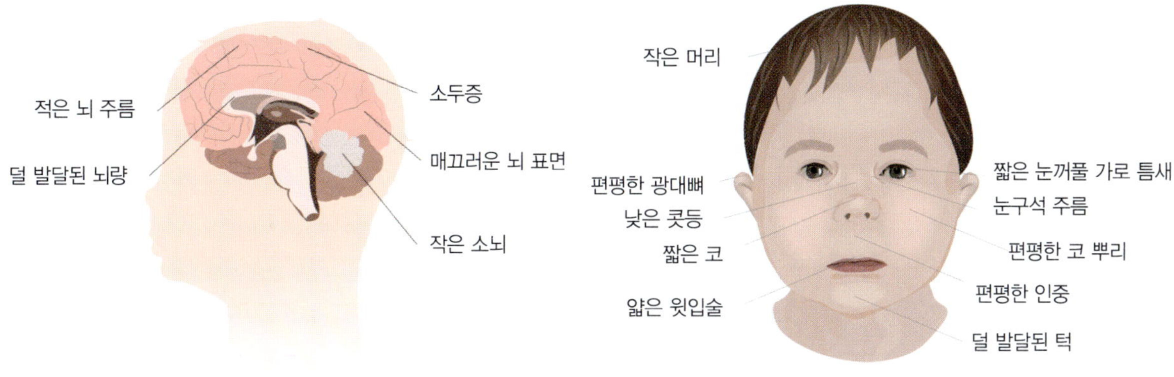

그림 1.3 태아-알코올 증후군

(3) 생물학적 요인

- 감염증(infectious disease): 병원미생물의 작용에 의해 일어나는 질병
- 바이러스(virus): 표적장기의 조직 또는 세포에 침입하여 질환 야기
- 세균(bacteria) 감염: 염증 유발

표 1.2 이상 약물반응

구분	감염방식	질환의 예
프리온 (prion)	단백분해효소에 의해 분해되지 않는 프리온단백질에 의한 감염	크로이즈펠트-야콥병 (Creutzfeldt Jacob disease)
바이러스 (virus)	숙주의 유전자 복제 장치를 이용,자신의 유전자를 복제하고 이를 통해 생존에 필요한 단백질을 만들어 증식. 보유 유전자 형식에 따라 DNA, RNA 바이러스 등으로 구분	소아마비, 헤르페스, 공수병, 간염, 독감 등
세균 (bacteria)	세포막이나 벽은 있으나 고유의 핵과 세포내 소기관이 없는 원핵생물. 그람염색(gram stain)에 따라 구분하거나(양성, 음성), 모양에 따라(구균, 막대균), 산소요구량에 따라(혐기성, 호기성) 구분함	뇌수막염, 폐렴, 인후염, 매독 등
곰팡이류 (fungi)	굵은 세포벽을 가진 진핵생물로서 둥근 이스트 형태 혹은 가느다란 균사 형태를 띔. 피부 표면에서 감염을 일으키지만 면역력이 떨어진 환자에서 심부 감염을 유발하기도 함	무좀, 칸디다(candida)질염 등
원생동물 (protozoa)	단세포성 원생동물로서 여러 매개체(vector)에 의해 인체로 침입하여 감염을 유발함	말라리아, 톡소플라스마, 트리파노소마(trypanosoma), 아메바 등
기생충	잘 분화된 다세포 개체이며 복잡한 생애주기를 가짐. 인체에 침입한 기생충의 수와 장소에 따라 나타나는 증상이 달라지며 크게 회충(roundworm), 촌충 (tapeworm), 흡충(flukes)으로 구분함	필라리아증, 간 디스토마, 기생충에 의한 포낭(cyst)형성 등

(4) 영양학적 요인

영양결핍 또는 과잉 모두 질병 유발 요소이다.

- 영양결핍의 원인

a. 일차적: 필수영양소의 일부 또는 전부가 섭취하는 음식에 존재하지 않아 발생하는 결핍

b. 이차적: 영양섭취의 불균형을 유발할 수 있는 여러 조건에 의한 결핍

- 경제적 어려움
- 의학적 지식을 알지 못함에 따른 장애: 분유만 먹는 아기에서 발견되는 철 결핍, 도정이 너무 잘 된 쌀 섭취로 인한 티아민 결핍, 내륙산간지방 거주민에서 볼 수 있는 요오드 결핍 등
- 만성적 알코올중독: 필수 영양소 섭취 부족으로 각종 질환 유발(특히 비타민 결핍에 의한 뇌병변)
- 급성 또는 만성 질환에서 볼 수 있는 영양결핍: 내장질환이나 암
- 정신적 문제와 관련된 영양결핍: 섭식장애, 폭식증

① 정도가 심한 급성 영양결핍

심한 영양결핍의 두가지 형태: 소모증, 단백열량부족증

- 소모증(Marasmus)
  - 에너지 부족에 의한 심한 영양부족 때문에 체중이 정상의 60% 이하로 감소된 상태를 지칭함
  - 체내 단백질과 지방의 소모로 팔, 다리, 몸통 모두 마르게 됨
- 단백열량부족증(Kwashiorkor)
  - 심한 단백질 및 열량 부족에 의해 부종, 신경과민, 식욕부진, 궤양성 피부염이 호발
  - 단백질 섭취 부족에 의한 삼투압 조절 장애가 발생하여 부종과 수분 정체 현상이 나타남
  - 세계적으로 가장 흔한 영양불량의 한 형태

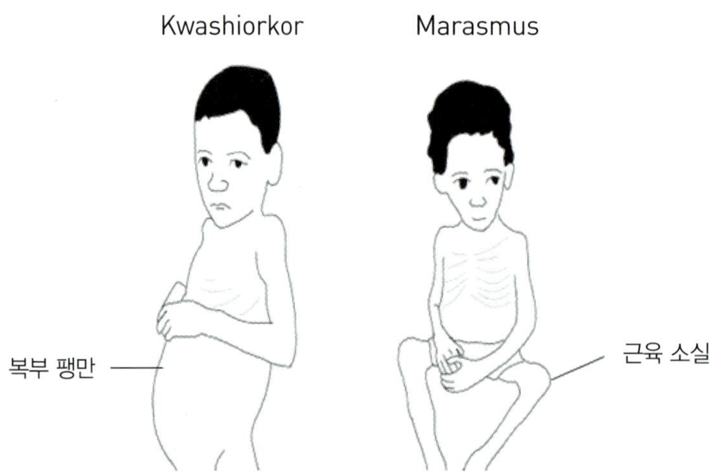

그림 1.4 극심한 영양결핍 – 소모증, 단백열량부족증

② 영양과다: 비만

과체중과 지방축적 과다는 당뇨, 심혈관질환, 고혈압, 암 등과 관련된다.

- 비만 판정에는 체질량지수(body mass index, BMI)가 많이 쓰임. BMI는 체중(kg)을 키(m)의 제곱으로 나눈 값(kg/m^2)
  - 정상: 18.5~22.9 kg/m^2, 과체중: 23~24.9 kg/m^2, 비만: 25 kg/m^2 이상
- 중심지방(내장지방)이 과도한 경우가 더 위험함
  - 정상 허리둘레: 남성 90cm, 여성 85cm, 정상 중성지방 수준: 〈150mg/dL
- 비만을 유발하는 요인은 매우 복잡해서 다 이해하지는 못하지만, 간단히 얘기하면 에너지 수지의 불균형에 기인한다고 할 수 있음

(5) 환경적 요인

① 공기오염

- 대기오염: 이산화황, 오존, 일산화탄소, 이산화질소, 산성 에어로졸, 분진 등
- 실내공기오염: 유기물이 타며 내는 연기, 라돈, 각종 부유물

② 환경오염물로서의 금속

- 납: 체내에 쉽게 흡수되어 칼슘 대사를 방해하고 단백질과 결합하여 기능장애(신경병증, 빈혈, 복통, 신장 손상 등) 유발
- 수은: 메틸수은이 주원인이며 미나마타 병으로 잘 알려짐(뇌성마비, 청력소실, 시력소실, 그 외 신경계 장애)
- 비소: 목재보존재나 제초제 등에 쓰이며 토양과 물에서 쉽게 발견되며 에너지 생산을 억제하여 심한 복통, 설사, 부정맥, 쇼크, 호흡부전, 급성 뇌병변 등 여러 부작용을 유발하고 피부암이나 폐암을 일으키기도 함
- 카드뮴: 배터리의 주원료이고 골다공증, 골연화증, 신장질환이 주증상인 이타이-이타이 병으로 잘 알려짐

③ 산업과 농업 요인: 산업생산이나 농업생산과 관련된 물질들에 의해 발생하는 질환

i) 담배

- 암발생의 가장 흔한 원인
- 직접 흡연, 간접 흡연, 또는 담배를 씹는 것 모두 건강에 유해함
- 기도에 대한 직접적 작용: 국소적 염증유발 → 백혈구 결집 → 효소 분비 → 폐 조직 손상
- 폐암: 담배에 포함되어 있는 많은 물질 중 다환방향족탄화수소(polycyclic aromatic hydrocarbon), 니트로사민(nitrosamine)이 강력한 발암물질로 알려짐. 흡연이력과 연관있음(pack year: 하루 한 팩씩 20년이면 20 pack year)
- 기타 암: 흡연은 폐암 외에 구강암, 식도암, 췌장암, 방광암 등과도 연관성이 있으며 다른 발암물질과 상승작용.

- 동맥경화: 혈소판 응집, 심근 산소공급 감소 등이 원인으로 지목됨
- 산모의 흡연: 유산 가능성 증가, 조산 증가

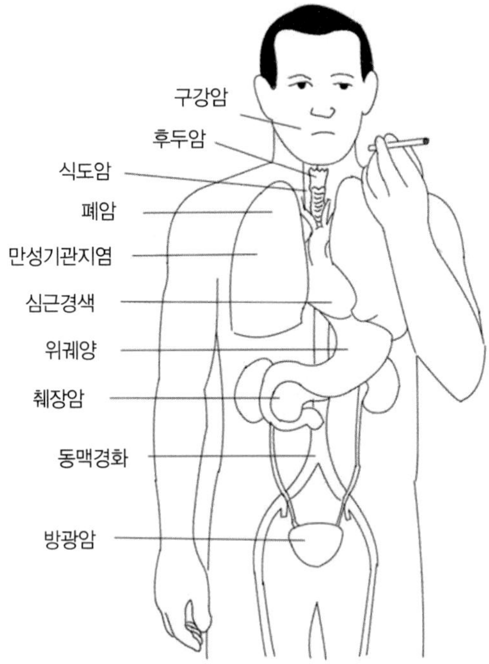

그림 1.5 담배와 연관된 질환

2) 내인성 인자(intrinsic factor)

(1) 연령(age): 특정 질환은 특정 연령에 집중되는 경향이 있음(소아– 선천성 질환이나 구루병, 백혈병, 노인 – 골관절염이나 당뇨, 고혈압 등)

(2) 인종(race): 인종마다 발병률이 높은 질환이 있는데 이는 유전적 영향 외에도 생활습관의 차이에서 기인할 것으로 추정

(3) 성별(gender): 성호르몬 혹은 생활습관에 따라 특정 질환 유병률의 차이가 보임(여성 – 갑상선, 자가면역질환 등, 남성 – 동맥경화, 통풍 등)

(4) 유전(gene): 가족력을 보이거나(비만, 당뇨 등) 유전되는 질환들(남성에서 색맹 유병률 높음)

(5) 비정상적 면역반응(immune response): 과민반응이나 자가면역반응처럼 비정상적인 면역 반응을 통한 발병

(6) 심리적 요인(psychological factor): 스트레스가 고혈압, 관상동맥질환, 궤양성 대장염, 위염 등을 유발하는 것이 대표적임. 스트레스는 정신질환과도 연관되며 흡연이나 알코올, 약물 등에 대한 의존성도 유발

3. 세포 손상

세포는 외부 환경과의 능동적 접촉 과정에서 스트레스를 받는데 그 정도가 어느 수준을 넘어서면 비가역적 손상을 받아 세포의 죽음으로 이어진다.

- 세포의 죽음은 괴사(necrosis)와 세포자멸사(apoptosis)로 구분

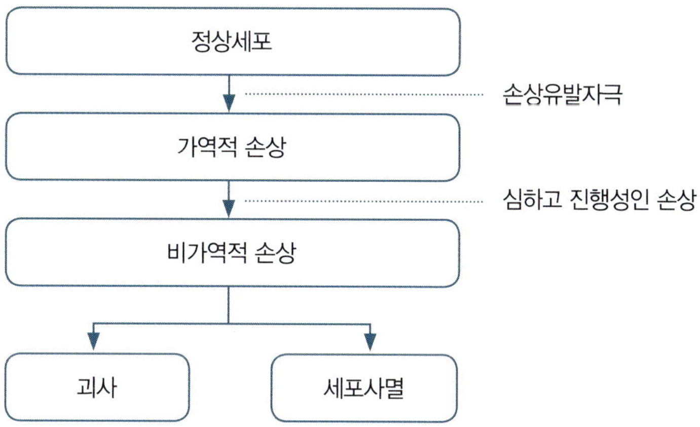

그림 1.6 세포 손상의 단계

1) 세포 손상의 단계

(1) 가역적 손상: 초기 손상은 대사반응 변화에 따른 세포 기능을 저하시키지만, 손상유발 인자가 제거되면 정상상태로 돌아올 수 있다.

- 세포 형태의 변화 – 세포 종창(swelling): ATP부족 → Na^+–K^+ 펌프 기능저하 → 수분 종창 – 지방변성(fatty change): 중성지방을 함유한 지질 소포의 출현. 지방 대사의 중심인 간에서 특히 잘 나타남
  - 세포막 변화: 막의 형태가 고르지 않고 세포간 결합이 느슨해짐– 미토콘드리아, 세포질그물(endoplasmic reticulum), 핵에서도 변화가 보임

(2) 비가역적 손상: 세포의 사멸(cell death) – 지속적 스트레스에 의해 세포가 비가역적 상태가 된다.

- 세 가지 중요한 특징 – 미토콘드리아 기능이 비가역적이 됨 – 세포막 기능과 구조가 비정상이 됨 – 핵 내의 DNA 소실, 염색질(chromatin) 형태 소실 – 리소좀(lysosome) 내 효소가 빠져나와 손상된 세포를 분해함

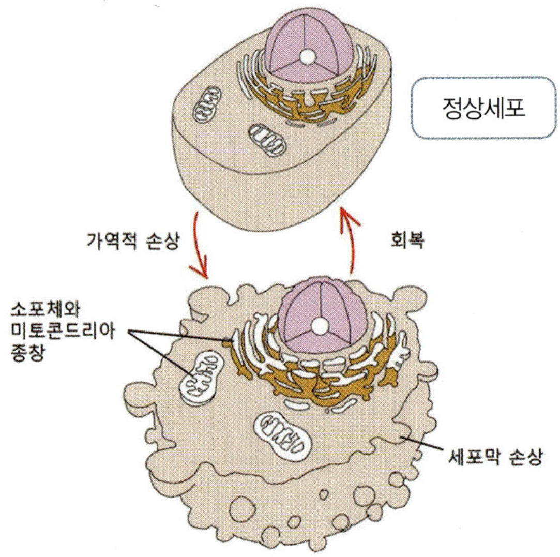

그림 1.7 세포의 가역적 손상

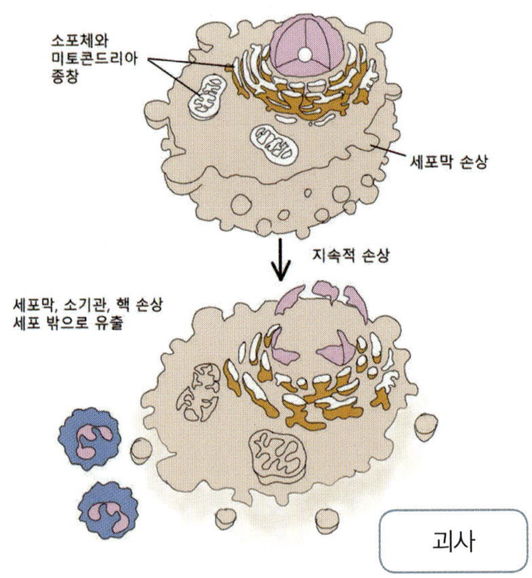

그림 1.8 세포의 비가역적 손상

2) 세포 사멸의 두 가지 형태: 괴사와 자멸사

(1) 괴사(necrosis): 우연한 세포 손상에 의해 세포 구조가 와해되고 기능이 정지되면 손상된 세포막을 통해 세포 내 소기관이 세포 밖으로 누출되어 돌이킬 수 없는 상태가 되는 경우

(2) 자멸사(apoptosis): 세포가 소멸되어야 하는 특정한 필요가 있을 때 세포 자체의 프로그램에 따라 세포 스스로 사멸을 택하는 경우

① 괴사(necrosis)

괴사가 일어날 때의 공통적인 반응은 다음과 같다.

- 미토콘드리아 손상에 따른 에너지 생산 정지
- 세포막, 세포 소기관막 손상 → 세포 소기관 누출, 분해효소 누출
- 지질, 단백질, DNA 등의 비가역적 손상
- 괴사 세포 주위로 염증세포 결집 → 괴사 세포 제거

② 세포 자멸사(apoptosis)

개체에 위험한 세포로 변할 가능성이 있거나 더 이상 쓰일 필요가 없는 세포, 손상 정도가 심해 복구 가능성이 없는 세포가 제거되는 방식을 말한다.

- 생리적 자멸사
  - 발달과 성장 과정 중 새로운 세포로 교체될 때
  - 활발히 분열하거나 호르몬의 영향을 많이 받는 경우 용도에 맞지 않는 세포들은 자멸사 과정을 거쳐 제거됨
- 병적 자멸사
  - 방사선 또는 세포독성을 띤 약에 노출된 후 복구가 어려울 경우
  - 세포의 DNA 구성에 영향을 줄 수 있는 바이러스 간염과 같은 경우
- 자멸사 과정이 활성화되면 세포막이 작은 풍선처럼 부풀어오르며 이를 대식세포가 처리함
- 위의 처리과정은 깨끗하게 진행되어 주위로 면역세포들이 결집하지 않아 염증반응으로 이어지지는 않음

표 1-3 세포자멸사와 괴사의 차이 비교

	세포자멸사(apoptosis)	괴사(necrosis)
원인	내인성/외인성	외인성
병인기전	미토콘드리아의 시토크롬c 유출과 카스파아제의 단계적 활성화	세포 종창 및 세포 내 소기관 파괴로 인한 세포사
핵의 변화	DNA 분열, 조각난 핵	핵농축(pyknosis), 핵붕괴(karyorrhexis), 핵용해(karyolysis)
염증반응	없음	있음
세포형태	조각 파편과 작게 위축	팽창, 파열
진단	파악이 쉽지 않으나 암이나 유전병인 경우 유전자 분석으로 경향성 추정	혈액학적 표지가 검사를 통한 추정

3) 세포 손상의 원인

세포 손상은 가해지는 자극의 정도, 종류, 지속시간에 의해 결정된다. 같은 자극이라도 세포의 종류에 따라 결과가 달라질 수 있음. 근육세포는 허혈을 오래 견딜 수 있지만 심장세포는 곧 손상으로 진행된다.

- 세포 손상의 흔한 원인: 허혈, 반응성 산소계(reactive oxygen species), DNA 손상 유발 자극(방사선 조사 등), 감염 등

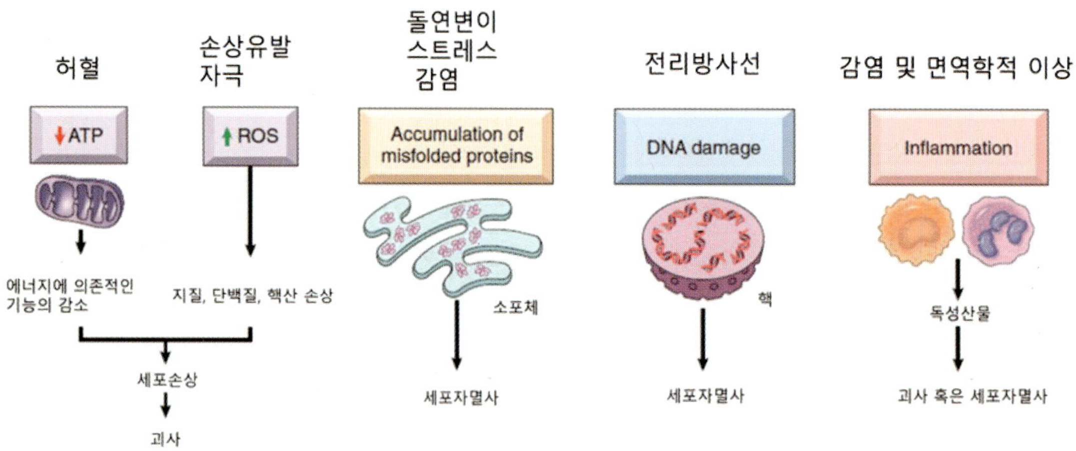

그림 1.9 세포 손상 원인과 세포 사멸

① 허혈(ischemia)과 저산소증(hypoxia)

미토콘드리아 전자전달계에서의 ATP 생산에는 산소가 필요하다.

- 저산소증으로 미토콘드리아의 ATP 생산이 감소하면 ATP 의존성 펌프(Na^+–K^+ 펌프, 세포막 Ca^{2+} 펌프) 작동이 멎음
- Na^+–K^+ 펌프 작동 정지 → 세포내 Na^+ 증가 → 수분 유입에 의한 세포부종
- Ca^{2+} 펌프의 작동 정지, Na^+–Ca^{2+} 교환기의 역방향 작동 → 세포 내 Ca^{2+} 증가 → 단백분해효소 활성화 → 세포막 파괴 및 단백질 변성
- 무산소성 에너지 대사(해당과정) 증가 → 젖산생성 증가 → 세포산성화(cellular acidosis) 초래

② 허혈–재관류 손상

허혈에 빠진 조직에 피가 다시 순환될 때 조직에서 더 많은 손상이 일어나는 경우를 말한다.

- 손상된 조직에서 자체 발생한 활성산소계(reactive oxygen species)와 이를 제거할 수 있는 기전이 손상된 상태에서 조직 관류가 일어났기 때문이며 새로 들어온 백혈구 등에서 발생한 활성산소 또한 조직 손상을 유발할 수 있을 것으로 생각함
- 재관류가 일어나면서 새로 들어오게 된 면역세포 등에 의한 염증반응 또한 조직 손상을 유발할 수 있을 것으로 봄

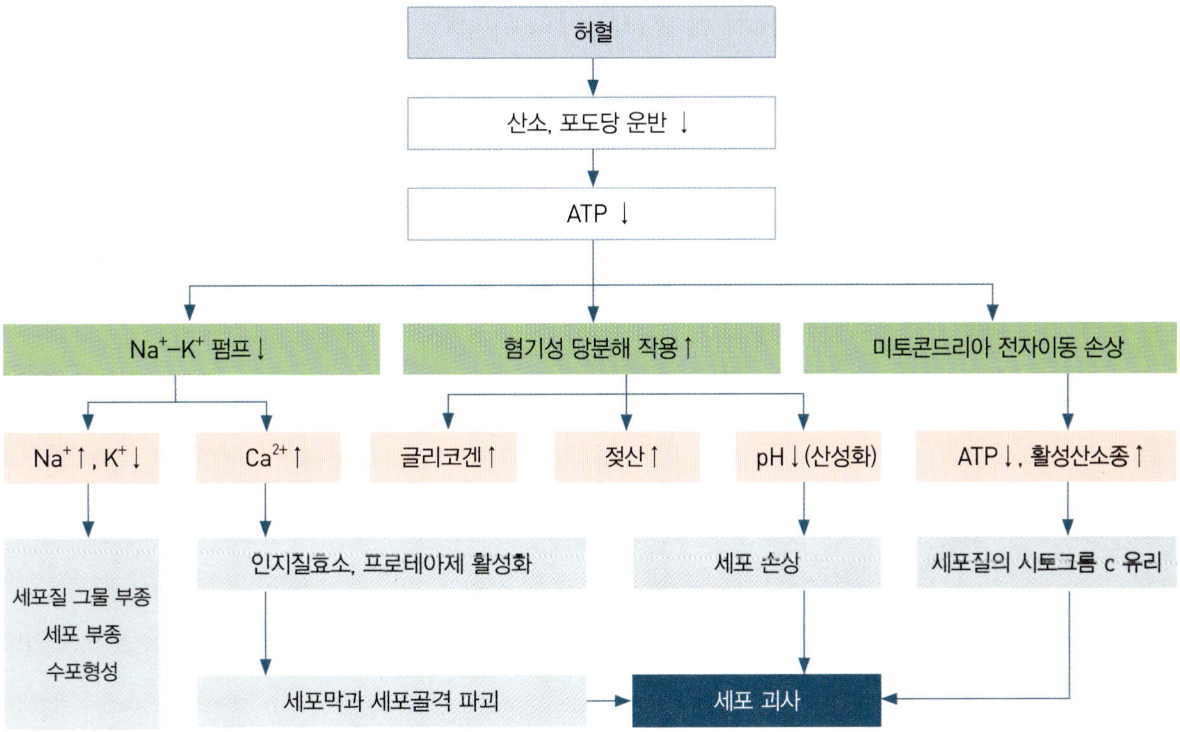

그림 1.10 허혈에 의한 세포손상 기전

③ 산화 스트레스(oxidative stress): 활성산소계(reactive oxygen species)의 역할

산화스트레스는 자유라디칼(free radical)이라 불리는 활성산소계에 의해 나타난다.

- 자유라디칼에 존재하는 비공유 홀전자 때문에 자유라디칼은 높은 반응성을 가짐
- 자유라디칼은 핵산을 포함한 각종 지질과 단백질을 공격하고 다른 분자와 반응하여 새로운 자유라디칼을 생성시킬 수 있어 연쇄적인 반응을 유발할 수 있음

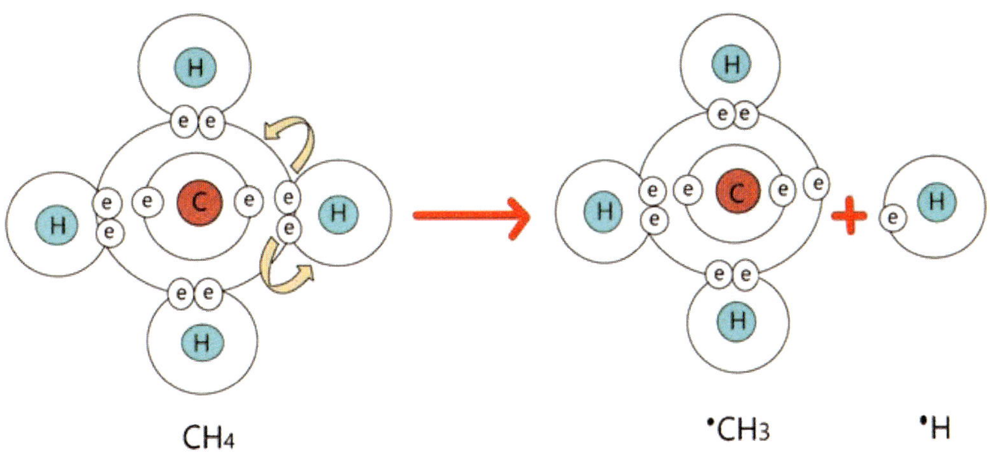

그림 1.11 자유 라디칼

- 활성산소는 미토콘드리아 에너지 생성과정 중 산소가 환원되어 물이 형성되는 과정에서 만들어짐.
- 이 과정에서 부분적으로 환원된 산소에 의해 초과산화물(superoxide: $O_2\cdot$)이 생성됨.
- 초과산화물은 자연적으로 혹은 효소(superoxide dismutase)에 의해 과산화수소(H_2O_2)가 되고 과산화수소는 금속의 존재 하에서 수산 라디칼(·OH)을 생성함.
- 이렇게 생성된 라디칼들은 핵산이나 단백질, 지질을 공격할 수 있음

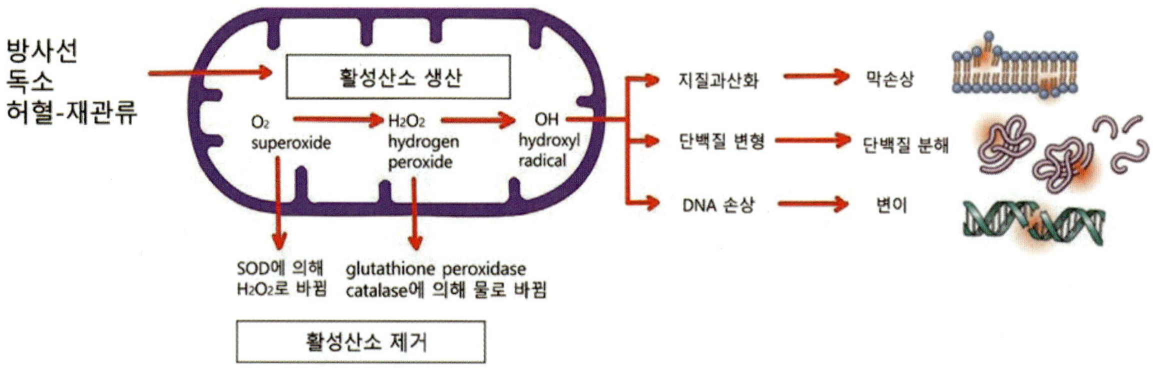

그림 1.12 활성산소의 생성과 세포독성

자유라디칼이 생성될 수 있는 조건들은 다음과 같다.

- 이온화 방사선을 쪼였을 때
- 특정 화학물이 대사될 때
- 염증반응
- 허혈–재관류 시

세포에는 자유라디칼들을 억제할 수 있는 장치들이 있다.

- 초과산화물 디스뮤타제(superoxide dismutase): 초산화물 제거
- 글루타티온과 산화효소(glutathione peroxidase): 과산화수소 분해
- 과산화수소분해효소(catalase): 과산화수소 분해
- 각종 항산화물질: Vit E, A, C β–카로틴(carotene)

④ DNA 손상

방사선, 항암제, 활성산소, 돌연변이 등에 의해 DNA가 손상되면 손상된 세포에서는 종양억제 단백질(p53)이 활성화된다.

- 종양억제 단백질은 세포 분열을 정지시켜 DNA가 복구될 수 있도록 하지만 손상이 심해 복구가 되지 않으면 세포는 세포자멸사의 길을 걷게 됨
- 만약 종양억제 단백질 기능에 문제가 있어 세포자멸사로 진행되어야 할 세포가 살아남아 유전적 변이가 지속되면 암세포로 발전함

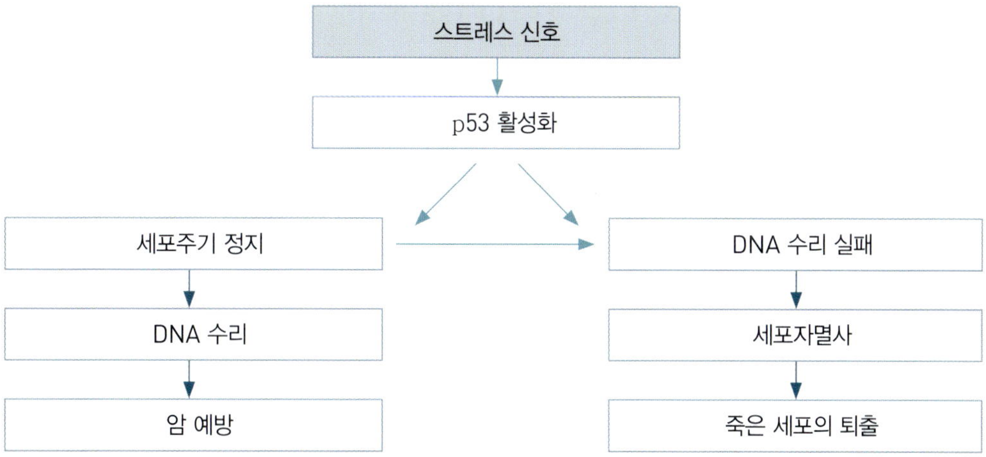

그림 1.13 종양억제단백질 p53의 역할

4. 세포 적응(Adaptation)

1) 위축(atrophy)

세포의 크기가 감소하여 조직의 질량이 줄어드는 것을 말한다.

- 세포의 단백질 합성이 저하되거나 분해가 증가하면서 위축이 진행됨
  - 예: 노화에 따른 근육의 감소, 고정에 의한 근위축 등

2) 비대(hypertrophy)

세포의 크기가 증가하여 조직의 질량이 증가하는 것을 말한다.

- 예: 운동이나 성장호르몬 등의 자극에 의한 골격근 비대

3) 증식(과다형성, hyperplasia)

세포의 수가 증가하여 조직의 질량이 증가하는 것을 말한다.

- 비대는 세포 크기의 증가, 과다형성은 세포 수가 증가하여 나타나는 현상을 말함
- 정상적 증식
  - 내분비성 증식(hormonal hyperplasia): 임신 또는 사춘기 때 여성의 가슴 분비상피세포가 늘어나는 것,
  - 보상성 증식(compensatory hyperplasia): 간을 절제하고 나면 나머지 간세포가 증식하는 경우
- 병적 증식(pathologic hyperplasia)
  - 자궁벽의 두께는 뇌하수체와 난소 호르몬의 적절한 균형에 의해 결정됨. 그러나 이 균형이 깨져 여성호르몬인 에스트로겐이 과다분비되면 자궁내막의 증식으로 이어지는데 이는 과다월경으로 나타남

4) 화생(metaplasia)

성숙한 세포가 다른 형태의 세포로 대치(replace)되는 것을 말한다.

- 주로 상피세포에서 관찰되며 지속적인 스트레스나 자극에 더 잘 적응하기 위해 다른 세포 유형으로 변화됨
- 더 강한 방어를 위한 대치이지만 원 기능을 상실하여 정상적인 방어기전이 나타나지 못함
  - 예: 담배에 의한 섬모원주상피(ciliated columnar epithelium)가 중층편평상피(stratified columnar epithelium)로 대치되면 점액 분비를 못하여 방어작용을 하지 못함

5) 이형성(dysplasia)

세포의 크기와 모양이 다양하고 세포배열이 비정상적으로 변화되어 세포가 증가하는 것을 말한다.

- 세포분열 속도가 증가하며 거대 핵이 발견되기도 함
- 편평상피와 장의 점액층에서 많이 발견됨

6) 역형성(anaplasia)

초기의 미분화세포가 특유의 모양, 배열, 기능을 잃어버리고 분화된 것을 말한다.

- 하나의 세포는 분화되는 과정에서 특유의 기능과 모양을 갖추고 분화함

7) 신생물(neoplasia)

양성종양(benign)은 반드시 다음 단계로 진행되는 것이 아닌 신생물을 말하며 악성종양(malignant)은 암(cancer)을 의미한다.

- 새로운 조직이 자라는 것: 종양(tumor)
- 세포 특성에 따라 고유의 형태와 성장유형을 나타냄

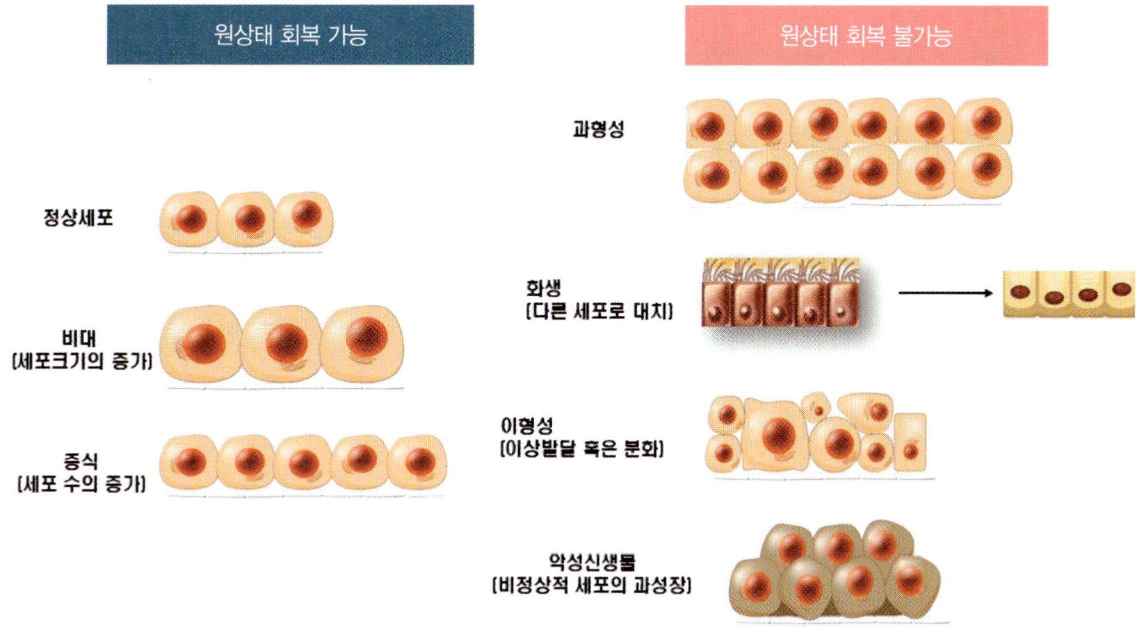

그림 1.14 세포적응 과정

5. 염증(Inflammation)

혈관이 분포하고 있는 조직에 병원체가 침입하면 이를 제거하기 위해 필요한 물질과 세포들을 혈액으로부터 동원하여 병원체를 제거하고 조직을 복구하게 되는데 이 모든 과정을 말한다. 간략히 정리하면 다음과 같다.

① 혈관 밖 조직에 침입한 병원체는 인체의 세포와 단백질들에 의해 발견됨
② 혈관으로부터 백혈구와 염증단백질들이 빠져나와 병원체가 침입한 곳으로 이동
③ 백혈구와 염증단백질들이 협력하여 병원체를 제거
④ 손상된 조직을 복구함

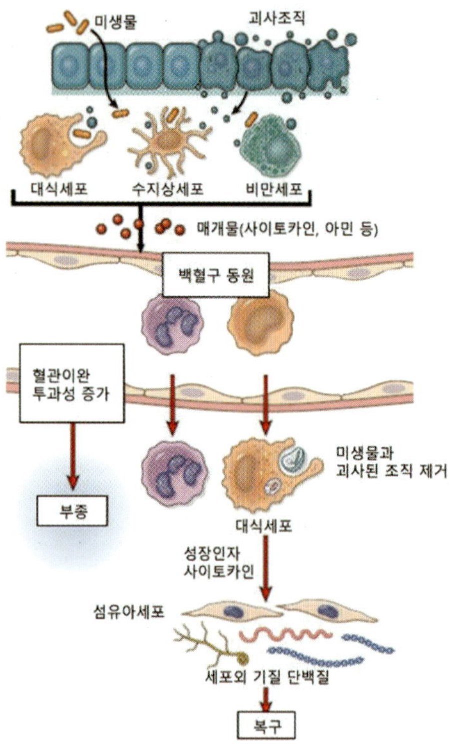

그림 1.15 염증의 단계

1) 염증의 징후

- 5대 징후: 발적, 종창, 발열, 통증, 기능상실
- 발적(redness): 염증부위로 혈관이 확장되어 발생
- 발열(heat): 국소부위로 혈액의 흐름이 증가하여 발생
- 종창(swelling): 단백질이 풍부한 혈장이 혈관벽을 통해 간질조직으로 삼출되어 발생
- 통증(pain): 체내 화학물질이 분비되어 감각신경말단 부분을 자극하여 발생
- 기능상실(loss of function): 염증부위 작용이 저하되고 기능이 소실되는 현상-조직파괴와 신경장애 등

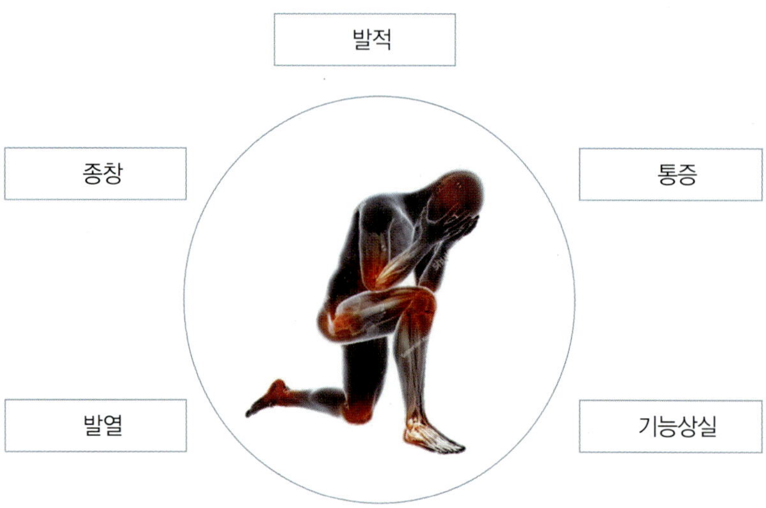

그림 1.16 염증의 징후

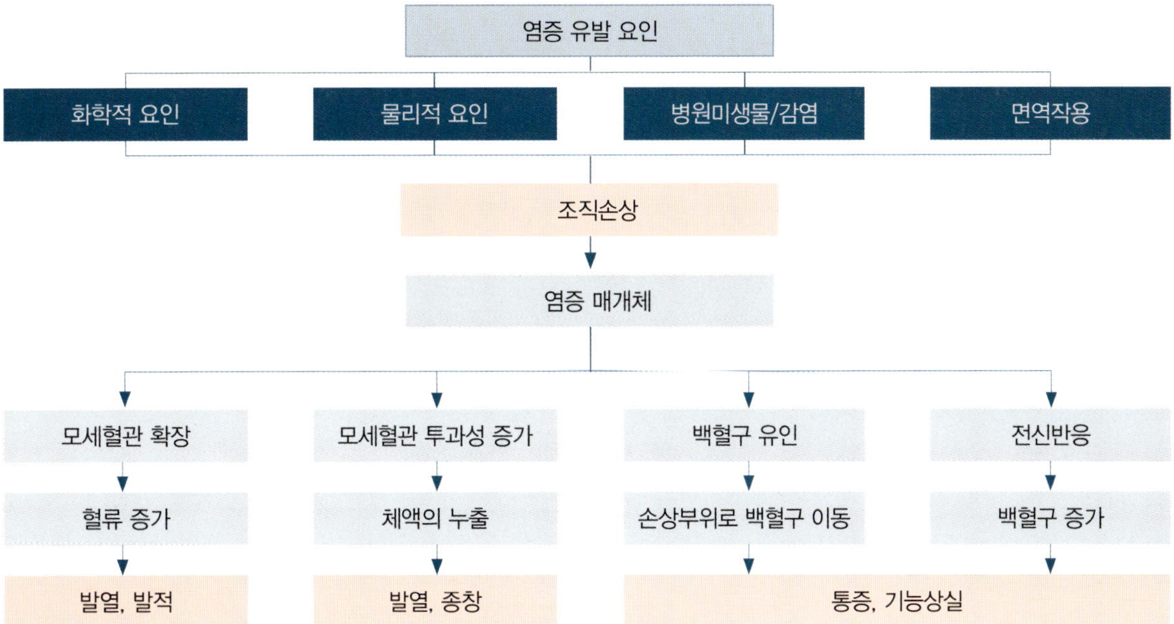

그림 1.17 염증 진행과 징후의 기전

2) 염증의 분류

염증의 반응은 급성과 만성으로 분류한다.

- 급성 염증
  - 수 분 또는 수 시간 안에 발생하며 길어도 수 일 이내 종료되는 경우
  - 혈관 밖 삼출에 따른 부종과 중성구 동원이 특징적.
  - 만약 수 일 이내 염증이 종료되지 않으면 만성 염증으로 발전
- 만성 염증
  - 오랜 염증 반응과 그로 인한 조직 손상과 섬유화 등이 특징
  - 중성구 보다는 단핵구나 림프구 등이 관여함

표 1-4 염증 진행과 징후의 기전

	급성	만성
시작	수 분~ 수 시간	수 일
염증세포	주로 중성구	단핵구, 대식세포 또는 림프구
조직손상	비교적 경증이거나 제한적	심하거나 진행성
국소적 혹은 전체적 징후	두드러짐	경미
질환의 예	천식, 사구체신염, 패혈증	관절염, 동맥경화, 폐섬유화

3) 급성염증 시의 혈관 반응

- 급성염증의 3요소
  - 혈관 이완과 혈류량 증가
  - 미세혈관 투과성 증대: 혈장 단백과 백혈구 이동
  - 손상 조직에 모인 백혈구에 의한 병원체 제거와 조직 복구

① 혈관 반응

- 염증 유발 물질(특히 히스타민)에 의한 혈관 이완
- 혈관투과성 증대 → 혈관으로부터 단백질이 풍부한 혈장이 빠져나감
- 혈관이완에 이어 혈류속도가 느려지고 혈액이 고임 → 혈관 내 압력이 증가하여 혈장이 더 빠져나감

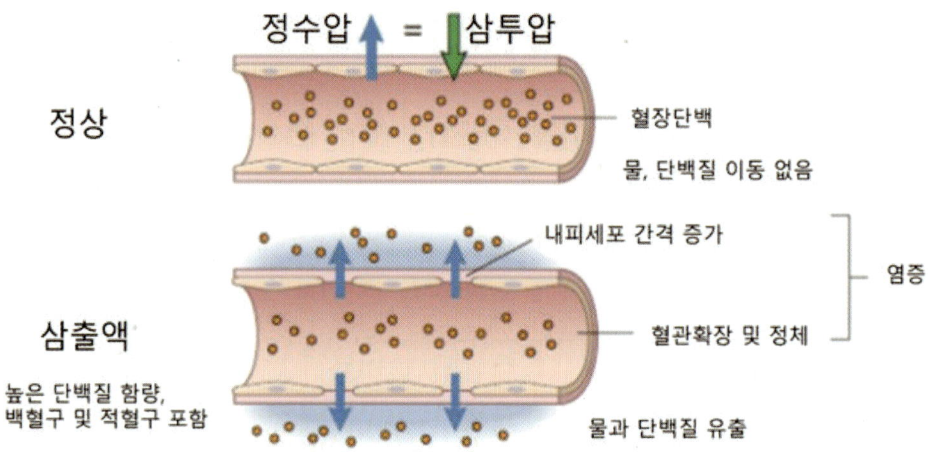

그림 1.18 염증 시의 혈관투과성 변화

② 백혈구의 이동

백혈구는 혈관 가장자리쪽을 이용하여 이동하는 성질이 있으며, 혈액의 흐름이 정체되면 더 많은 백혈구가 혈관 가장자리 쪽으로 모여든다.

- 병원체 침입에 의해 형성된 혈액 내 화학물질이나 병원체에 의한 직접적 손상으로 혈관 내피세포 간격이 넓어지면 백혈구가 혈관을 빠져나갈 기회가 증가함
- 혈관 내피세포의 셀렉틴(selectin)과 백혈구 표면의 셀렉틴 결합 단백은 백혈구를 혈관 내피세포에 부착시키는데 도움
- 셀렉틴을 통한 결합은 단단하지 않아 혈류에 의해서도 잘 떨어지므로 백혈구는 붙었다 떨어지기를 반복하여 내피세포 표면을 구르게 됨
- 백혈구 표면의 인테그린(integrin)은 혈관 내피세포의 인테그린 수용체와 단단하게 결합하도록 만듦

- 혈관 내피세포와 단단히 결합하고 나면 백혈구는 내피 세포의 틈으로 들어가 기저막을 효소로 녹이고 혈관 밖으로 빠져 나감
- 혈관 밖에서는 각종 화학물의 유도에 따라 병원체가 있는 곳으로 향함

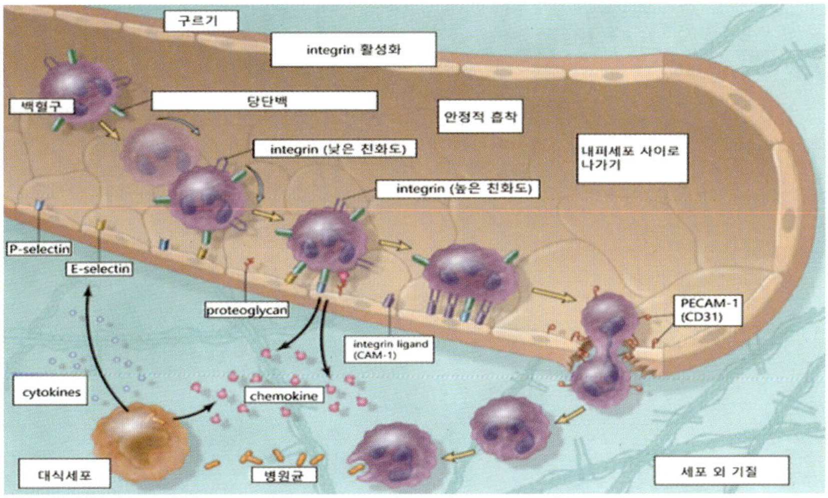

그림 1.19 염증 시의 백혈구 이동

③ 병원체 제거

- 병원체 표면 단백질을 인식한 백혈구는 병원체를 세포 내로 함입하여 포식소체(phagosome)를 형성
- 포식소체 막에 형성된 산화효소 복합체가 산소를 이용하여 초과산화물(superoxide, $O_2\cdot$) 생성
- 초과산화물은 과산화수소로 변환되고 이것을 원료로 만들어진 치아염소산염(hypochlorite, $OCl\cdot$), 수산 라디칼(hydroxyl radical, $OH\cdot$)이 병원체를 죽임
- 산화질소(nitric oxide)에서 만들어진 자유 라디칼 또한 병원체를 죽이는데 도움을 줌
- 포식소체는 리소좀과 결합 후 리소좀의 효소를 이용하여 병원체를 죽이기도 함

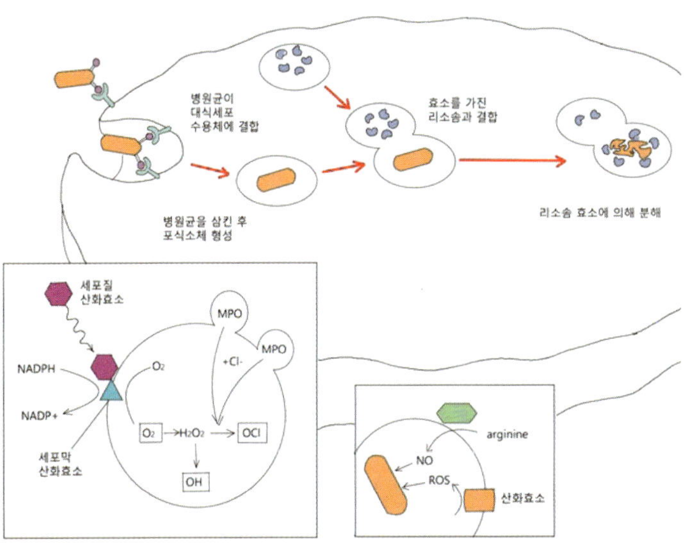

그림 1.20 백혈구에 의한 병원체 제거

④ 급성 염증의 진행과 종료

- 급성염증의 초기에는 중성구(neutrophil)가 염증 부위에 주로 침입
- 염증 반응에 관여한 중성구들은 대부분 하루나 이틀 이내에 세포 자멸사를 통해 제거됨
- 중성구가 사라지면 조직에 주로 살고 있는 대식세포가 염증반응 관리자로 나타남
- 병원체가 제거되고 중성구가 사라지면서 염증 반응은 잦아들게 됨
- 염증 반응 때 분비되었던 사이토카인도 서서히 제거되고 대식세포에서 분비되는 항염증성 사이토카인 작용까지 겹쳐 염증반응은 종료됨. 이후 조직복구가 시작됨

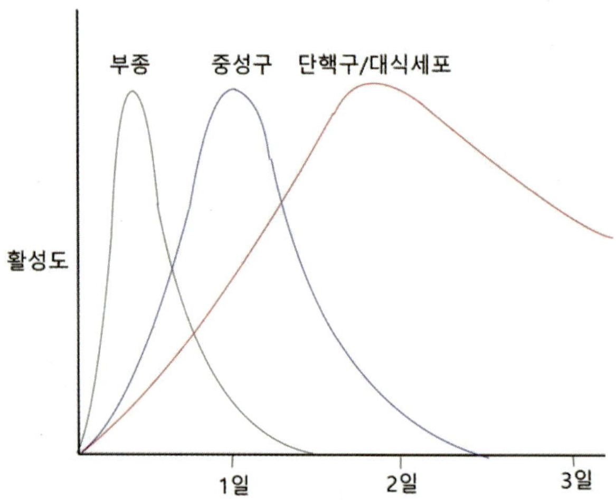

그림 1.21 급성 염증의 진행에 따른 염증세포의 동원

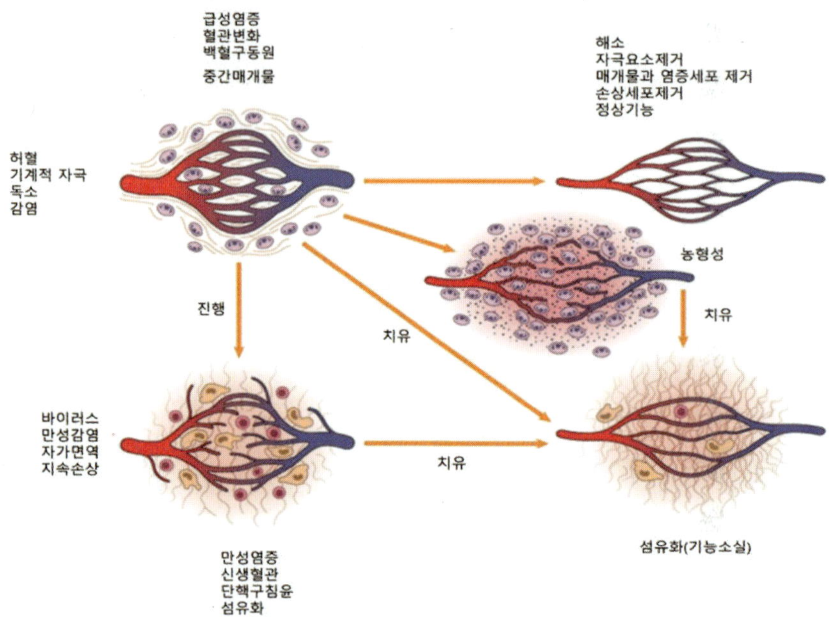

그림 1.22 급성 염증의 결과

4) 백혈구에 의한 조직 손상

감염에 대한 정상적 방어작용에 의해 근처 정상 조직도 손상될 가능성이 높아진다.

- 결핵이나 특정 바이러스 감염에서는 병원균이 오래 남아있어 방어작용도 지속되는데 그에 의한 조직 손상이 감염 그 자체보다 심할 수 있음
- 인체의 방어작용은 자가면역질환으로 발전할 수 있음
- 무해한 자극에 대해 과하게 반응하는 알레르기성 질환의 경우에도 조직 손상이 나타날 수 있음
- 조직의 손상은 백혈구에서 분비된 효소 등에 의함. 백혈구 효소분비는 백혈구가 잡아먹을 수 없는 항원–항체 복합체와 같은 거대 분자들이 있을 때 흔히 이뤄지지만 백혈구가 잡아먹을 수 있는 요산결정(urate crystal)의 경우에도 일어나는데 이는 요산결정이 백혈구를 손상시켜 백혈구의 효소가 백혈구 밖으로 나와 주변 조직을 손상시키기 때문임

5) 염증 매개물들

염증을 유발하고 조절하는 인자들은 염증세포에서 유래하거나 혈액에서 순환하는 비활성 단백질을 말한다.

- 매개인자를 생산하는 세포들은 대식세포, 비만세포, 수지상세포, 혈소판, 중성구, 내피세포, 그리고 대부분의 상피세포들임
- 염증반응 단백질들은 대부분 간에서 만들어져 활성화되지 않은 상태로 순환하다가 염증반응이 일어나는 곳에서 효소에 의해 활성화됨
- 매개물의 활성화는 병원체나 손상세포에서 분비된 물질에 의해서도 이뤄짐. 매개물은 다른 매개물 활성화에도 관여함

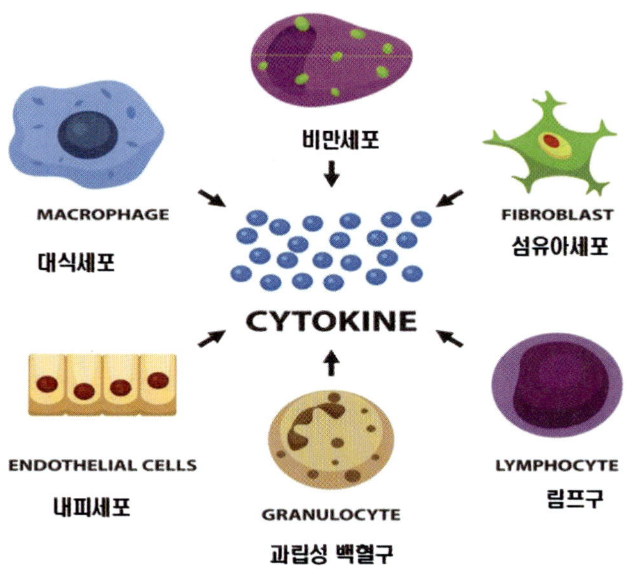

그림 1.23 사이토카인 분비 세포들

표 1-5 염증 매개물의 작용과 출처

매개물	출처	작용
히스타민	비만세포, 호염구, 혈소판	혈관이완, 혈관투과성증가, 내피세포 활성화
프로스타글란딘	비만세포, 백혈구	혈관이완, 통증, 열발생
류코트리엔	비만세포, 백혈구	혈관투과성증가, 화학주성, 백혈구 부착,활성화
사이토카인 (TNF, IL-1, IL-6)	대식세포, 내피세포, 비만세포	국소반응: 내피세포 활성화(백혈구가 부착할 수 있는 물질 생성) 전신반응: 열, 대사이상, 저혈압
키모카인	백혈구, 대식세포	화학주성, 백혈구 활성화
혈소판 활성인자	백혈구, 비만세포	혈관이완, 투과성 증가, 백혈구 부착 증가, 화학주성, 분비 증가
보체	혈장	백혈구 화학주성, 활성화. 직접적인 병원체 살해(막공격복합체 구성), 혈관이완
키닌	혈장	혈관투과성증가, 평활근 수축, 혈관이완, 통증

- 기타 매개물들
  - 혈소판활성인자(platelet activating factor): 혈소판, 중성구, 대식세포, 비만세포, 내피세포 등에서 생성되며 혈소판 응집 기능 외에도 염증의 각 과정에 참여함
  - 키닌(kinin): 키니노겐(kininogen)에서 만들어지는 혈장 단백질. 그 중 하나인 브라디키닌(bradykinin)은 히스타민과 비슷한 작용을 하여 과민증(anaphylaxis)에 관여함
  - 신경펩타이드(neuropeptide): 감각신경 말단에서 분비되는 p 물질(substance P), 뉴로키닌 A(neurokinin A) 등이 대표적. P 물질은 폐와 장에 풍부하며 혈관투과성을 증대시킴

6) 만성염증

염증의 지속기간이 주 혹은 월 단위로 길며 염증, 조직 손상, 조직 복구 등이 동시에 일어날 가능성이 높아진다.

① 원인

- 마이코박테리아(mycobacteria)나 기생충, 바이러스, 곰팡이처럼 근원적 제거가 어려운 감염이 오래 지속되는 경우
- 급성염증이 해소되지 않고 지속되는 경우
- 특정 외인성(예: 규석) 혹은 내인성 물질(예: 콜레스테롤)에 오래 노출되는 경우: 규석(silica)은 규폐증(silicosis)이라는 폐질환 유발, 콜레스테롤은 동맥경화증 유발

② 조직학적 특성

- 단핵세포의 침윤: 급성염증에서 흔히 볼 수 있는 중성구보다는 대식세포, 림프구,
- 플라스마세포 등의 침윤이 흔함

• 조직 손상: 지속적인 손상물질과 염증 세포들로 인함
• 조직 복구: 손상된 조직을 복구하려는 시도를 관찰할 수 있음. 신생혈관생성(angiogenesis)과 섬유화(fibrosis)가 보임

③ 만성염증에 관여하는 세포: 대식세포

• 대식세포는 조직에 있으면서 침입한 병원체와 손상된 조직을 제거하고 다른 면역세포들 특히 림프구를 활성화시키는 역할을 담당
• 골수에서 생성된 것은 단핵구를 거쳐 조직에서 대식세포가 되고 태아 발달 과정 중에 생성된 것은 간의 쿠퍼세포(kuffer cell), 신경계의 미세아교세포(microglial cell) 처럼 특정 조직에서 특정한 이름으로 불리는 대식세포가 됨

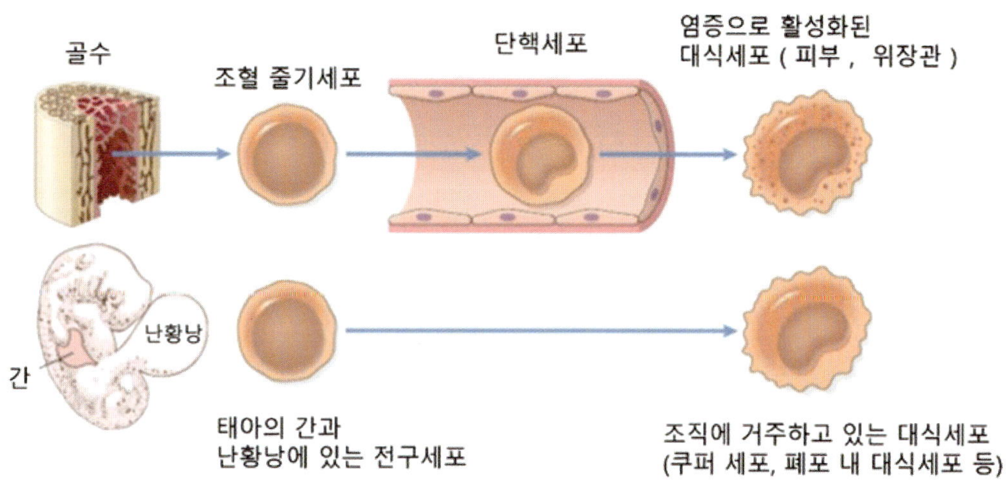

그림 1.24 대식세포의 종류

④ 대식세포 활성화 경로

• 고전적 경로: 병원균이나 림프구에서 생성된 물질(interferon-γ)에 의해 활성화되는 경우. 활성산소와 리소좀 효소를 이용하여 병원체 제거
• 대체 경로: 다른 면역세포에 의해 분비된 사이토카인(IL-3, 4)에 의해 활성화되는 경우. 콜라겐 생성을 촉진하고 새로운 혈관을 만들어 조직 복구에 기여함

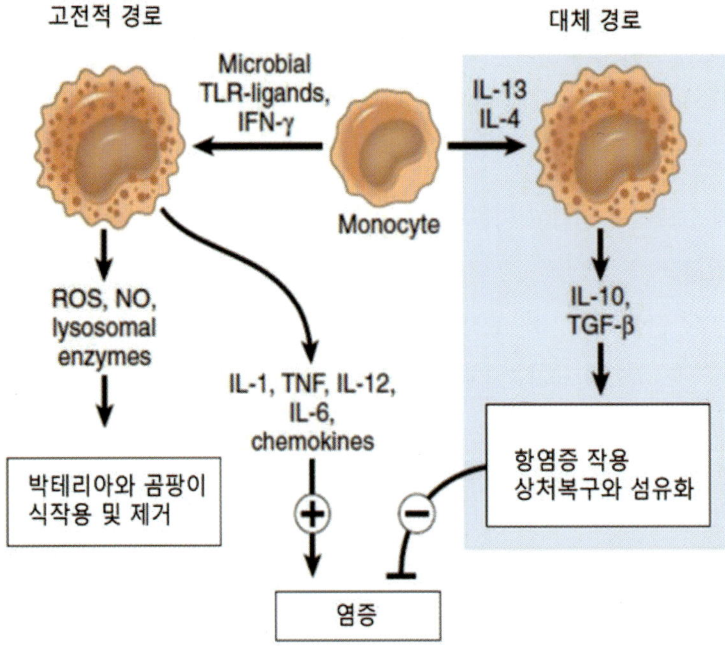

그림 1.25 대식세포 활성화와 작용

⑤ 만성염증에 기여하는 세포: 림프구

- 림프구는 만성염증을 악화시키며 자가면역이나 과민성 반응의 주요한 면역세포임
- 세포성 면역을 담당하는 T 림프구 중 특히 CD4⁺ T 림프구가 만성염증에 기여
- 대식세포와 T세포는 서로를 활성화시킴. 대식세포가 병원체를 T세포에 제공하고 사이토카인을 분비하여 T세포를 활성화시키고 활성화된 T세포도 사이토카인을 분비하여 대식세포를 활성화시킴

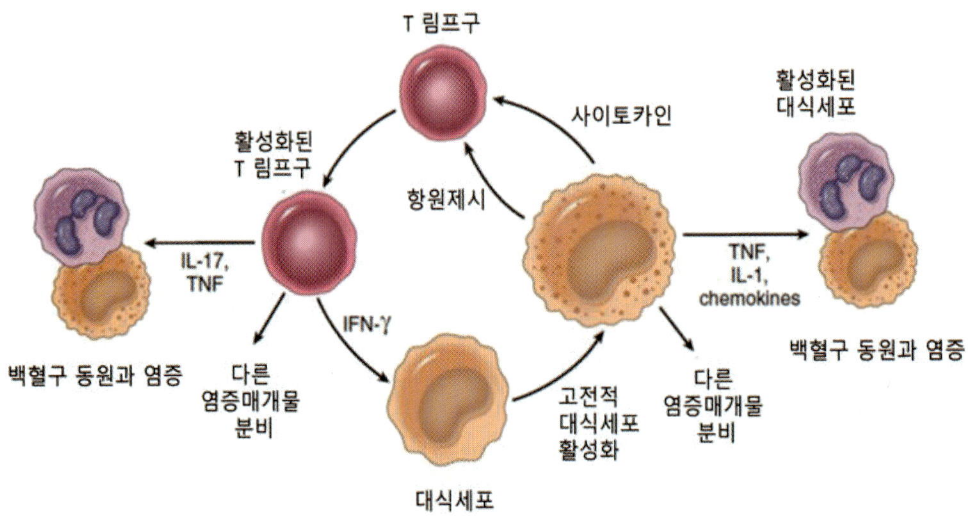

그림 1.26 대식세포 활성화와 작용

⑥ 조직복구

- 재생(regeneration)
  - 손상된 부위가 제거되고 원래 있던 조직으로 대체되는 경우
- 흉터생성(scar formation)
  - 손상된 부위가 섬유성 조직으로 대체되는 경우

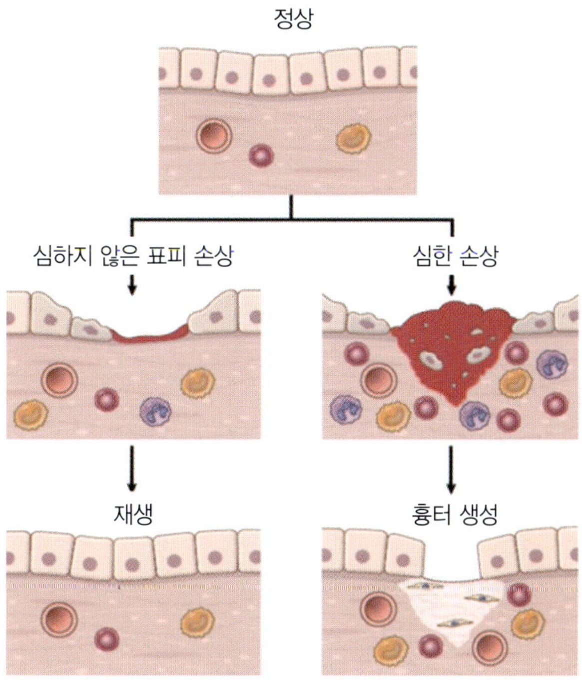

그림 1.27 조직복구

6. 면역(Immunity)

1) 면역의 분류

전염성의 병원체, 외부세포 또는 암세포와 같은 비정상적인 세포에 대항하여 자신을 지키는 능력을 말한다.

- 선천성 면역(innate immunity): 피부, 분비물, 염증반응 등을 통한 비특이적 방어 방식
- 후천성 면역(적응 면역, adaptive immunity): 체내에 들어온 항원에 대한 특이적 면역반응. 주로 림프구가 담당
  - 체액성 면역: B 림프구가 관여함. 항체를 만들어 방어
  - 세포성 면역: T 림프구가 관여함. 병원체를 직접 죽이거나 면역 반응을 조절하여 방어함

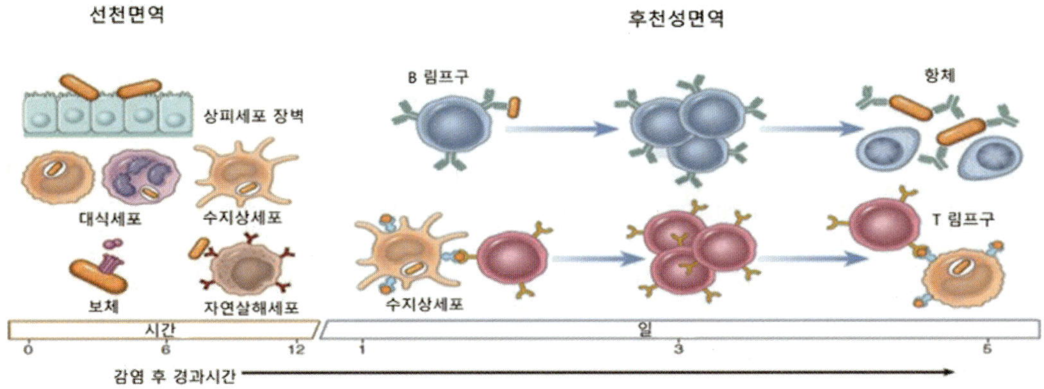

그림 1.28 면역의 분류

2) 적응면역(adaptive immunity)

- T-cell: 골수의 줄기세포(stem cell)에서 생성되어 가슴샘(thymus)으로 가서 성숙됨. 말초혈액 림프구(lymphocyte)의 70~75% 정도 차지함. 사춘기 이후 가슴샘이 위축되면 체내의 2차 림프기관에서 흉선호르몬의 작용 아래 성숙됨
- B-cell: 골수에서 생성, 성숙된 후 2차 림프기관으로 이동. 항체를 생산하여 면역에 기여함
- 항원제시세포(antigen presenting cell, apc)가 병원체를 식세포 작용을 통해 처리한 후 항원부위를 항원제시세포 세포막표면에 특정 단백(major histocompatibility complex, MHC)과 결합하여 노출시킴으로써 림프구가 인식하도록 하는 세포
- T 림프구 또는 B 림프구는 이들 항원을 인지하여 활성화됨
- T 림프구는 이 과정에서 B 림프구를 활성화시키고 항원제시세포 또한 사이토카인을 분비하여 림프구를 활성화시킴

① T 림프구

- 보조 T 세포(helper T cell): 세포 표면에 CD4 단백이 존재하며 사이토카인을 분비하여 B 림프구의 항체생산과 대식세포의 식세포 작용을 도움. T 림프구를 통한 면역작용의 중추적 역할을 하며 HIV 감염 시 타겟이 됨
- 세포독성(cytotoxic) T 세포: 세포 표면에 CD8 단백이 존재하며 보조 T 세포처럼 사이토카인을 분비하지만 그보다 더 중요한 작용은 암세포나 바이러스에 감염된 세포를 직접 죽이는 것임
- 조절 T 세포(regulatory T cell): 과도한 면역작용을 억제함. 면역을 억제할 수 있는 사이토카인 분비를 통해 다른 림프구 활성을 억제하고 항원제시세포의 활성 또한 억제함
- T 림프구는 이 과정에서 B 림프구를 활성화시키고 항원제시세포 또한 사이토카인을 분비하여 림프구를 활성화시킴

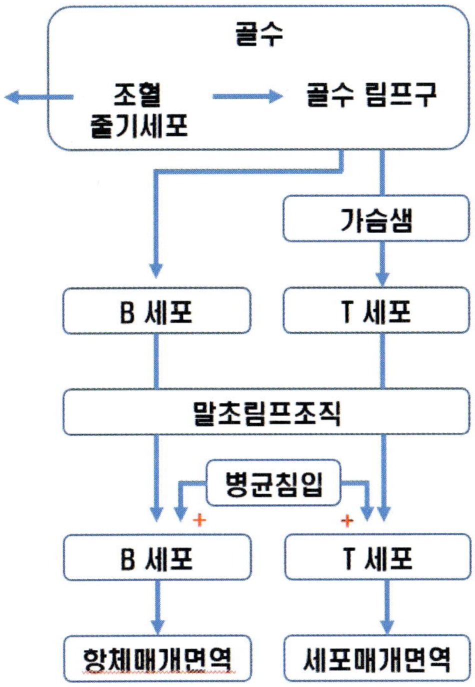

그림 1.29 림프구의 종류와 작용

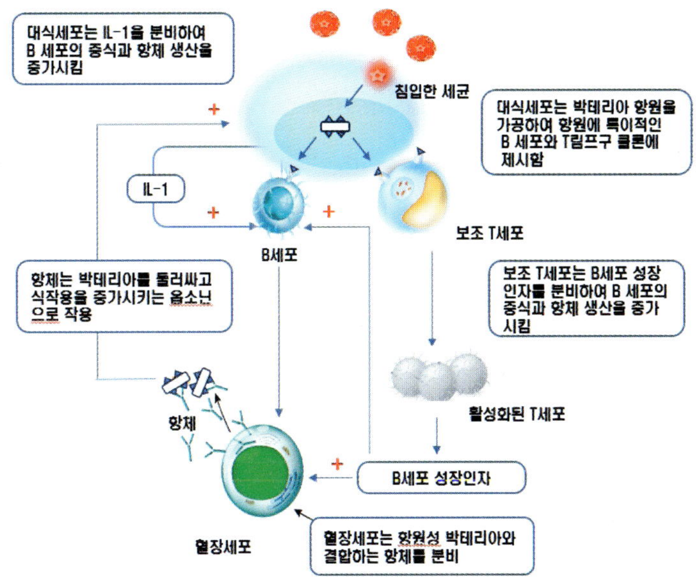

그림 1.30 적응면역의 개요. B세포, T세포 항원제시세포 사이의 상호작용

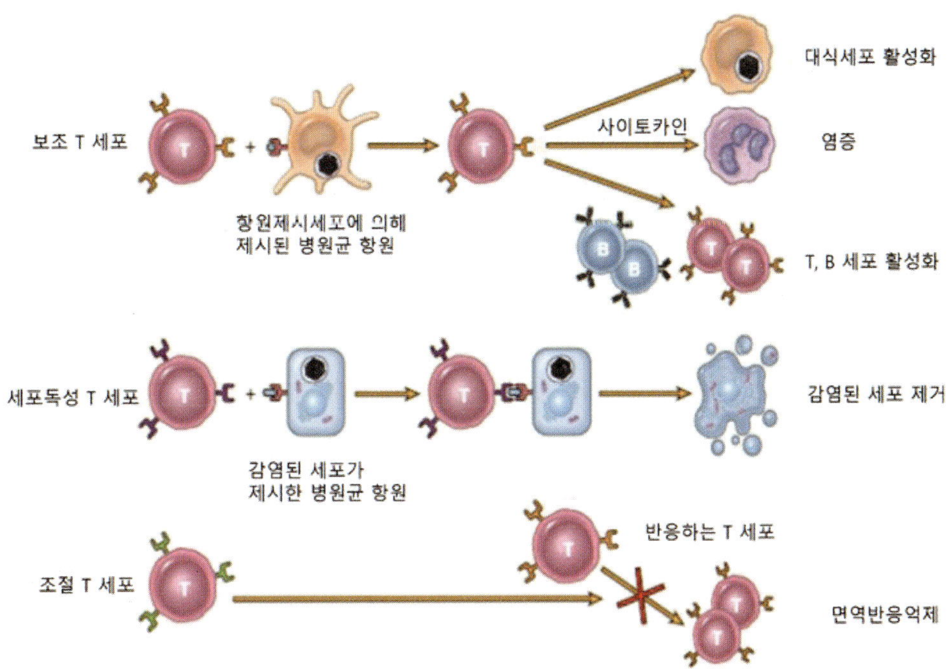

그림 1.31 T 세포의 종류와 작용

② B 림프구

- 항체를 생산하는 림프구. 전체 림프구의 10~20% 정도를 차지하며 골수에서 만들어지고 성숙
- B 림프구는 세포 표면에 존재하는 IgM 계열의 항체를 이용하여 항원을 인식함. IgM은 신호전달에 관여하는 다른 단백질과 함께 B 세포 수용체 복합체를 형성
- B 림프구는 단백질, 지방, 다당류, 핵산 등 여러 화학물과 반응할 수 있음
- B 세포 수용체 복합체는 세포 내 신호전달과 B 세포 활성화와 관련있음
- B 세포가 활성화되면 형질세포(plasma cell)가 되어 항체를 생산. 항체는 IgM, A, G, E, D 다섯 가지 종류가 있으며 IgA는 점막에 존재하며 병원체의 침입을 막고 IgE는 비만세포 표면에 존재하며 히스타민 분비에 기여함. 분비되는 항체는 대부분 IgG 형태임

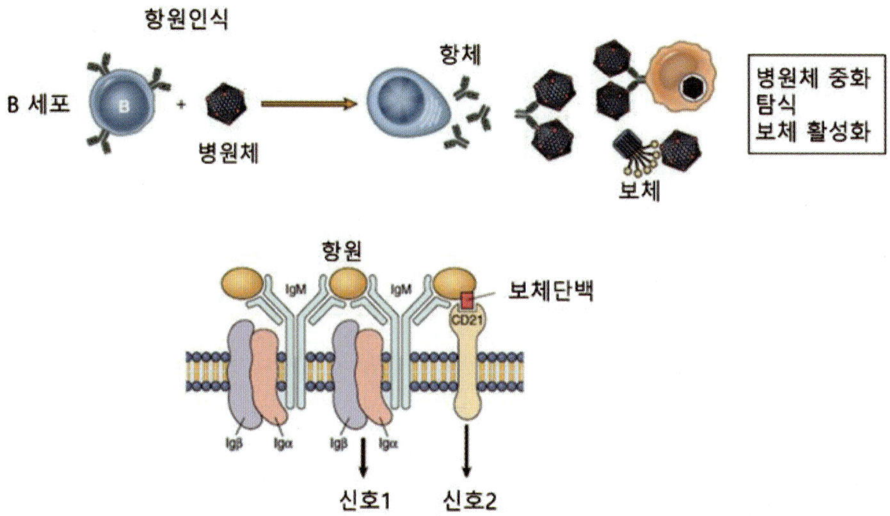

그림 1.32 B 세포의 종류(항체 생산)

③ 과민반응: 면역학적 반응에 의한 조직손상

- 과민반응의 원인
  - 자가면역: 면역반응은 자신에 대해서는 일어나지 않으며, 이를 관용(tolerance)이라 함. 그러나 때로 이 과정이 제대로 일어나지 않아 자신의 세포나 조직에 대한 자가면역이 일어나는 경우가 있음
  - 병원균에 대한 반응: 병원균에 대한 면역반응이 이례적으로 오래, 강하게 지속되는 경우, 병원균 항원에 대한 항체가 항원-항체 복합체를 형성하여 조직에 쌓이고 이에 대한 면역작용의 결과 조직이 파괴되거나, 병원균에 의해 손상된 조직이 면역작용의 대상이 되거나, 때로는 병원균에 반응하는 항체가 자신에게도 반응하는 경우 조직 손상으로 연결됨
  - 환경: 일반적으로 무해한 물질들(꽃가루, 진드기, 약물 등)에 유전적으로 예민한 사람들이 반응하는 경우가 있음

- 과민반응의 분류

a. 1형 과민반응(type I hypersensitivity, 즉시과민반응)

급성 과민반응. 흔히 알레르기라 불리며 2형 보조 T 세포와 IgE, 비만세포 등이 관여하고 수 분~수십 분 사이에 급격하게 일어난다.

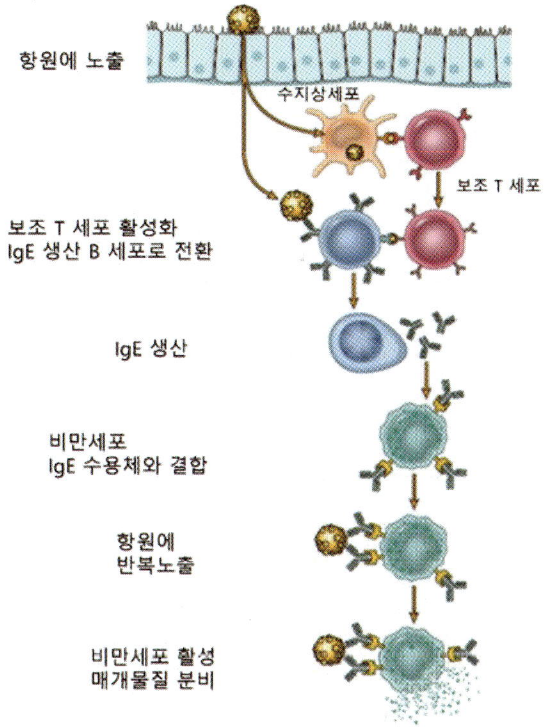

그림 1.33 과민반응의 종류 – Type I

표 1-6 I형 과민반응의 예

임상 증후군	증상
아나필락시스	혈관 이완에 따른 혈압강하, 후두 부종에 의한 기도 폐색
천식	기관지 평활근의 과도한 반응에 의한 기도폐색
알레르기성 비염	점액분비 증가, 상기도 염증
음식 알레르기	장관 근육의 과도한 수축에 의한 장활동 증가, 구토와 설사

b. 2형 과민반응(type II hypersensitivity)

항체 매개성으로 IgG, IgM 등이 표적 세포의 표면에 붙은 항원에 결합하면 항체를 인식할 수 있는 보체나 중성구에 의해 세포가 파괴되는 경우를 말한다.

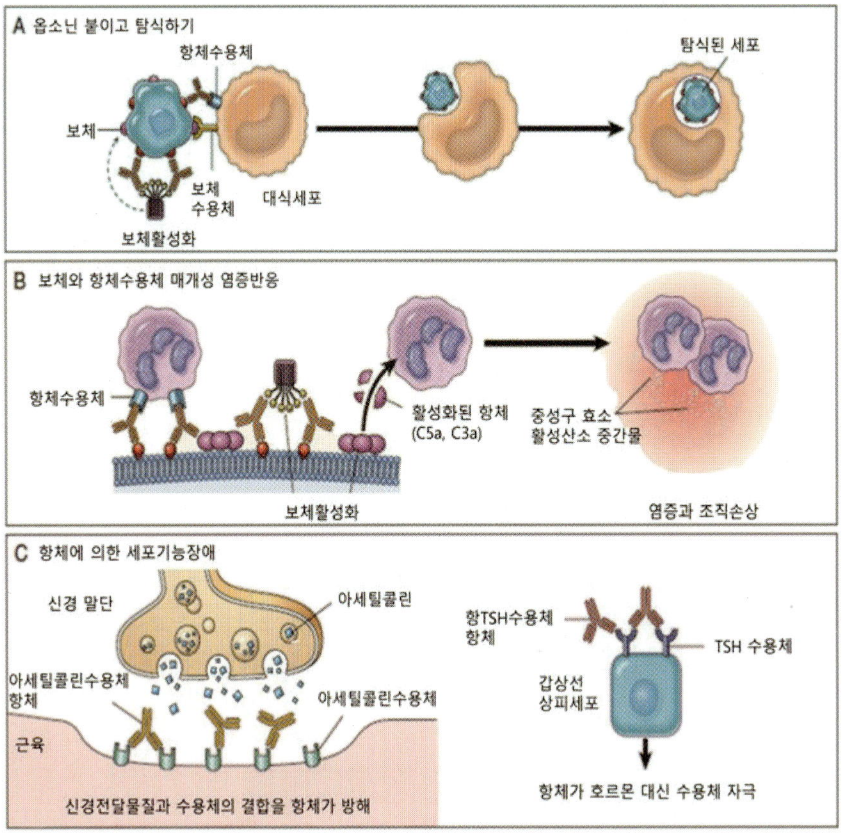

그림 1.34 과민반응의 종류 – Type II

표 1-7 II형 과민반응의 예

질환	타겟	증상
자가면역성 용혈성빈혈	적혈구막 단백질	용혈, 빈혈
자가면역성 혈소판감소성자반증	혈소판 세포막 단백질	출혈
보통물집증	피부상피세포세포간접합 단백질	물집
항호중구세포질항체에의한 혈관염	호중구그래뉼단백질	혈관염
굿파스처증후군 (Goodpasture syndrome)	콩팥 사구체와 폐포기저막단백질	신장염, 폐출혈
급성 류마틱열	심근에 있는 단백질에 대한 연쇄구균항체의 교차반응	심근염, 관절염
중증근무력증(Myasthenia gravis)	아세틸콜린수용체	근력약화, 마비
그레이브씨질환(Graves disease)	갑상선 호르몬 수용체	갑상선 기능 증가
악성빈혈	위벽세포 intrinsic factor	빈혈, 조혈능력 감소

c. 3형 과민반응(type III hypersensitivity)

면역 복합체 매개성으로 항원-항체 복합체가 조직에 쌓이면 보체가 활성화되어 이에 의해 중성구 등이 동원되고 그 결과 조직이 손상되는 경우를 말한다.

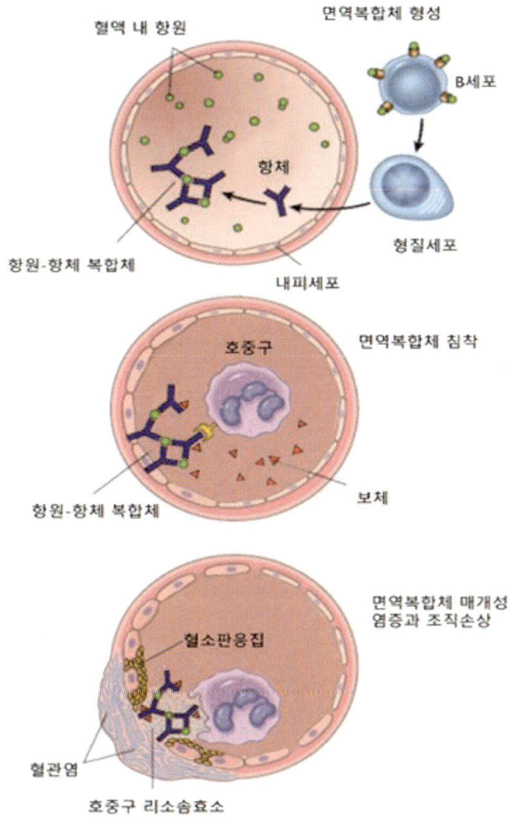

그림 1.35 과민반응의 종류 – Type III

표 1-8 III형 과민반응의 예

질환	항원	증상
전신성홍반성낭창	핵 항원	신염, 피부염, 관절염 등
연쇄상구균감염 후 사구체신염	연쇄상구균세포벽 항원	신염
결절다발동맥염	B형 간염 바이러스 항원	전신성혈관염
반응성 관절염	박테리아 항원	급성 관절염
혈청병	각종 외부 단백질	관절염, 혈관염, 신염
Arthur 반응	외부 단백질	피부 혈관염
중증근무력증	아세틸콜린수용체	근력약화, 마비
그레이브씨질환	갑상선 호르몬 수용체	갑상선 기능 증가
악성빈혈	위벽세포 내적인자	빈혈, 조혈능력 감소

※ Arthur 반응: 백신을 추가 접종 받았을 때 나타나는 통증과 발적, 부종을 동반하는 피부반응

d. 4형 과민반응(type Ⅳ hypersensitivity, T 세포 매개성 반응)

활성화된 T 세포에 의해 사이토카인(cytokine)이 분비되고 대식세포나 기타 면역세포가 활성화되어 면역 반응을 유발하는 경우

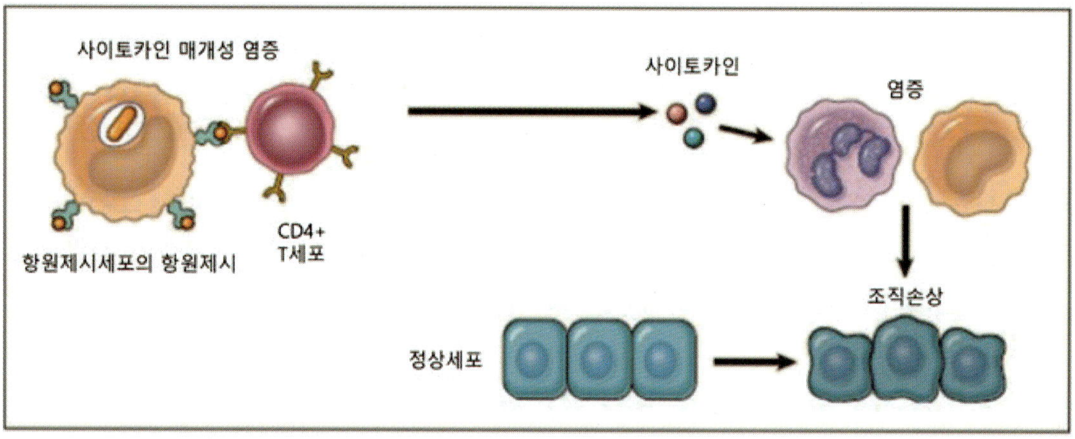

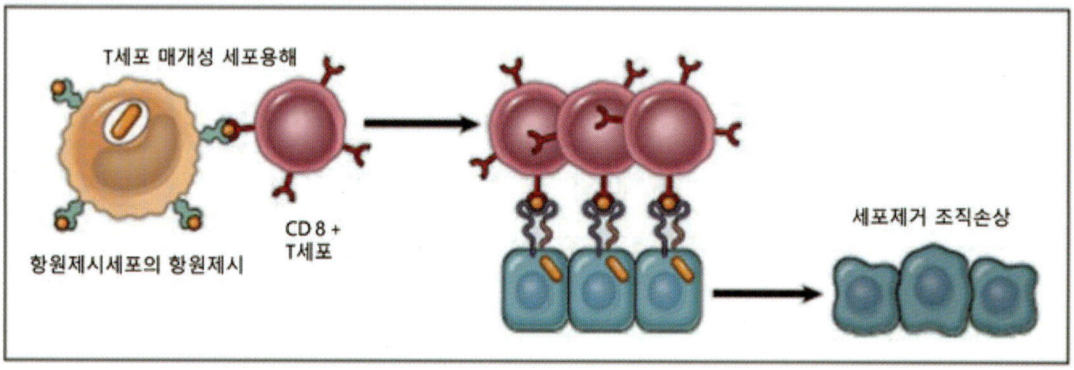

그림 1.36 과민반응의 종류 – Type Ⅳ

표 1-9 Ⅳ형 과민반응의 예

질환	기전	증상
류마틱관절염	T_H17 사이토카인에의한 염증	만성관절염, 관절면손상
다발성경화	T_H1, T_H17 사이토카인에의한 염증, 활성화된 대식세포에 의한 수초파괴	중추신경계 탈수초, 혈관주위 염증, 마비
1형 당뇨병	T세포 매개성염증, 췌장섬세포파괴	췌장 섬 β세포 파괴
염증성 장질환	T_H1, T_H17 사이토카인에의한 염증	만성장염, 장폐색
건선(psoriasis)	T_H17 사이토카인에의한 염증	피부염
접촉성 피부염	T_H1 사이토카인에의한 염증	표피괴사, 진피염증, 피부 물집

3) 자가면역질환

- 면역반응은 자신의 항원에 대해서는 일어나지 않는데 이를 관용(tolerance)이라 함
- 발달 과정 중에 T 세포 혹은 B 세포 표면에는 수많은 항원에 대한 수용체가 발현됨. 이들 중에는 자신의 항원에 대한 수용체도 존재하는데 대부분 이런 세포들은 림프기관에서 성숙되는 과정 중에 제거되거나 억제됨
- 그러나 이 과정을 벗어난 일부가 면역계로 들어오게 되면 이 세포들에 의해 자가면역질환이 유발됨
- 특정 자가 항원은 면역작용에서 벗어난 곳에 위치함. 만약 사고 등에 의해 이 조직의 항원이 혈액 내로 들어가 면역 작용을 유발하게 되면 자가면역질환으로 이어질 수 있음

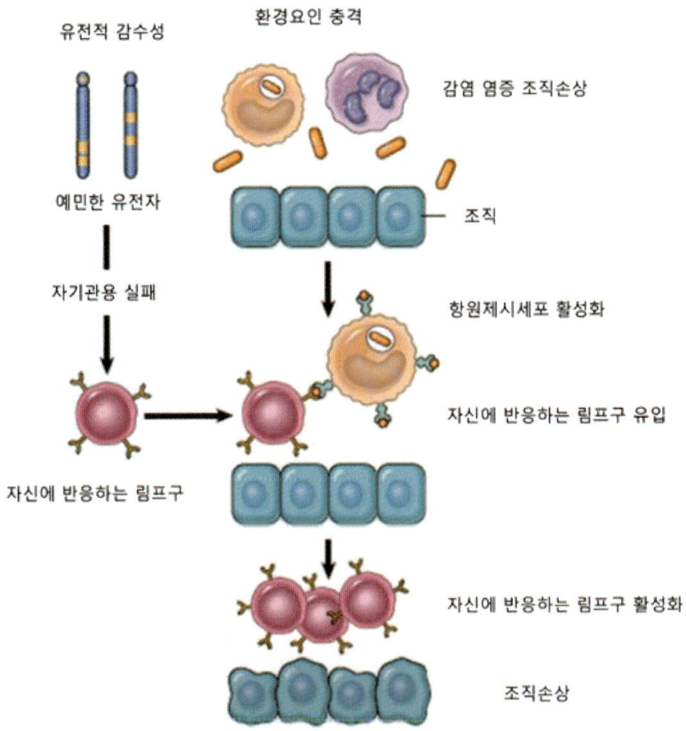

그림 1.37 자가면역질환의 발생기전

표 1-10 자가면역질환의 예

조직-특이성(organ-specific)	전신(systemic)
항체가 매개하는 질병(diseases mediated by antibodies)	
자가면역성용혈성빈혈(autoimmune hemolytic anemia)	전신홍반루푸스(systemic lupus erythematosus)
자가면역성혈소판감소증(autoimmune thrombocytopenia)	
악성 빈혈의 자가면역성 위축성위염(autoimmune atrophic gastritis of pernicious anemia)	
중증근육무력증(myasthenia gravis)	
그레이브스병(graves disease)	
굿파스처증후군(goodpasture syndrome)	

T 세포가 매개하는 질병	
1형 당뇨병	류마티스관절염(rheumatoid arthritis)
다발성경화증(multiple sclerosis)	전신경화증(systemic sclerosis)
자가면역으로 추정되는 질병 (diseases postulated to be autoimmune)	
염증성 장질환(inflammatory bowel diseases)	
크론병(crohn disease), 궤양성대장염(ulcerative colitis)	
원발성 담즙성간경화증(primary biliary cirrhosis)	결절성다발동맥염(polyarteritis nodosa)
자가면역성 간염(autoimmune hepatitis)	염증성 근육질환(inflammatory myopathies)

7. 신생물(Neoplasia)

1) 종양(tumor)

- 유전자 변이에 의해 성장이 제어되지 않는 세포에 의한 질환
- 성장에 유리한 유전적 변이를 가진 세포들이 분열하여 새로운 변이를 낳고 그 중 성장에 더 유리한 새로운 변이만 남게 되어 암이 진행될 수록 유전적 변이가 심해지고 치료는 어렵게 됨. 암은 크게 양성(benign)과 악성(malignant)으로 구분함
  - 양성: 현미경 또는 육안으로 보아 암이 발생한 주위 조직과 비슷하게 잘 발달되었으며 주위 조직에 대한 침윤이 없고 외과적으로 제거가 가능한 암
  - 악성: 암이 발생한 원 조직과 조직학적으로 유사성이 없으며 주위 조직을 파괴하고 처음 발생한 곳에서 멀리 떨어진 곳으로 전이되는 암

표 1-11 양성신생물과 악성신생물의 비교

특성	양성신생물	악성신생물
성장 속도	천천히 자람	성장이 빠르고 팽창함
성장 방식	성장하면서 주변조직을 밀어내지만 침범하지 않고 경계(제한)가 있음	성장하기보다는 주변조직으로 침투함
특성	분화가 잘 되어 있으며 세포가 성숙함	덜 분화된 세포로 구성되었으며 세포가 미성숙함
전이	없음	대부분 전이됨
	혈액과 림프 통로를 통해 퍼져 나가지 않음	혈관과 림프 통로를 통해 퍼져 나감
제거	외과적 수술로 제거 가능	수술 후에도 재발 가능

2) 암 유전자(cancer gene)

암은 유전적 변이에 의해 발생. 이처럼 유전적 변이에 의해 암의 발생, 기능, 행태에 영향을 주는 유전자를 암 유전자라 부른다.

- 관련 유전자
  - 종양유전자(oncogene): 발현되면 세포의 무한증식과 같은 표현형의 변화를 유발하는 유전자. 전암유전자(proto-oncogene)의 변이에서 기원하며 전사조절인자와 관련된 경우가 많음
  - 종양억제유전자(tumor suppressor gene): 통제되지 않는 증식을 억제하는 유전자. 이 유전자의 변이는 암의 발생으로 연결
  - 세포사멸과 관련된 유전자: 암세포는 세포사멸을 유발하는 유전자가 억제되어 있거나 세포사멸을 억제하는 유전자가 과발현된 경우가 많음
  - 암세포와 정상세포 사이의 상호작용을 조절하는 유전자: 암세포는 면역세포의 공격을 회피하는 경향이 있는데 이처럼 정상세포와의 상호작용과 관련된 유전자의 변이가 암세포에서 발견됨

3) 암 발병의 유전적 요인

암의 통제받지 않는 성장은 유전적 변이에서 기인함. 이러한 유전적 변이는 암발생을 직접적으로 촉진하는 변이(driver mutation)와 암발생과 무관하지만 암발생과 함께 동반되는 변이(passenger mutation)로 구분한다.

- Passenger mutation이 비록 암발생을 직접적으로 촉진하지는 않지만 특정 조건에서 암발생과 연관될 수 있음
- 유전적 변이를 유발하는 기전
  - 점 돌연변이(point mutation): DNA 염기서열 수준에서의 돌연변이. 돌연변이가 일어나는 위치에 따라 전암유전자가 종양유전자로 바뀔 수 있음
  - 유전자 재배열: 염색체 수준에서의 변이. 전암유전자가 자신을 억제하는 유전자 뒤가 아닌 활성화시키는 유전자 뒤로 위치가 변경될 경우 전암유전자의 활성이 증가할 수 있음
  - 유전자 소실: 종양을 억제하는 부위와 같은 염색체 특정 부위가 소실되는 경우 전암유전자의 활성화로 이어짐
  - 유전자 증폭: 전암유전자가 많이 만들어지면 여기서부터 만들어지는 전암단백에 의해 암 발생의 증가로 이어짐
  - 염색체 수 이상: 정상 염색체 수보다 많거나 적은 경우 종양유전자가 늘어나거나 종양억제유전자의 감소로 이어짐
  - 전사조절: mRNA의 전사과정을 억제하는 역할을 하는 microRNA가 종양억제유전자를 억제하게 되면 암발생의 증가로 이어짐

4) 암 발생의 환경적 요인

- 특정 암의 발생비율은 지역마다 다름. 유방암 사망률은 일본에 비해 미국이나 유럽이 4~5배 높고 위암은 일본이 미국에 비해 7배 정도 더 높음. 이러한 차이는 유전적 요인보다 환경적 요인이 더 크다는 것을 의미함
- 환경요인
  - 식습관: 비만은 미국 내에서 각종 암의 유발요인으로 추정
  - 흡연: 폐암을 비롯해서 각종 암의 유발요인으로 확실하게 자리매김
  - 알코올: 각종 두경부 암과 간암의 유발요인이며 흡연과 합쳐지면 상승효과가 있음
  - 출산경력: 출산을 경험하지 못한 여성들에서 자궁내막암이나 유방암 발병률이 높음
  - 감염: 바이러스 외에 각종 감염을 유발하는 병원체에 의해 암 발생률이 증가하는 것으로 알려져 있음

5) 암 발생 과정

- 단 하나의 유전적 변이로 암이 발생하지는 않으며 여러 단계를 거쳐 다수의 유전적 변이가 쌓이며 임상적인 암으로 발전
- 암의 진행: 초기에는 유전적 배경이 동일한 세포들로 구성되어 있다가 세포 분열이 진행되면서 유전적 배경이 다른 세포들이 출현하게 됨
- 이들 중 인체의 억제반응을 이겨낼 수 있는 세포들이 출현하면서 이들로 구성된 세포 집단으로 발전, 증상을 유발하게 됨

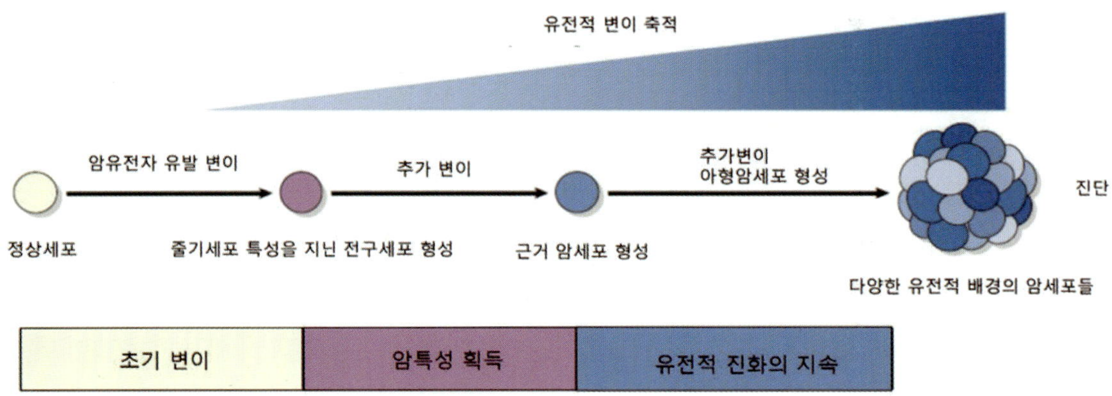

그림 1.38 암의 발생 과정

6) 종양의 특징

- 성장신호에 대한 자기충족
- 성장억제신호에 민감하지 않음
- 정상세포와 다른 대사

- 끊임없는 세포분열과 증식
- 세포사멸 회피
- 꾸준한 신생혈관 획득
- 전이
- 인체 면역작용 회피

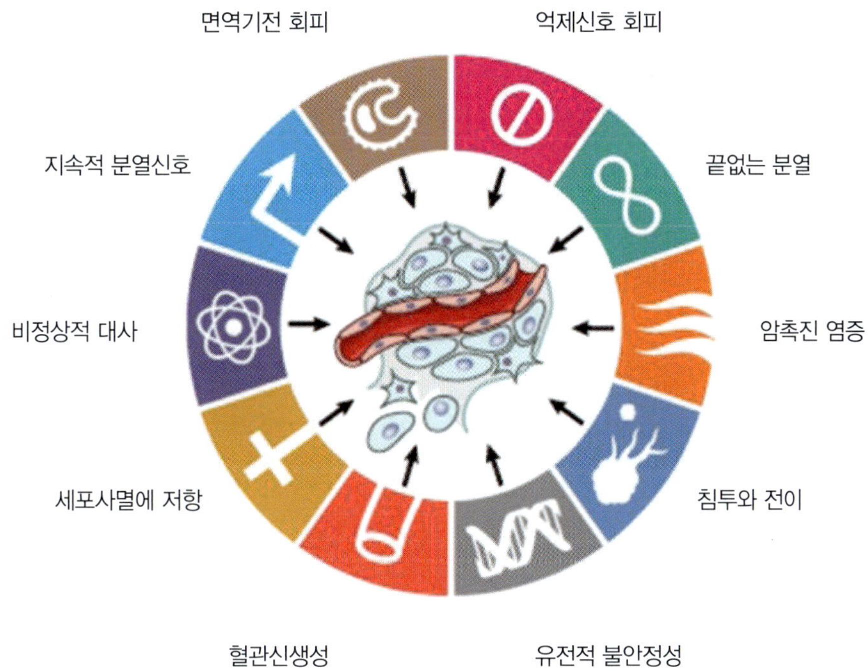

그림 1.39 암의 특징

7) 암 유발물질(carcinogen)

- 화학물질
  - 직접 작용제: 대사과정에 의한 암 유발이 아닌 경우. 일반적으로 암 유발성이 약함. 일부 항암제도 여기에 포함됨
  - 간접작용: 체내 대사과정을 거치며 생성된 중간물질이 암을 유발하는 경우. 폐암을 유발하는, 담배를 피울 때 생성되는 벤조피렌(benzopyrene) 등을 들 수 있음
- 방사선
- 병원체
  - 바이러스
  - 미생물

8) 암의 임상상

종양은 양성이든 악성이든 다음과 같은 면을 고려해야 한다.

- 위치: 뇌하수체에 종양이 생기면 압박에 의해 효과가 나올 수 있음(주위 조직을 누르고 파괴하여 뇌하수체 기능을 떨어뜨릴 수 있음)
- 기능: 췌장 랑거한스섬(islet of Langerhans)에 생긴 종양이 인슐린을 과다 분비하면 그로 인한 쇼크가 나타날 수 있으며 부신에 생긴 종양은 스테로이드 과다생산을 통한 효과를 나타낼 수 있음
- 종양에 의한 궤양과 출혈 및 감염
  - 크기에 의한 효과: 소화기 내로 돌출된 종양은 장을 막거나 장중첩을 유발할 수 있음
  - 악액질(cachexia): 암환자들은 지속적으로 몸의 지방과 단백질을 잃어버리고 전신쇠약, 식욕감퇴, 빈혈 등에 빠지게 됨. 음식 섭취와 무관하게 암과 신체에서 분비된 사이토카인에 의해서 발생하게 됨. 암환자의 경우 신체 대사율이 높게 유지되고 있는 것도 악화요인임
  - 암동반증상(paraneoplastic syndrome): 암 자체 혹은 내분비만으로 설명할 수 없는 각종 동반 증상을 말함. 흔한 것으로 과칼슘혈증, 쿠싱증후군, 비박테리아성 혈전성 심내막염 등이 있음

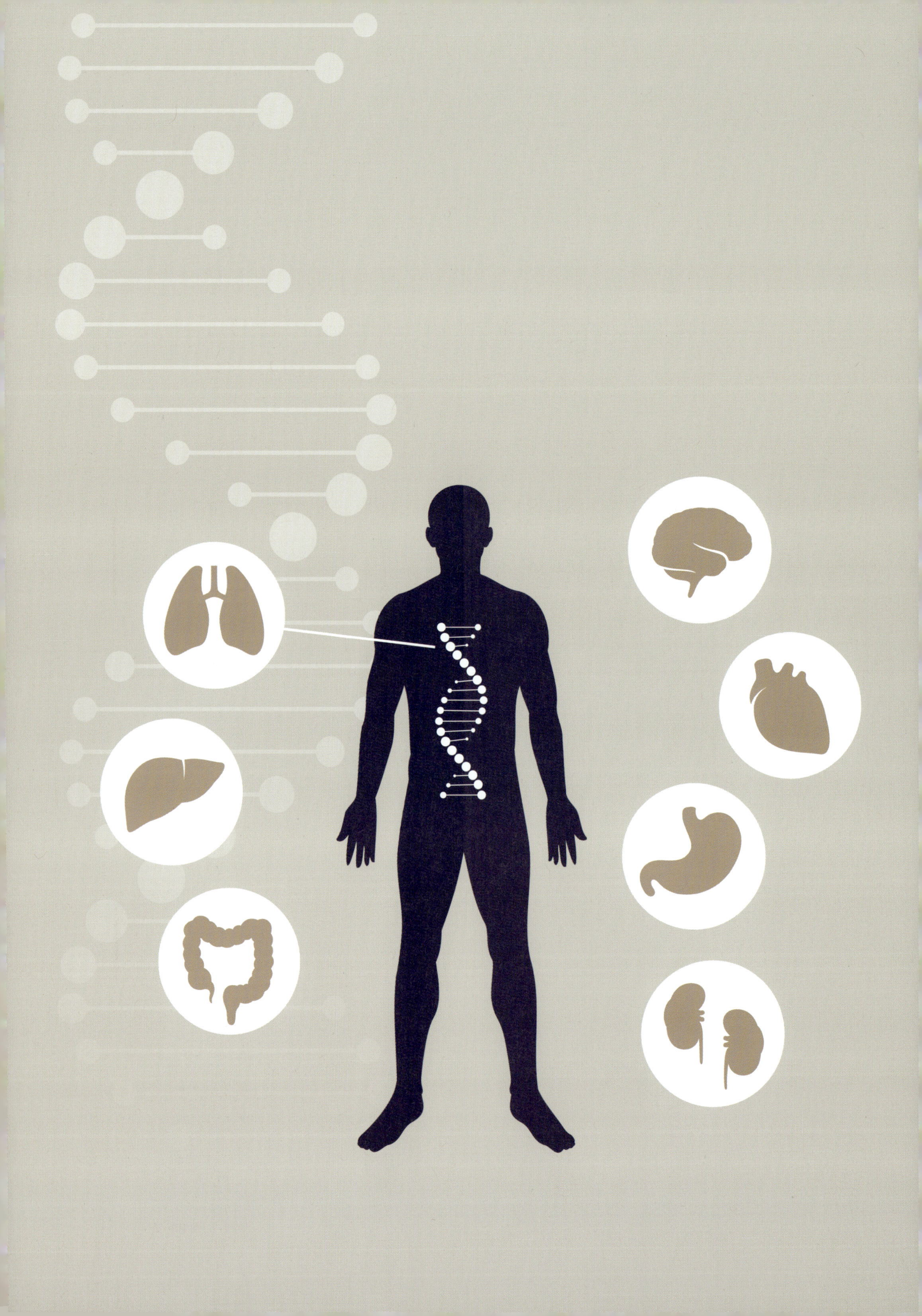

제 2 장

심장질환

Cardiac disease

1. 심장(Heart)

1) 심장의 구조

(1) 심장의 위치

심장은 왼손을 자연스레 굽혀 가슴에 올렸을 때의 위치에 근접하다.

- 삼각형 형태이며 손등에 해당하는 부위가 오른심실(우심실), 좌우로 왼심실(좌심실), 오른심방(우심방)이 있음

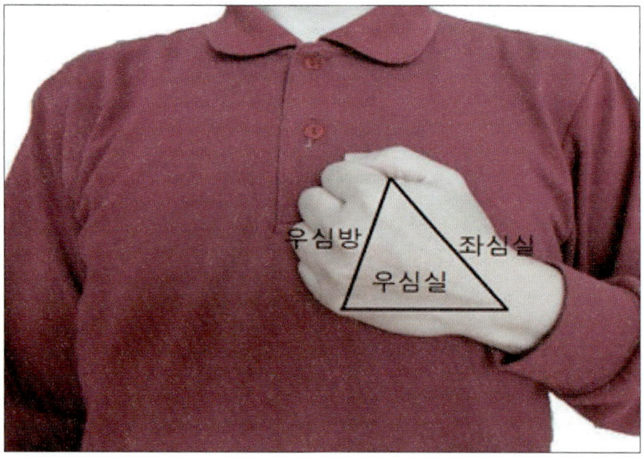

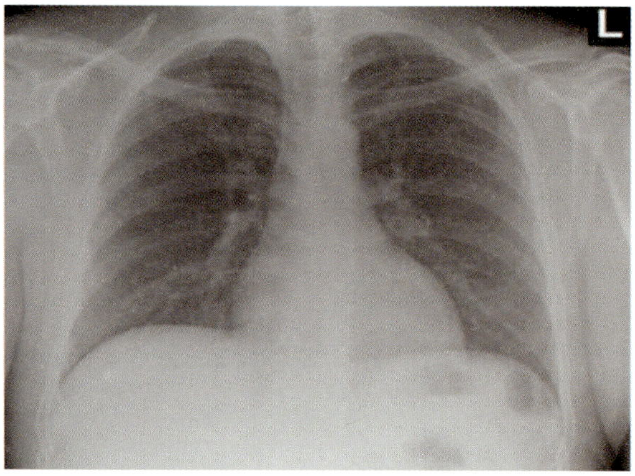

그림 2.1 심장의 위치와 흉부 X 선 사진

(2) 심낭(pericardium)

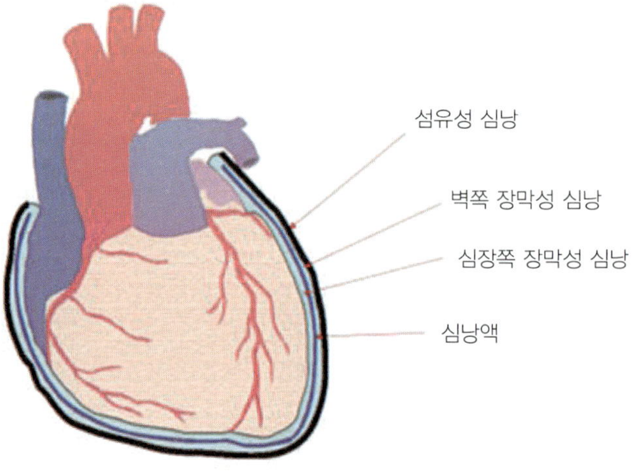

그림 2.2 심낭

심낭의 구성		
섬유성 심낭 (fibrous pericardium)		주위 큰 혈관과 조직에 붙어 심장을 고정하는 역할을 한다.
장막성 심낭 (serous pericardium)	벽쪽막(parietal layer)	벽쪽막과 심장쪽막 사이 공간에는 심낭액이 들어있다. 심장 수축 시 마찰을 줄여주는 역할을 한다.
	심장쪽막(visceral layer)	

(3) 심장의 외부, 내부

심장의 방과 방 사이, 방과 혈관 사이에는 판막이 있음. 이들 판막은 한쪽 방향으로만 열려 피를 한쪽 방향으로만 흐르게 하는 일방향 밸브(one way valve)이다.

- 오른심방과 오른심실 사이: 삼첨판(tricuspid valve)
- 왼심방과 왼심실 사이: 이첨판(bicuspid valve) (승모판(mitral valve)이라고도 부름)
- 오른심실과 허파동맥 사이: 허파동맥판(pulmonary valve)
- 왼심실과 대동맥 사이: 대동맥판(aortic valve)

방과 판막을 포함한 순환의 경로는 아래와 같다.

- 허파순환: 오른심방 – 삼첨판 – 오른심실 – 허파동맥판 – 허파 – 허파정맥 – 왼심방
- 체순환: 왼심방 – 이첨판 – 왼심실 – 대동맥판 – 대동맥 – 동맥 – 소동맥 – 모세혈관 – 소정맥 – 정맥 – 대정맥 – 오른심방

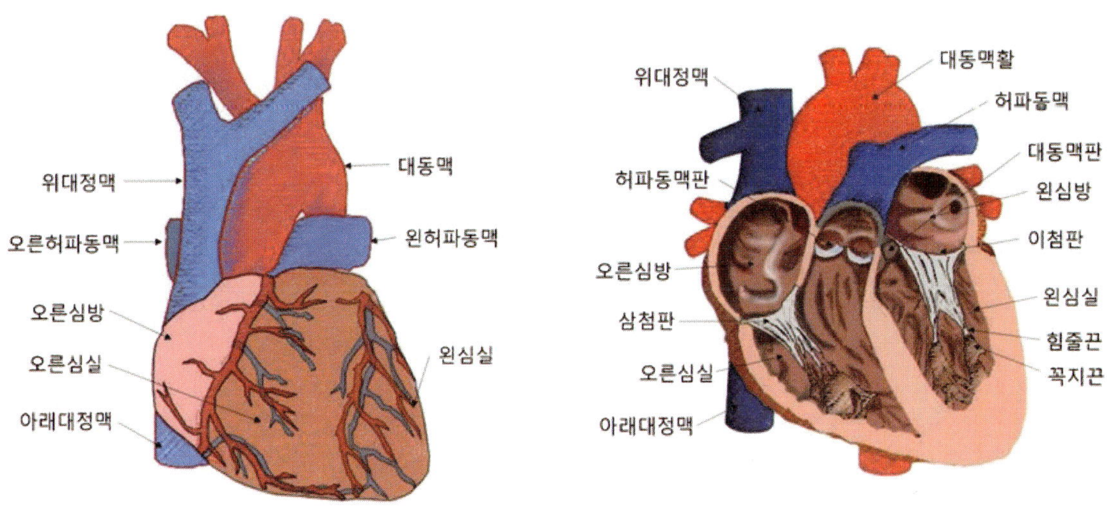

그림 2.3 심장의 내외부 구조물과 명칭

(4) 심장동맥

심장에 분포하는 혈관은 왕관처럼 심장을 둘러싸고 있음. 이러한 이유로 심장에 분포하는 혈관을 관상(冠狀)동맥(coronary artery)이라고 부른다.

- 대동맥이 시작되는 부위에서 왼쪽으로 갈라져 나온 동맥이 왼심장동맥, 오른쪽으로 갈라져 나온 동맥이 오른심장동맥인데 이 두 동맥은 심장을 휘감고 돌아 심장의 뒤쪽에서 만남. 왼심장동맥과 오른심장동맥이 반지처럼 감고 있는 부분은 심방과 심실의 경계에 해당하며 이 경계를 중심으로 위쪽에는 심방, 아래쪽에는 심실이 위치함

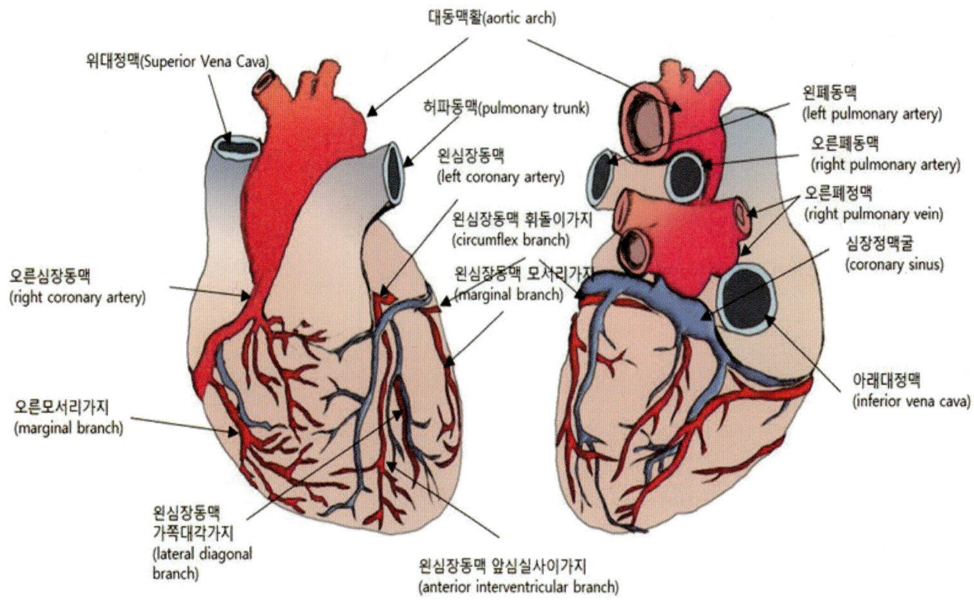

그림 2.4 심장동맥

- 왼심장동맥: 좌측심장 대부분, 우측심장 일부, 좌·우 심장 사이 격벽 대부분
- 오른심장동맥: 우측심장 대부분, 좌측심장 일부, 좌·우 심장 사이 격벽 일부

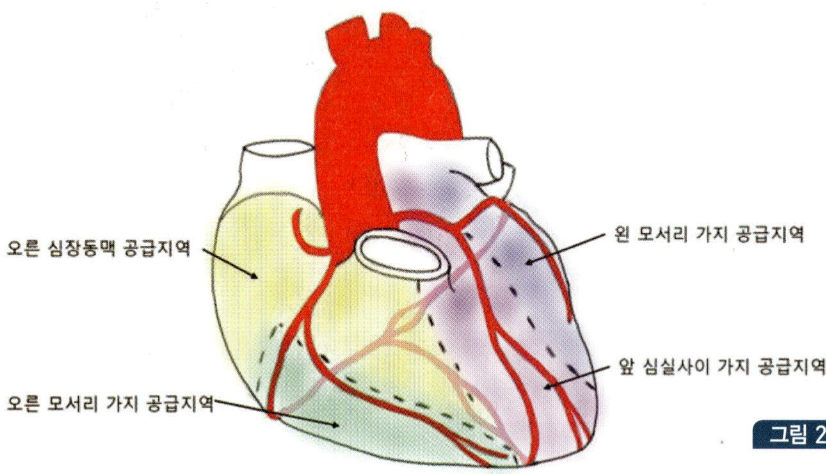

그림 2.5 심장동맥이 공급하는 부위

① 심장동맥과 정맥 사이의 용존산소차($AvDO_2$)

- 심장동맥과 정맥에 녹아있는 산소함량의 차이는 운동을 할 때라도 평시와 큰 차이가 없음
- 이는 심장근육이 운동을 하지 않을 때라도 최대한 산소를 이용한다는 것을 의미
- 그러므로 운동을 할 때 필요한 산소의 요구량을 충족시키기 위해서는 혈류량의 증가가 필수적임

표 2-1 안정 시와 운동 시 용존산소차

	Rest	Work
관상혈류(coronary blood flow, ml/min/g)	0.8	3.2
용존산소차($AVDO_2$)	140	160
관상정맥 산소함량(coronary venous O_2 content, ml/l of blood)	60	40

② 혈관 직경과 혈류량의 관계

- 혈류량의 혈관 직경의 4승에 비례
- 만약 혈관 직경이 1/2로 줄어들면 혈류량은 정상일 때의 1/16으로 줄어들게 됨

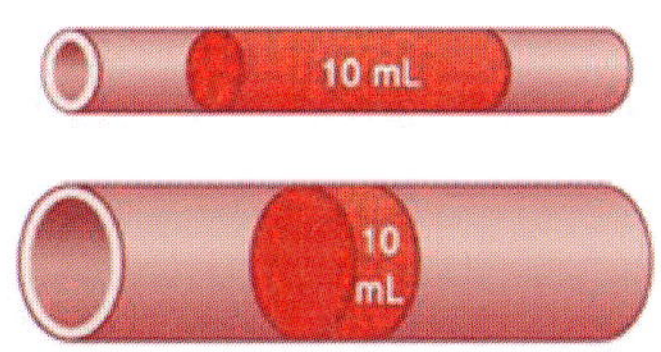

(a) 혈관 지름에 따른 혈액과 혈관 표면과의 접촉 정도의 차이

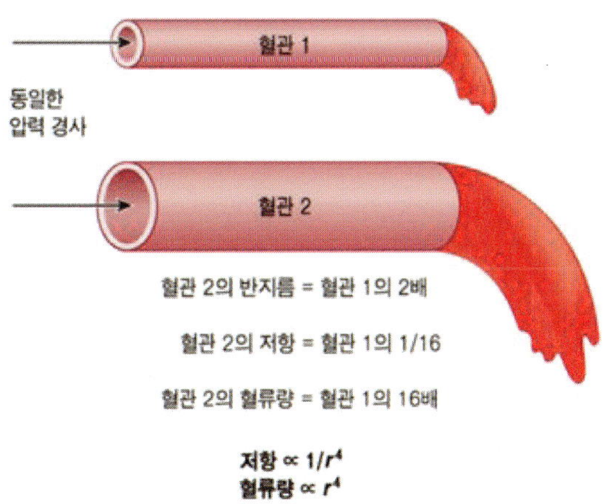

(b) 혈류와 저항에 대한 혈관 지름의 영향

그림 2.6 혈관의 직경과 혈류량의 관계

2) 심장 박동의 기원

(1) 심장 활동전압

심장에는 두 가지 종류의 활동전압이 존재한다.

- 안정막전압이 유지되지 않고 자발적으로 발생하는 활동전압을 조율기전압이라 부르며 이 조율기전압이 자발적 심장수축의 원인임

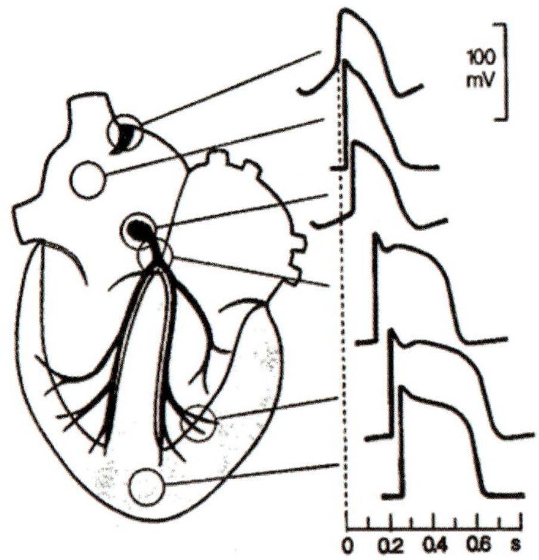

그림 2.7 심장 부위 별 활동전압의 종류

(2) 심장 내 전도로

심장의 수축을 유발하는 활동전압은 동방결절(sino–atrial node: SA node)에서 발생한다.

- 동방결절은 위대정맥이 오른심방과 만나는 부위에 있고 여기서 분당 60~100회의 활동전압이 자발적으로 발생하여 특수한 전도로를 타고 심장 전체로 퍼짐
- 심방내전도로(intra–atrial pathway): 결절사이전도로에서 분지하여 좌측 심방으로 향함
- 동방결절(sino–atrial node: SA node) – 결절사이전도로(internodal pathway) – 방실결절(atrioventricular node: AV node) – His 다발(His bundle) – 좌측 혹은 우측 전도다발가지(left or right bundle branch) – 푸르킨예 섬유(Purkinje fiber)

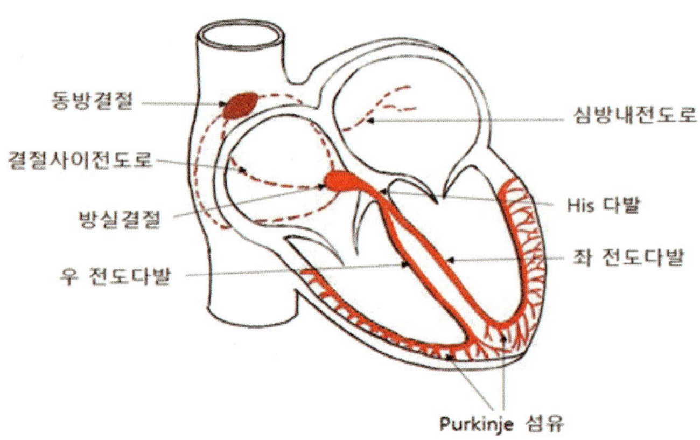

그림 2.8 심장 내 전도로

(3) 심전도

심전도란 심장의 활동전압이 퍼져나가는 것을 체표면에서 기록한 것으로 일종의 전기벡터를 말한다.

- P파: 심방의 흥분을 나타내며 심방의 수축 전에 기록
- QRS파: 심실의 흥분을 나타내며 심실의 수축 전에 기록
- T파: 심실의 재분극을 나타내며 심실의 이완 전에 기록
- 각 파의 간격, 크기, 규칙성 등은 심장의 수축을 반영하며 이를 통해 심장의 비정상적 활동을 찾을 수 있음

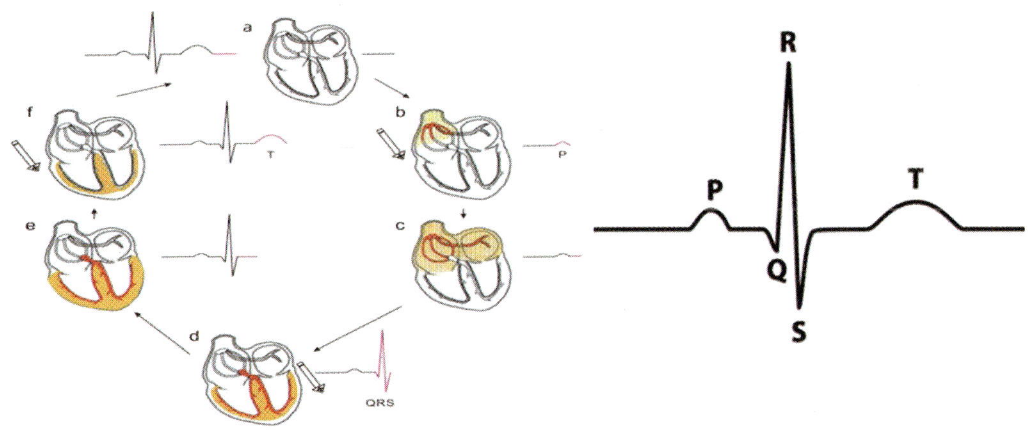

그림 2.9 심전도 각 파의 생성 원리

(4) 심전도를 이용한 심박수 측정

- 심전도 기록지의 규정속도는 25mm/초 이고 한 눈금 간격 1mm는 0.04초에 해당. 1분 동안 기록지의 이동거리는 25mm/초 x 60초 = 1500mm이므로 1500mm 안에 든 QRS 파의 숫자가 심박동수가 됨
- 심전도 기록지의 굵은 눈금을 이용하여 세는 간단한 방법도 있음(그림 2.10): 굵은 눈금은 5mm 간격인데 만약 이웃한 QRS 파가 5mm 떨어져 있으면 0.2초에 한 번 뛰는 셈이므로 분 당 심박수는 300회가 됨(0.2초 : 1회 = 60초 : x회, x = 300회)
- 이 원리를 이용하면 아래의 그림처럼 셀 수 있음

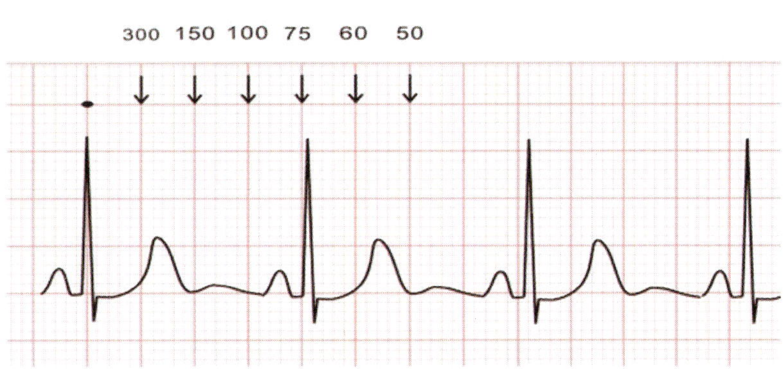

그림 2.10 심전도를 이용한 심박수 측정

3) 심장의 기계적 작용

(1) 심장의 압력 변화와 심장 주기

시간에 따른 심장 내 압력의 변화는 아래 그림과 같다.

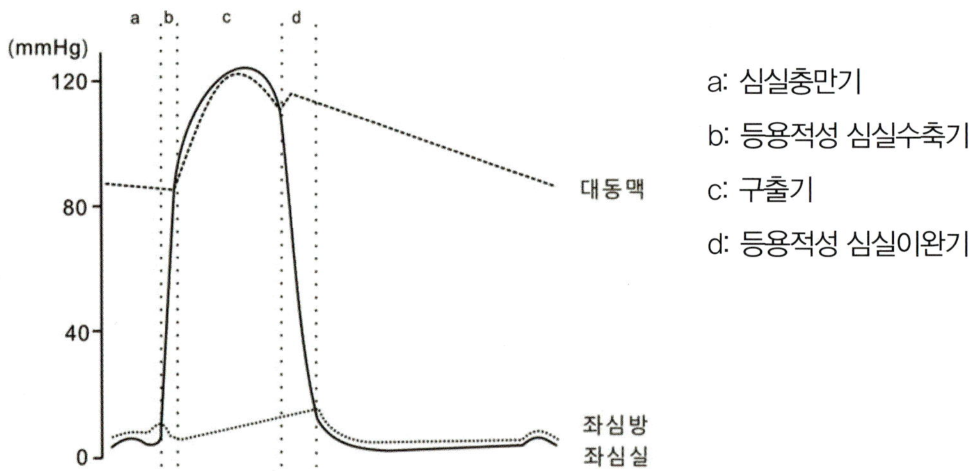

그림 2.11 시간별 왼심장, 대동맥의 압력 변화

(2) 심장수축 사이클

심장은 심실충만기, 등용적성 심실수축기, 구출기, 등용적성 심실이완기의 과정을 거쳐 피를 폐로 보내거나 전신으로 보낸다.

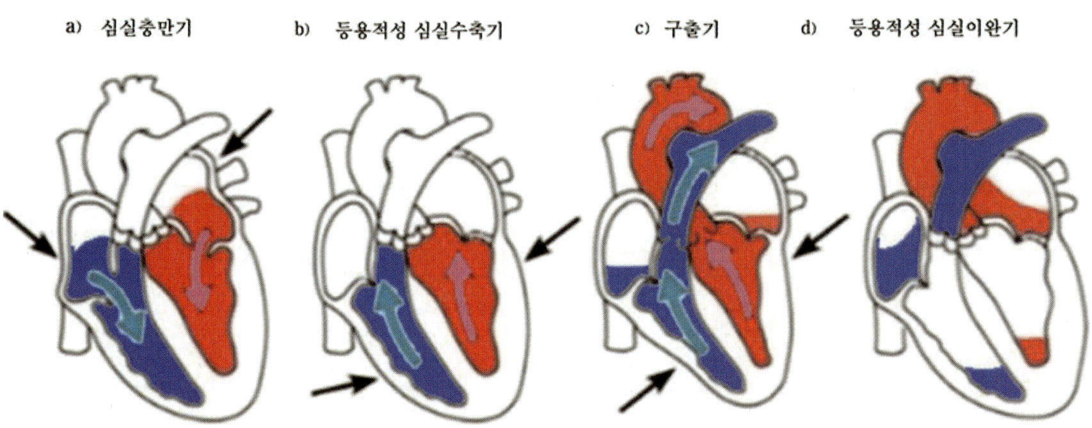

그림 2.12 심장수축 사이클

(3) 심박출량

이완기 말 심실 내 혈액량은 120ml 정도이고 심장이 수축할 때 뿜어내는 구출량은 70ml 정도여서 수축이 끝났을 때 심실에는 약 50ml 정도의 피가 남는다.

- 심박출량은 구출량과 분당 심박동 수를 곱해서 구함(70ml/회 x 70회/min = 4900ml/min)

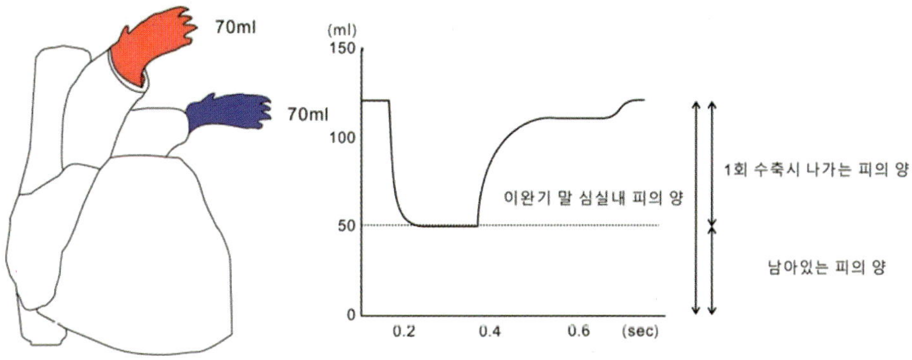

그림 2.13 시간별 심실 내 피의 양의 변화

(4) 심음

- S1: 이첨판과 삼첨판이 거의 동시에 닫히며 나는 소리
- S2: 대동맥판과 허파동맥판이 거의 동시에 닫히며 나는 소리
- S3: 심실충만기 때 들을 수 있는 소리. 심실로 피가 급격하게 유입되며 날 수 있음. 신체활동이 왕성한 청소년이나 임산부에서 들을 수 있으며 정상적인 성인에서는 거의 들리지 않음
- S4: 첫번째 심음 바로 직전에 들을 수 있음. S4가 들리면 심장에 심각한 병이 있음을 의미함

(5) 심장의 자율신경 지배

- 심장에는 교감신경과 부교감신경이 분포
- 교감신경은 심장을 빠르게, 강하게 수축하게 만들고 부교감신경은 심장을 느리고 약하게 뛰게 함

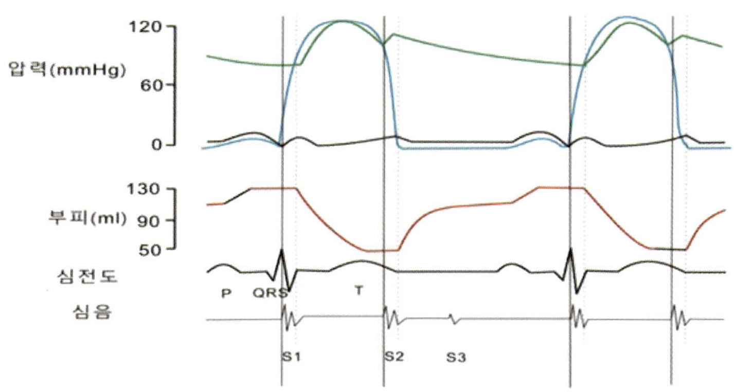

그림 2.14 심전도, 왼심장과 대동맥의 압력변화, 심실 내 부피변화

표 2-2 심장의 자율신경 지배

	교감신경	부교감신경	
분포	심장전체	왼쪽 미주신경	동방결절에 주로 분포
		오른쪽 미주신경	방실결절 및 오른심방에 주로 분포
신경전달물질	노르에피네프린	아세틸콜린	
수용체	베타1 수용체	무스카린성수용체	
작용	수축력 증가, 심박동수증가	수축력 감소, 심박동수감소	

2. 심장 질환(Cardiac disease)

1) 부정맥(arrhythmia)

- 부정맥: 심장박동이 규칙적이지 못한 경우
- 성인의 정상 심장박동수: 60~100회/분
- 서맥(brachycardia): 60회/분 이하
- 빈맥(tachycardia): 100회/분 이상
- 구분: 서맥성, 빈맥성, 불규칙적인 것

(1) 서맥성 부정맥 1: 동결절 기능부전

- 조율기 전압을 생성하는 동방결절(SA node)의 기능 부전에 의해 발생
  - 심전도 상으로 동성서맥(sinus bradycardia), 동방차단(sinoatrial block), 동정지(sinus arrest) 등으로 구분
- 원인: 여러 질환과 연관성이 있으나 대부분 원인불명이며 퇴행성이거나 약물로 인한 이차적 발생으로 생각됨
- 증상: 심박출량의 감소에 의한 피로가 나타날 수도 있으나 발작적 어지러움, 실신 등으로 나타나는 경우가 더 흔함

a. 동성서맥(sinus bradycardia): 정상적인 EKG의 형태를 갖추고는 있으나 동방결절에서 흥분파가 천천히 만들어져서 심장이 늦게 뛰는 경우. 약 47/min의 박동수를 나타냄

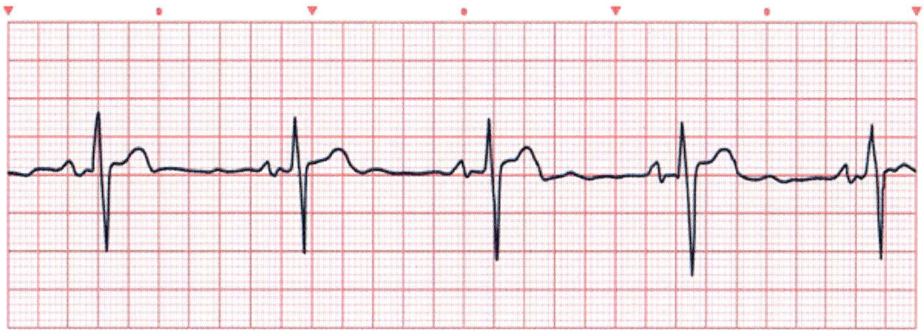

b. 동방차단(sinoatrial block): 동방결절에서 내려오는 정상적인 흥분파가 차단되어 나타나는 현상. EKG가 나타나지 않는 기간이 그리 길지 않음

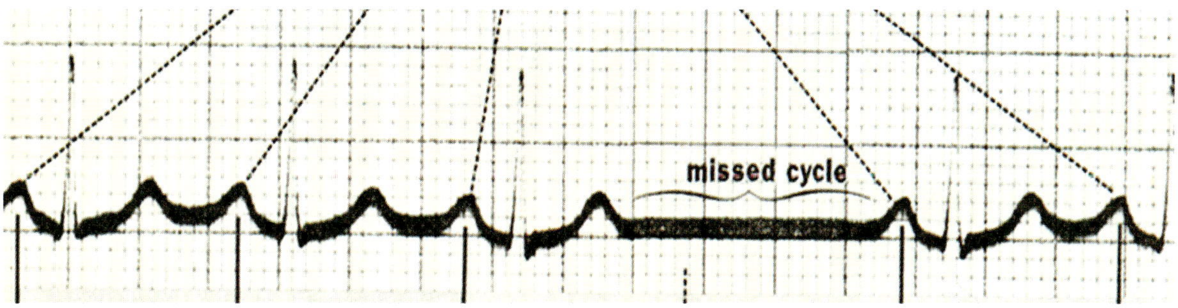

c. 동정지(sinus arrest): 동방결절이 갑자기 오랫동안 기능하지 않으면서 정상적인 EKG가 기록되지 않는 경우. 모양은 동방차단과 비슷하나 기간이 길게 나타남

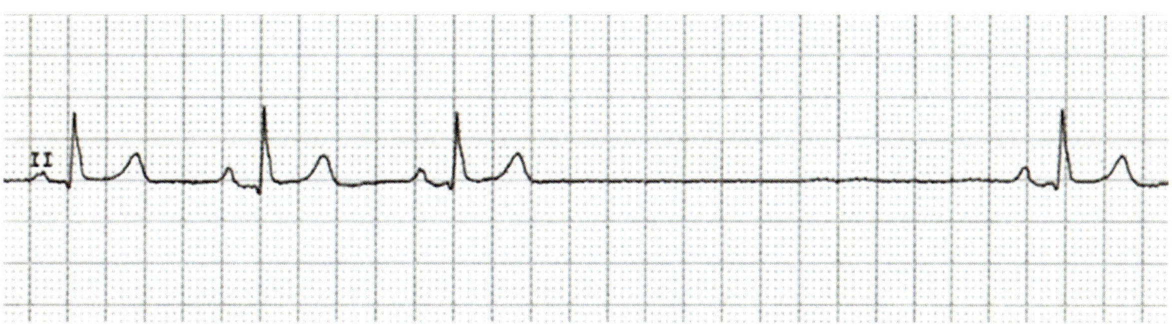

(2) 서맥성 부정맥 2: 방실전도장애

동방결절에서 생성된 흥분파가 심실로 정상적으로 전도되지 않아 발생한다.

- 심전도 상으로 1도, 2도, 3도 방실차단, 각차단 등으로 구분
- 원인
  - 방실결절은 자율신경에 의해 조절되며 자율신경의 변화에 민감함. 고도로 훈련된 운동선수들의 경우 평상시에도 방실결절에 대한 부교감신경의 영향이 강한 편이라 만성적인
  - 방실결절 지연전도가 관찰됨. 그 외에도 다양한 질환(심근경색, 류마티열 등)과 약물(디지탈리스 중독, 칼슘 차단제 과다 복용 등)에 의해 영향받음
- 증상: 방실전도장애 부위별로 증상이 다름. 대부분 가벼운 현기증이나 실신 등으로 나타나고 치료를 하지 않으면 심정지가 올 수도 있음

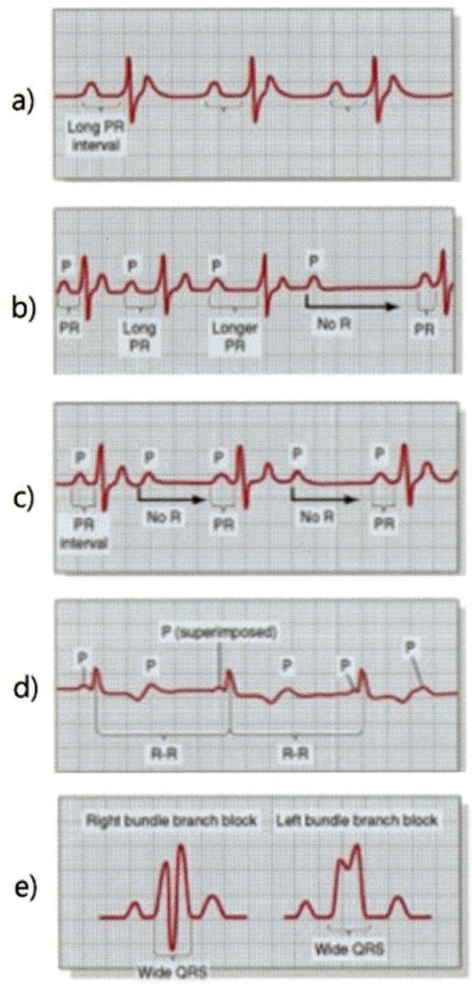

a. 1도 방실차단: P파 뒤를 따르는 QRS파까지의 시간(PR interval)이 길어짐: 방실결절에서 전도가 지연됨을 의미

b. 2도 방실차단(모비츠 1형): PR 간격이 점점 길어지다가 QRS파가 소실되는 일이 벌어짐

c. 2도 방실차단(모비츠 2형): P파가 나타난 후 규칙적으로 QRS파의 소실이 보임

d. 3도 방실차단: P파가 불규칙적으로 나타나 QRS파와의 선후관계가 불분명해짐

e. 각차단: 심실중격을 타고 내려가는 전도로인 좌각 또는 우각이 차단되면 QRS파가 넓어지는데 좌각차단 혹은 우각차단에 따라 특징적인 모양이 보임

그림 2.15 방실전도장애

(3) 빈맥성 부정맥

① 기전

- 회귀(reentry): 그림 2.16에서 위쪽 검게 칠한 부위에서 생성된 조율기 전압이 양갈래로 전도될 때 오른쪽 내려가는 방향으로만 전도지연이 발생하면(빗금친 부분), 다른 쪽을 통해 내려가던 활동전압이 조율기 전압 발생부위인 위쪽으로 회귀하여 새로운 조율기전압을 만들어낼 수 있음. 이렇게 생성된 조율기전압은 정상적인 리듬보다 더 빨리 발생하게 됨. 이러한 과정이 반복되면 조율기전압의 발생주기가 점점 단축되어 빈맥이 발생함
- 항진된 자동능(enhanced automatic pacemaker activity): 동방결절을 제외한 다른 부위에서 조율기전압이 만들어지는 경우
- 방아쇠성 활동(triggered activity): 심장의 활동전압 기간 중(그림 A) 혹은 직후(그림 B)에 발생하는 비정상적인 탈분극에 의해 새로운 활동전압이 만들어지면, 주위의 세포들이 영향을 받아 새로운 조율기전압을 생성하는 경우를 말함

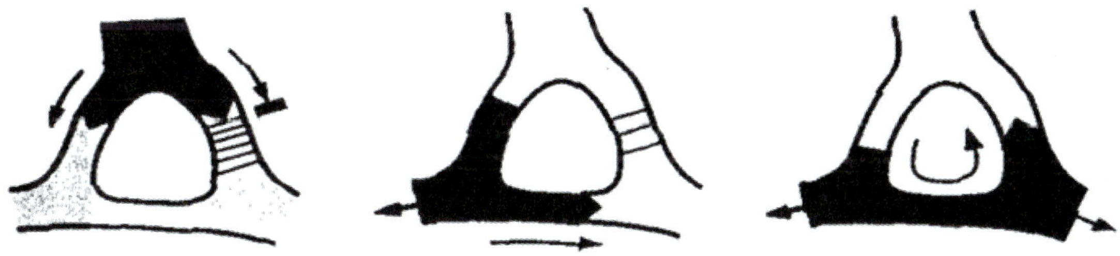

그림 2.16 부정맥 발생기전: 회귀

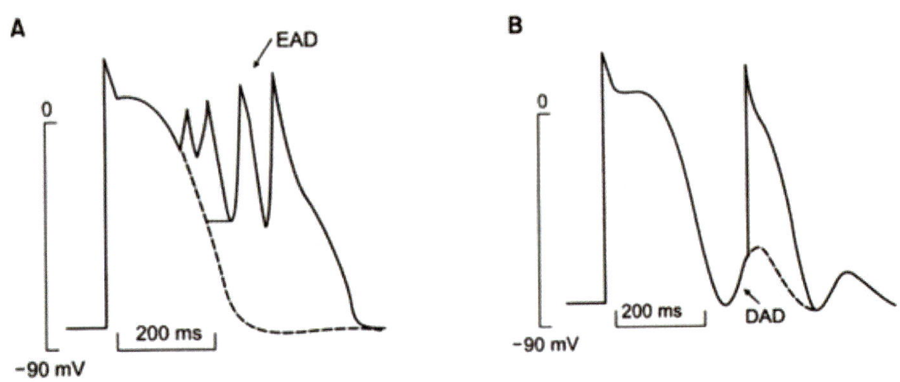

그림 2.17 비정상적 활동전압의 생성: 기존의 활동전압 중에 발생(왼쪽), 비정상적으로 빨리 새로운 활동전압이 만들어진 경우(오른쪽)

② 빈맥의 분류

부정맥에 의한 빈맥의 분류는 상당히 복잡하지만 해부학적인 기준에 따라 위와 같이 구분할 수 있다.

- 심실 위쪽에서 발생하는 빈맥(supraventricular tachycardia): 동성빈맥(sinus tachycardia), 심방세동(atrial fibrillation), 심방조동(atrial flutter)
- 접합부에서 발생하는 빈맥(junctional tachycardia)
- 심실에서 발생하는 빈맥(ventricular tachycardia): 심실조동(ventricular flutter), 심실세동(ventricular fibrillation)

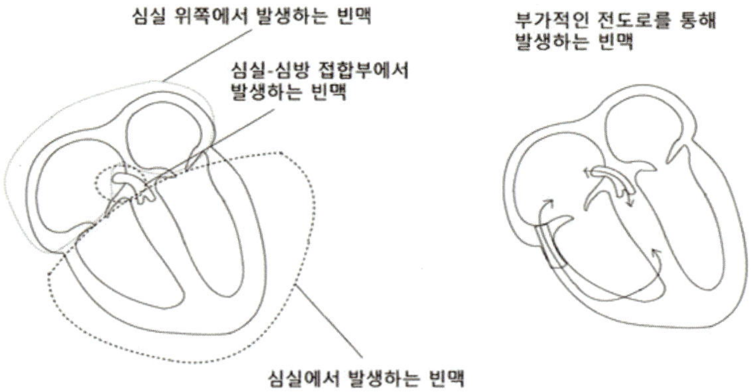

그림 2.18 빈맥의 해부학적 분류

a. 동성빈맥(sinus tachycardia)

- 약 167회/분의 빈맥. P파가 QRS파에 선행하여 잘 보임
- 동방결절(SA node)에서 흥분파가 빨리 만들어지는 것이 주 원인임
- 일차적인 부정맥이라기 보다는 각종 자극에 대한 생리학적 반응으로 보임

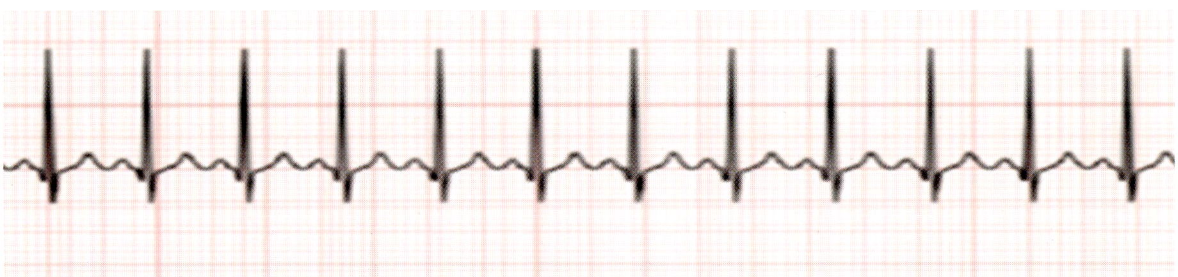

b. 심방세동(atrial fibrillation)

- 동방결절에서 조율기전압이 발생하지 않고 심방 여기저기에서 불규칙하게 조율기전압이 발생하는 경우를 말함
- 전형적인 P파가 보이지 않으며 다양한 진폭과 빈도로 나타남
- 정상인에서도 감정의 격화나 수술 후, 운동 시, 부교감신경의 활성 증가 등의 경우에 나타날 수 있으며 다양한 심질환에서 동반될 수 있음
- 증상이 없거나 두근거림, 어지러움, 피로, 숨참, 흉통 등으로 나타남

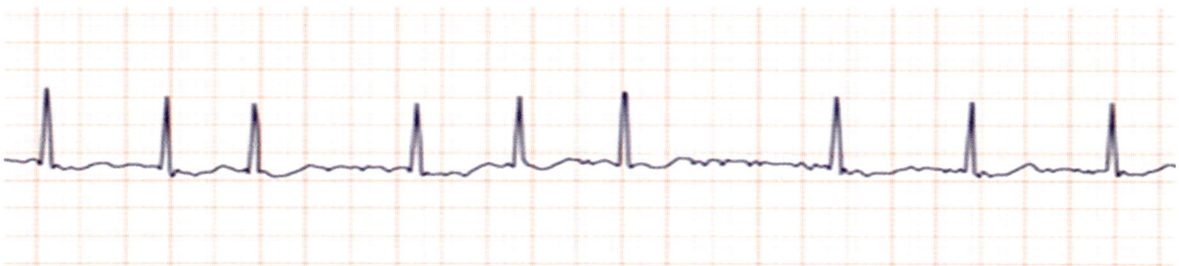

c. 심방조동(atrial flutter)

- 톱니바퀴 모양의 P파가 특징적으로 보임
- 약 250~300회/분 정도의 심방빈맥을 보이며 기질적인 심장질환이 있는 경우 흔히 발생
- 증상은 없을 수 있으나 심방의 빠른 수축에 의한 혈전 형성 가능성때문에 뇌졸중이 발생할 수 있고 심부전으로 발전할 수도 있음

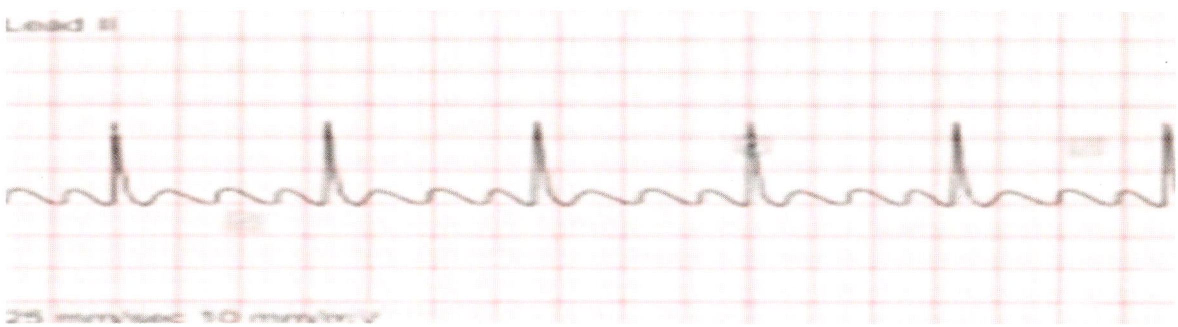

d. 방실접합부에서 발생하는 빈맥(junctional tachycardia)

- 자동능이 항진되거나 심장의 여러 질환이나 약물과 같은 여러 요인에 의해 촉발될 수 있음
- 심전도 상 P파가 보이지 않거나 뒤집어져 나오고 서서히 시작하는 특징을 보임
- 심장이 두근거리고 어지럽고 가끔 기절하기도 하며 피로를 느낌

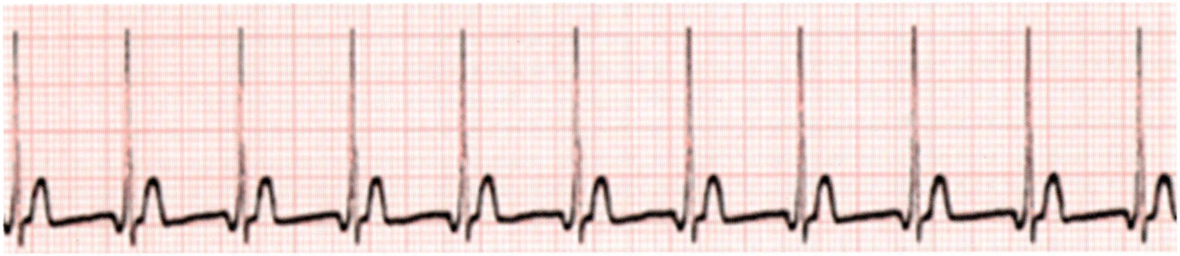

e. 심실조동(ventricular flutter)

- 150~300/분 정도의 빈맥이 나타나며 심전도 상 특징적인 sine 파가 보임
- 허혈성 심질환과 관계가 있으며 흉통, 두근거림, 어지러움, 의식소실 등이 나타날 수 있음

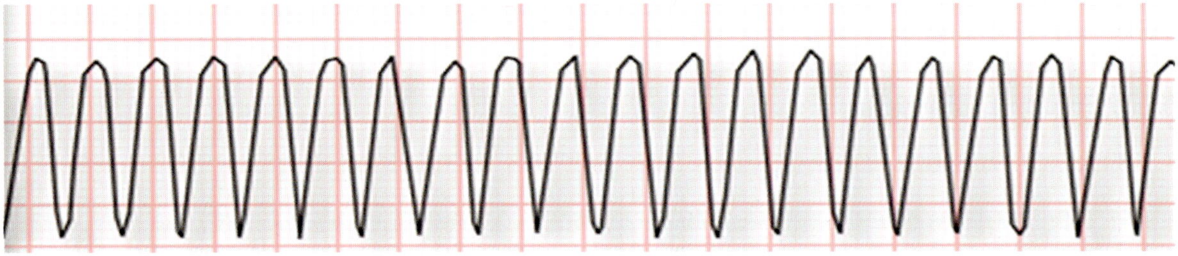

f. 심실세동(ventricular fibrillation)

- 불규칙한 형태의 넓은 파가 빠르게 나타남
- 허혈성 심질환과 관계 있으며 심실세동이 나타나면 환자는 의식을 소실하는 경우가 대부분임
- 의식 소실 환자에서 심장박동이 느껴지지 않으면 제세동기를 이용하고 만약 제세동기가 없을 경우 병원에 이송할 때까지 심폐소생술을 실시하여야 함

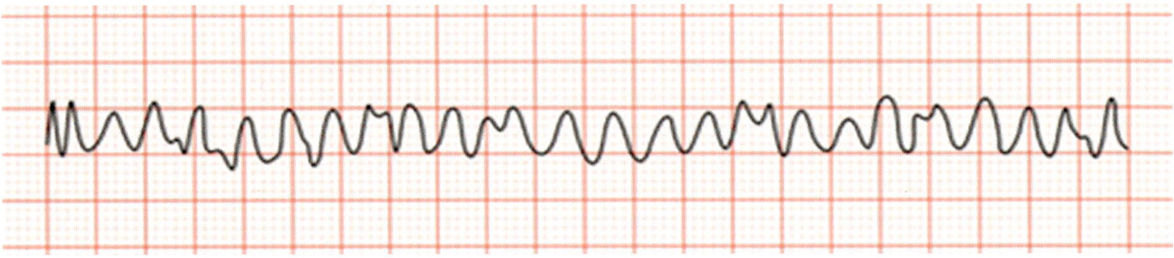

2) 심낭질환(pericardial disease)

심낭은 심장을 감싸고 있는 주머니 형태이며 심낭액이 들어 있다.

- 심장과 주위 장기의 마찰을 줄이고 심장이 급격히 확장하는 것을 방지
- 주위 장기로부터의 감염이 심장으로 전파되는 것을 지연시킴
- 염증이 생기면 심낭삼출액(pericardial effusion)과 함께 통증이 발생

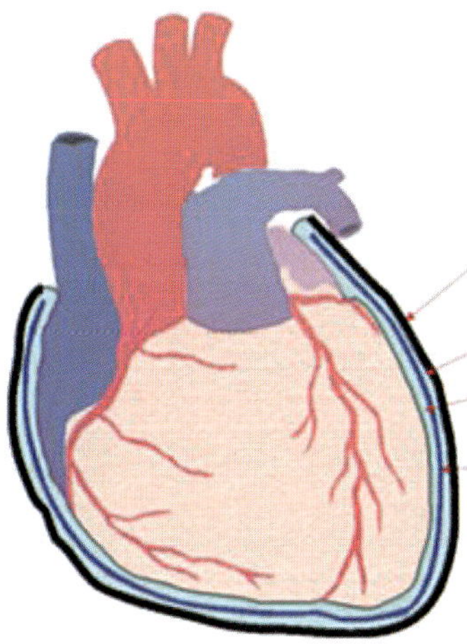

그림 2.19 심낭

(1) 심장압전(cardiac tamponade)

심낭에 삼출액이 가득 차 심장을 누르는 경우를 말한다.

- 심장내압이 증가하고 심실충만이 제한되며 심박출량이 감소
- 암이나 심낭염, 요독증 등에 의해 유발되지만 심장에 가해지는 어떤 형태의 외상(심장 부위의 가격, 칼에 찔리는 경우, 심장 수술 후)에 의해서도 유발될 수 있으며 대동맥 박리 등 주위 혈관의 손상에 의해서도 발생

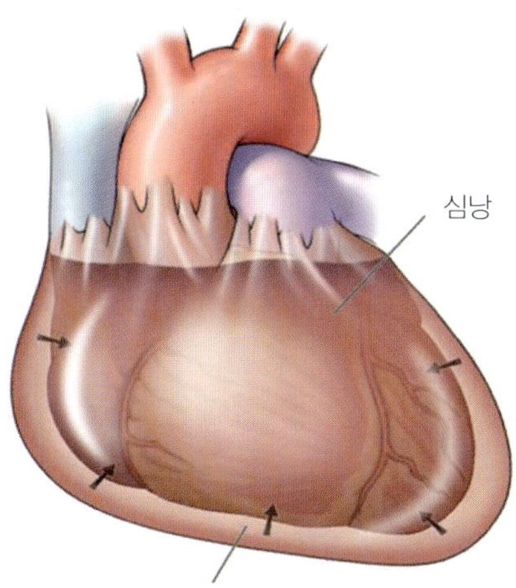

그림 2.20 심장압전

3) 판막성 심질환(valvular heart disease)

심장에는 심방과 심실 사이, 심실과 주요 동맥(대동맥, 허파동맥) 사이에 판막이 존재하는데, 판막 질환은 판막이 좁아지는 경우와 제대로 닫히지 않아 피가 새는 경우로 구분한다.

- 선천적 원인을 제외하면 판막질환을 유발할 수 있는 가장 흔한 요인은 류마티스성 심질환임
- 운동이나 노화, 허혈성 심질환도 판막질환을 유발. 이러한 판막질환으로는 승모판 폐쇄부전이나 승모판 탈출증이 있음

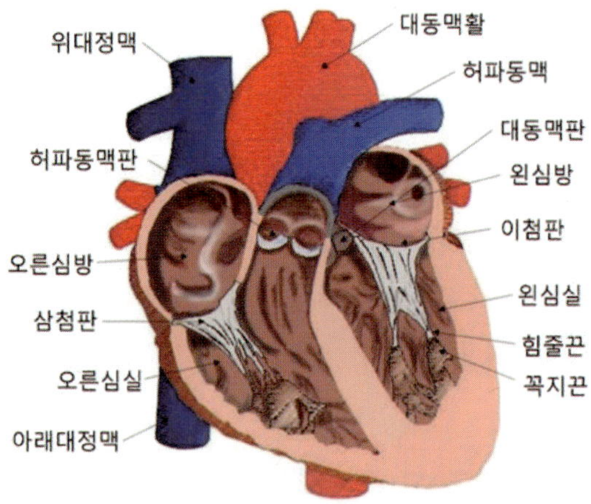

그림 2.21 심장 판막

(1) 승모판 폐쇄부전(mitral regurgitation)

왼심실 수축 시 피가 심방으로 새는 것을 말한다. 류마티스성 심질환이 가장 흔하지만 허혈성 심질환에 의해 2차적으로 발생할 수 있다.

- 왼심방으로 피가 역류하면서 심박출량이 감소, 왼심방 확장이 발생하고 역류된 피가 다시 유입되는 과정을 통해 왼심실 또한 확장됨
- 왼심방으로의 역류는 폐로부터의 유입을 방해하여 폐울혈로 이어짐
- 피로감과 운동시 호흡곤란, 취침 시 기좌호흡(눕지 못하고 앉아야만 호흡을 할 수 있는 상태) 등이 나타남

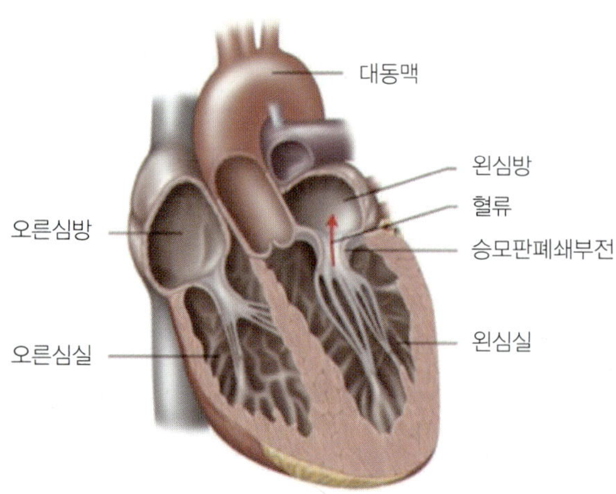

그림 2.22 승모판 폐쇄부전

(2) 승모판막탈출증

왼심실이 수축할 때 승모판이 낙하산처럼 왼심방으로 솟아오르는 것을 말한다.

- 마르판 증후군 같은 유전적요인 혹은 류마티스성 심질환, 허혈성심질환에 의해서도 발생
- 대부분은 증상이 나타나지 않지만 만약 승모판폐쇄부전으로 이어질 경우 치료가 필요
- 증상은 피의 역류 여부나 정도에 따라 달라지며 발병원인에 따라 두근거림, 어지럼증, 피로, 호흡곤란 등이 나타날 수 있음

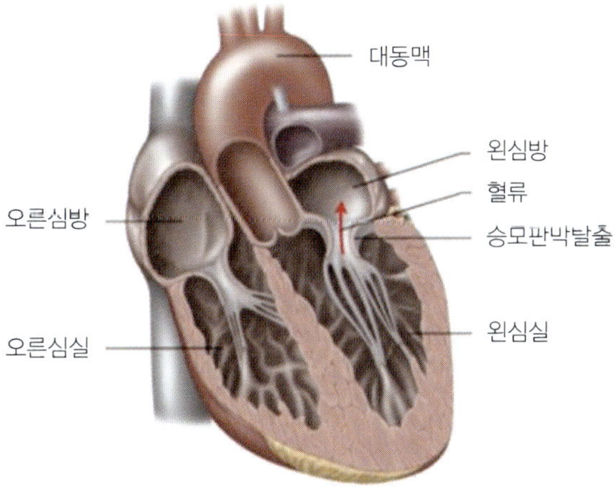

그림 2.23 승모판탈출증

4) 허혈성 심질환(ischemic heart disease)

(1) 허혈성 심질환의 종류

심근에 대한 불충분한 관류로 발생하는 산소공급부족에 의한 질환으로, 질환의 위중정도는 관상동맥 협착의 정도에 비례한다.

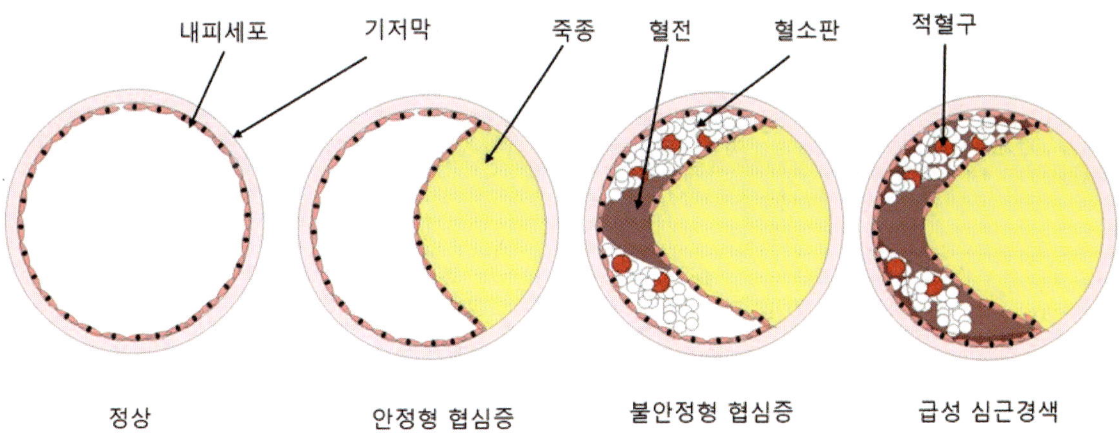

그림 2.24 허혈성 심질환의 분류

① 안정형 협심증: 혈관의 협착 정도가 일정하게 유지되어 심장의 활동정도에 따라 증세가 나타나는 것

② 불안정형 협심증

- 죽상경화반의 파열 또는 손상에 이은 혈전형성과 이에 의한 협착
- 관상혈관의 역동적 폐쇄
- 시술 후 재협착
- 심근 산소요구량 증가 혹은 공급 감소 등으로 관상혈관이 폐쇄와 재관류 등의 불안정한 상태로 접어드는 경우

③ 급성 심근경색: 혈관의 완전폐쇄로 인해 하부 심근이 괴사되는 경우

(2) 동맥경화 병변의 형성과정

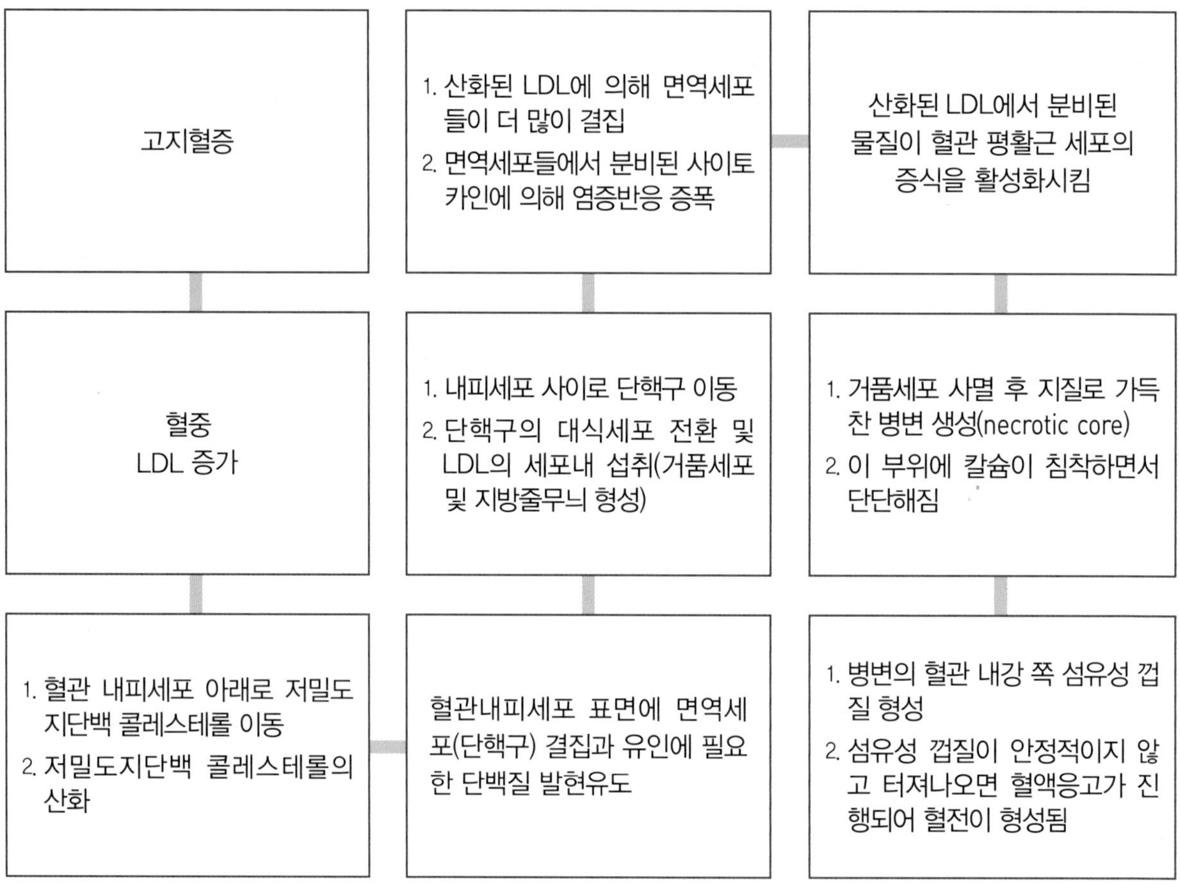

그림 2.25 동맥경화의 형성과정

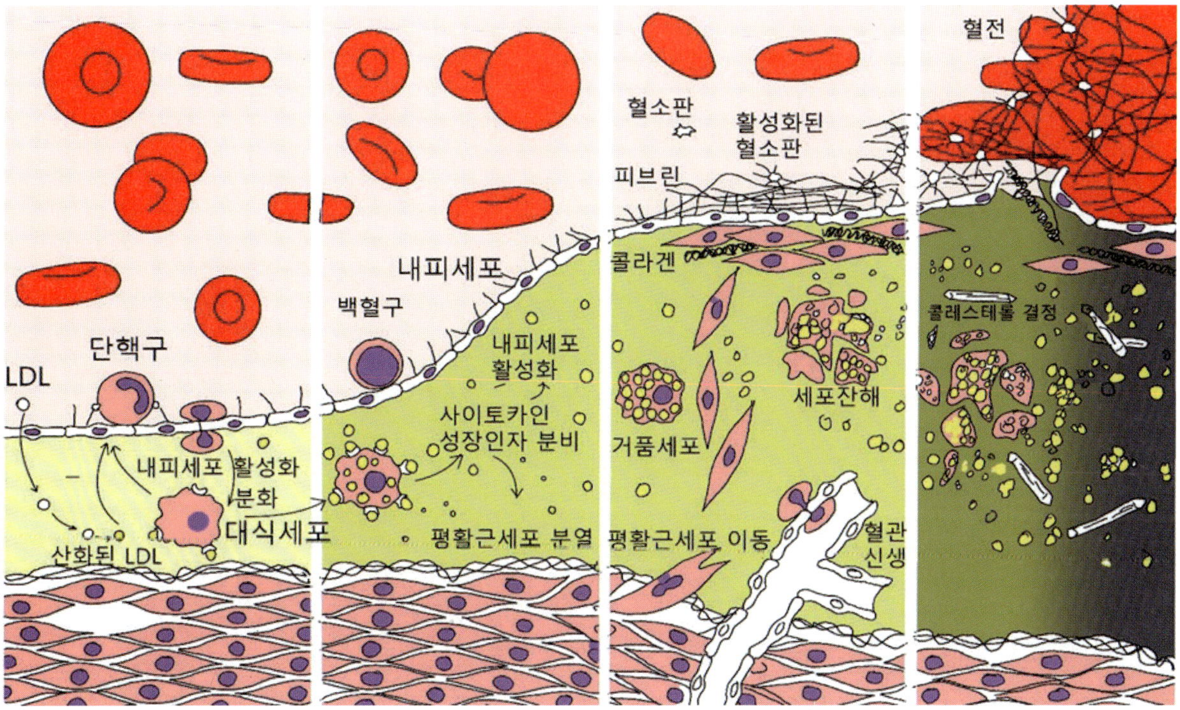

그림 2.26 동맥경화의 발생과정

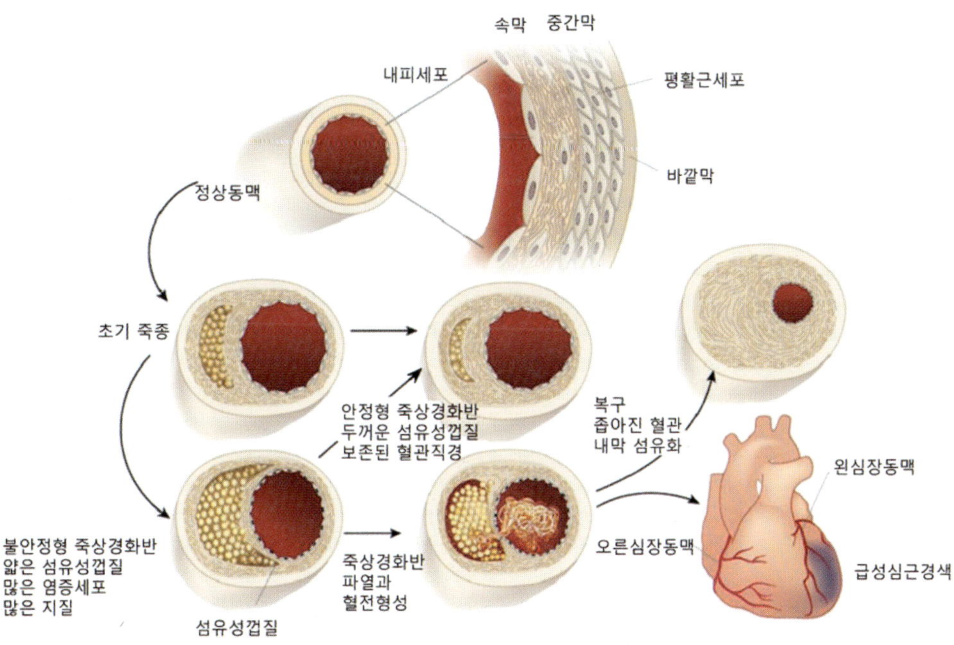

그림 2.27 심근경색의 발전과정

(3) 심혈관질환의 위험요인

심혈관질환 위험요인은 전통적으로 나이, 성별, 흡연, 음주, 건강하지 않은 음식섭취, 비활동적인 생활습관, 및 고혈압, 당뇨병, 이상지질혈증과 같은 요인들이 해당된다.

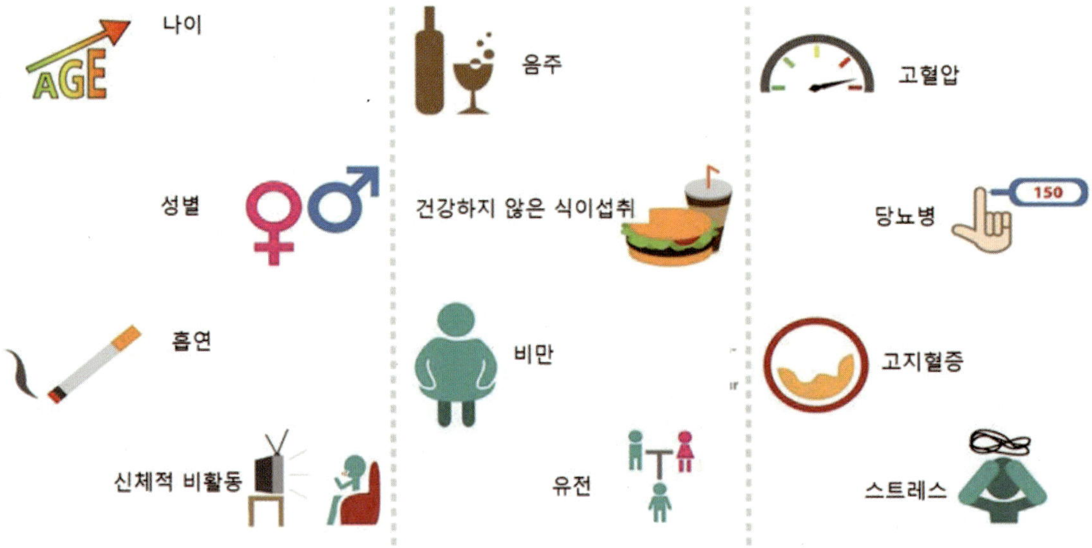

그림 2.28 심혈관질환의 고전적인 위험인자

④ 노화/성별에 따른 심혈관질환 발병률

심혈관질환은 연령 증가에 따라 증가하며 특히 40대 이후 증가한다.

- 남성에서 여성보다 발병률이 높음

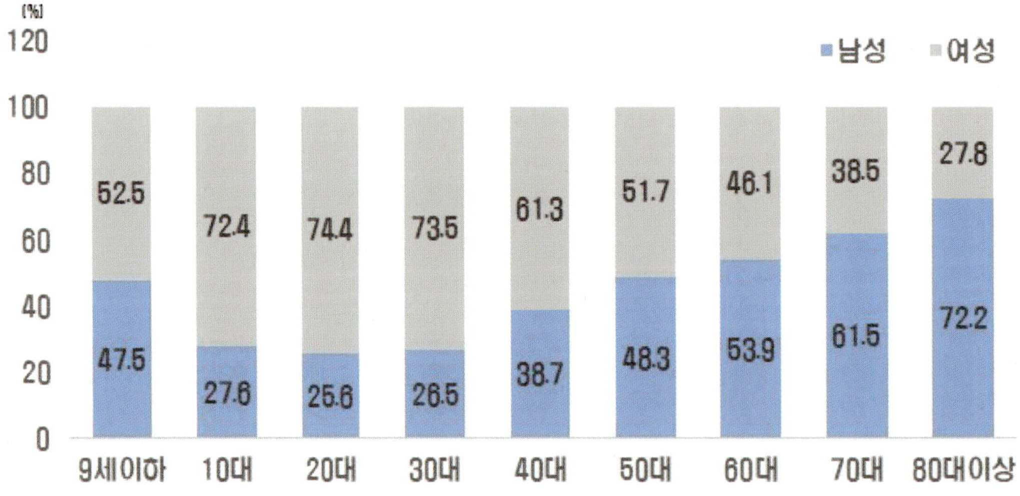

그림 2.29 노화와 성별에 따른 심혈관 발병률

- 여성은 폐경 전까지 에스트로겐의 보호작용에 따라 낮은 발병률을 나타내지만, 폐경 이후 심혈관질환 발병률이 증가

여성 갱년기 비만

- 폐경 후에도 적정량의 에스트로겐이 필요
- 복부 지방세포와 근육세포에서 전구체인 안드로겐으로부터 에스트로겐 생성
- 복부지방세포의 활성화로 인해 쉽게 복부비만 발생

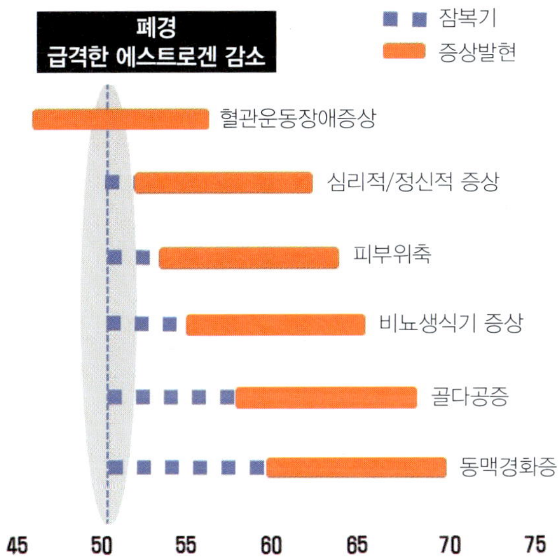

그림 2.30 여성의 나이에 따른 신체 변화

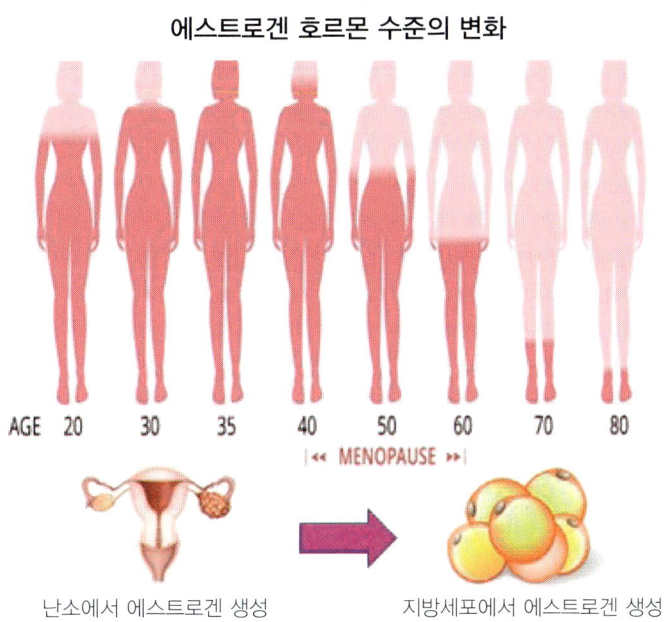

그림 2.31 폐경에 따른 심혈관 발병률

⑤ 고혈압에 따른 심혈관질환 발병률

고혈압은 내피세포의 손상 원인이 되며, 이완기혈압의 증가뿐만 아니라 수축기 혈압의 증가도 허혈성 심질환의 원인이 된다.

- 관상동맥질환 위험도가 130/85mmHg 미만을 기준으로
- 130~140/85~90mmHg 의 혈압을 가진 사람의 위험도는 2.51배
- 180/110mmHg 이상의 혈압을 가진 사람의 위험도는 5.08배
- 수축기 혈압이 20mmHg 증가할 때마다 허혈성 뇌졸중, 뇌내출혈, 지주막하 출혈의 위험도가 증가

⑥ 혈중 콜레스테롤에 따른 심혈관질환 발생률

- 고콜레스테롤혈증은 심혈관질환의 가장 중요한 위험인자로 특히, 저밀도지단백 콜레스테롤(low density lipoprotein cholesterol, LDL-C)이 강력한 위험인자임
- LDL-C는 내피세포막에 쉽게 투과되고 산화되어 축적되면서 대식세포에 의한 염증반응을 일으키고, 죽상경화반에 지방함유 대식세포의 지방핵을 증가시킴
- 염증세포는 세포 외 기질을 녹이는 효소를 분비하여 경화반의 섬유성 덮개를 약화시키고 평활근 세포를 괴사시켜 불안정한 경화반으로 변화시키는 역할을 함

⑦ 흡연

- 흡연은 관상동맥 죽상경화증의 발병률을 증가시키며, 발생기전은 다음과 같음
- 내피세포의 손상을 직접적으로 증가시켜 손상된 내피에 혈소판 유착을 증가시키는 역할을 함
- 담배 연기에 포함된 일산화탄소는 동맥벽의 저산소증과 염증을 증가시키고 적혈구 수를 증가시켜 혈류의 점성을 증가시킴
- LDL-C의 산화를 촉진하고 동맥 내 섬유소원을 증가시켜 혈전을 증가시킴

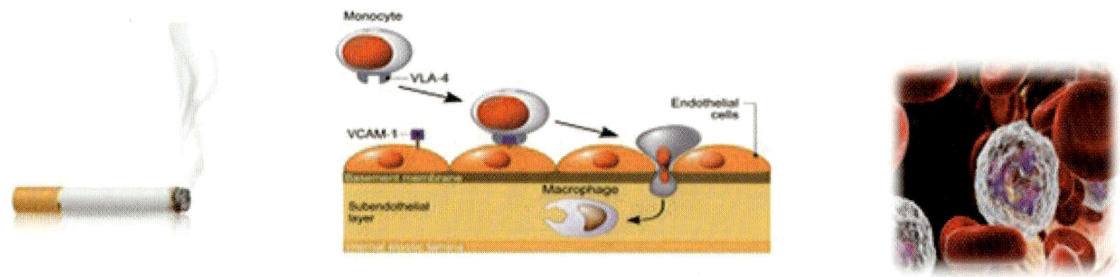

내피세포 손상 | 손상된 내피에 혈소판 유착 증가 | 혈소판 성장유도 인자(PDGF)의 분비 증가 | 저산소증과 염증을 발생 + 혈류의 점성 증가

그림 2.32 흡연에 따른 심혈관 발생기전

- 또한, 흡연은 교감신경계 자극을 통해 혈관을 수축시키고 내피세포의 혈관확장 기능을 손상시키며, HDL-C의 수준을 감소시키므로 흡연량에 비례하여 심혈관질환 위험도가 증가하게 됨

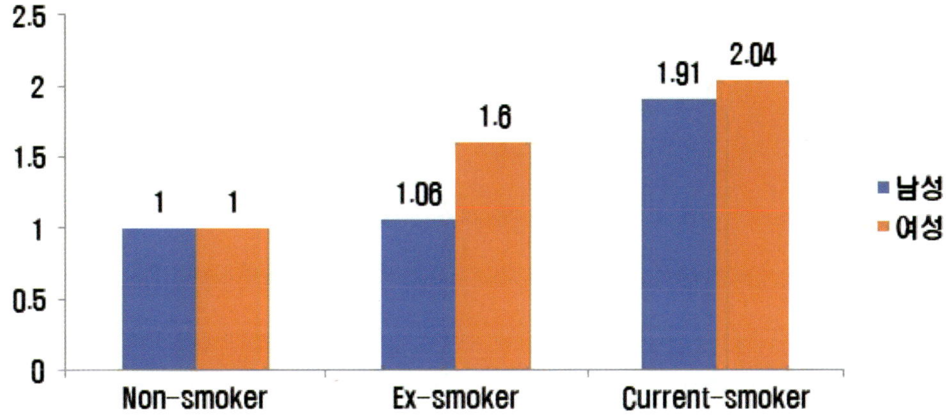

그림 2.33 흡연에 따른 심혈관 발병률

⑧ 당뇨

당뇨병은 죽상동맥경화증 사망률의 중요한 원인이 되며, 당뇨병에 의한 발병기전은 다음과 같다.

- 고혈당은 내피세포의 기능장애가 발생되었을 때 내피세포에 대한 백혈구의 부착을 증가시킴
- 염증부위로 염증세포들을 유인하고 동원하는 역할을 함
- 호중구의 세균 탐식 및 제거기능이 감소되어 염증이 잘 발생함
- 혈당의 최종당화산물이 대식세포를 활성화시켜 대식세포에서 분비되는 지단백 리파아제(lipoprotein lipase)의 합성을 자극하여 죽상경화 플라크의 증식을 촉진함

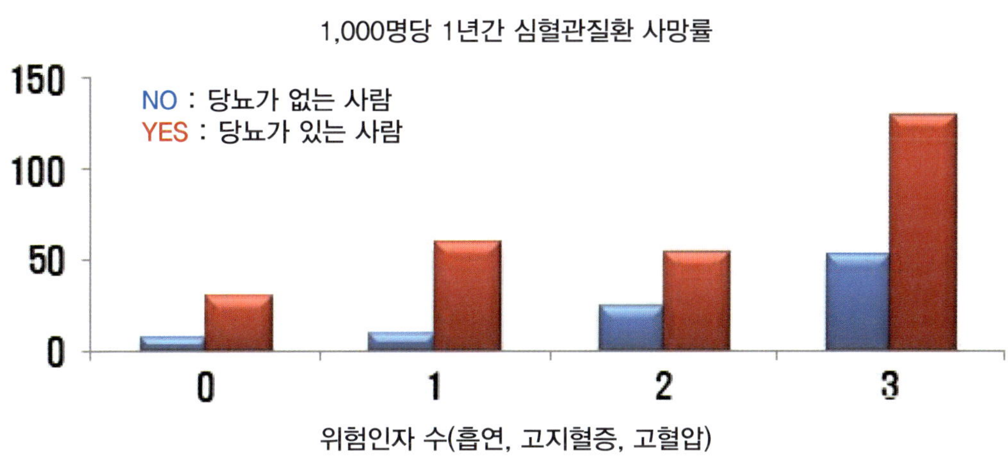

그림 2.34 당뇨병 환자의 위험인자 수 증가에 따른 심혈관질환 사망률

⑨ 비만

비만은 고혈압, 혈당상승, 지질대사이상 등 심혈관질환 위험인자와 관련되어 독립적인 심혈관질환의 위험요인이 된다.

- **특히, 복부의 과도한 지방은 인슐린 분비기능과 수용체 수를 감소시켜 고인슐린혈증 및 인슐린 저항성의 원인이 되며 간에서 초저밀도 지단백 콜레스테롤(very low density lipoprotein cholesterol, VLDL-C) 분비를 증가시킴**
  - 복부지방은 많은 지방을 분해시켜 혈중으로 내보내고 간으로 이동한 지방산은 중성지방(triglyceride, TG)의 합성을 증가시킴
  - 지방조직에서 분비되는 염증성 매개물질은 염증상태를 지속시킴
  - 비만에 따른 혈류량, 심박출량, 1회 박출량 증가는 심근 작업량을 증가시켜 왼심실 확장 및 심실비대를 초래
  - 고혈압과 심장 구조 및 기능을 변화시켜 다양한 합병증을 유발

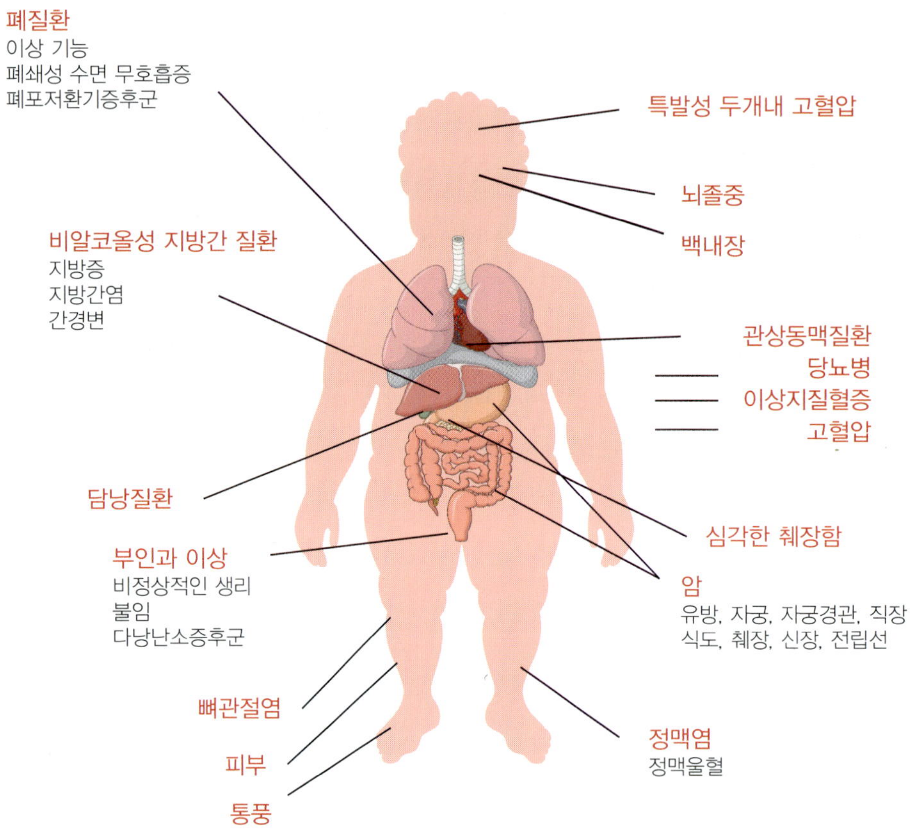

그림 2.35 비만에 따른 합병증

- 또한, INTERHEART 연구에서 심혈관질환 위험인자는 단독으로 존재할 때보다 다중으로 존재할 때 심혈관질환 발생률이 증가하게 됨

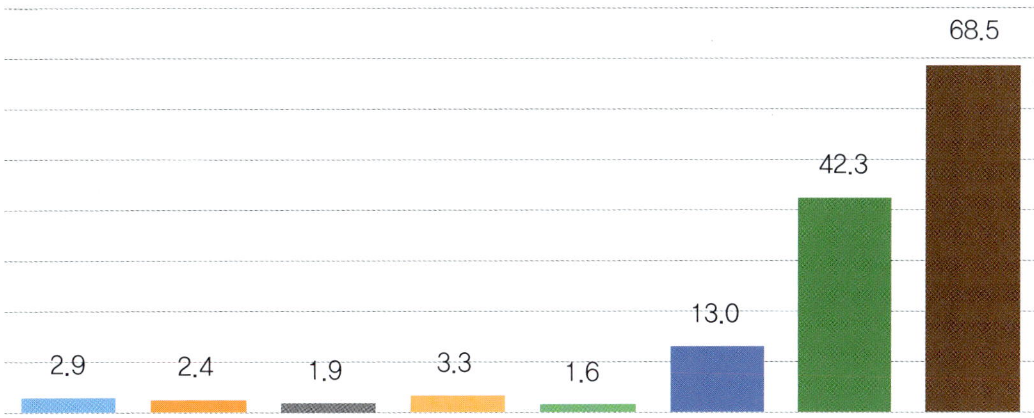

그림 2.36 55세 남녀에서 위험 인자 증가에 따른 심혈관질환 발생률의 변화

(4) 육상 선수의 심질환에 의한 급사

외국의 통계에 따르면 발생빈도는 대략 1/50,000~1/80,000 정도된다.

- 급사를 유발할 수 있는 주요한 구조적 위험인자들은 다음과 같음
  - 비후성 심근병증(hypertrophied cardiomyopathy)
  - 심장혈관의 선천성 이상
  - 승모판탈출증
  - 심근염
  - 마르판 증후군
  - 선천성 심장질환
- 원인: 심장의 구조적 이상에 의한 경우가 아니라면 심실조동이나 심실세동 등의 심실 부정맥이 주요 원인임
- 예방적 심전도 검사가 필요

(5) 심혈관질환의 진단을 위한 검사

심혈관질환의 진단을 위한 검사방법은 다음과 같다.

- 진찰
- 심전도
- 운동부하검사
- 심장핵의학검사
- 심초음파 검사
- 심혈관조영술

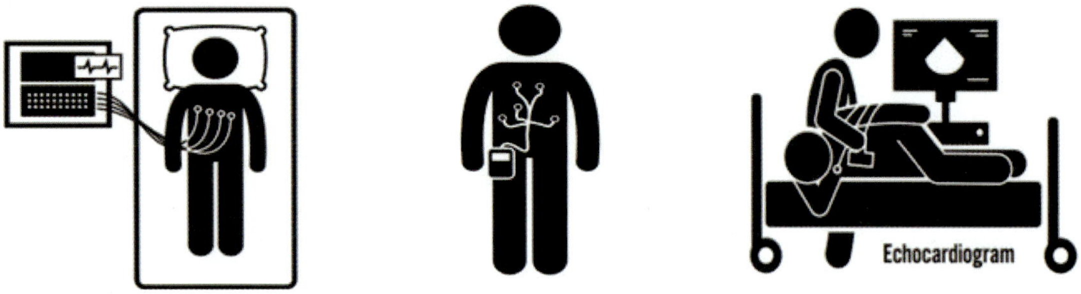

심전도 홀터 검사 초음파 검사

그림 2.37 심혈관질환 진단 검사 방법

① 경피적 관상동맥혈관 성형술(percutaneous transluminal coronary angioplasty: PTCA)-1

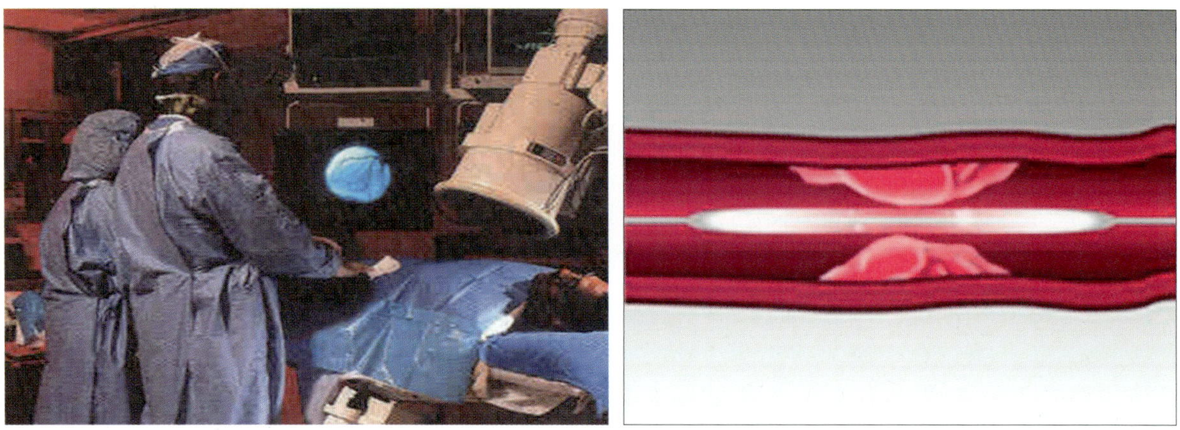

그림 2.38 관상동맥 성형술

② 경피적 관상동맥혈관 성형술(PTCA)-2

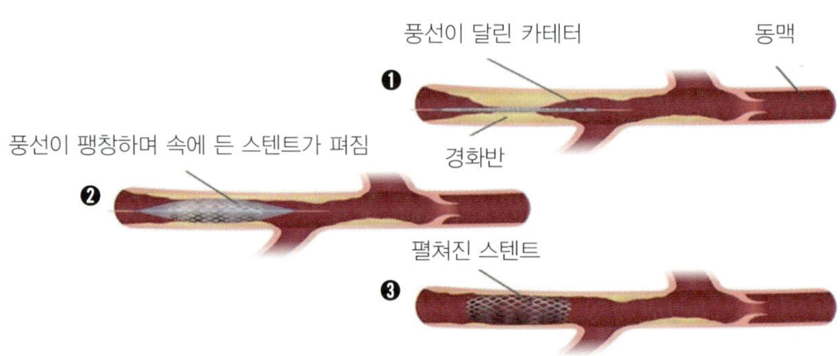

그림 2.39 스탠트와 풍선삽입 성형술

③ 경피적 관상동맥혈관 성형술(PTCA)-3

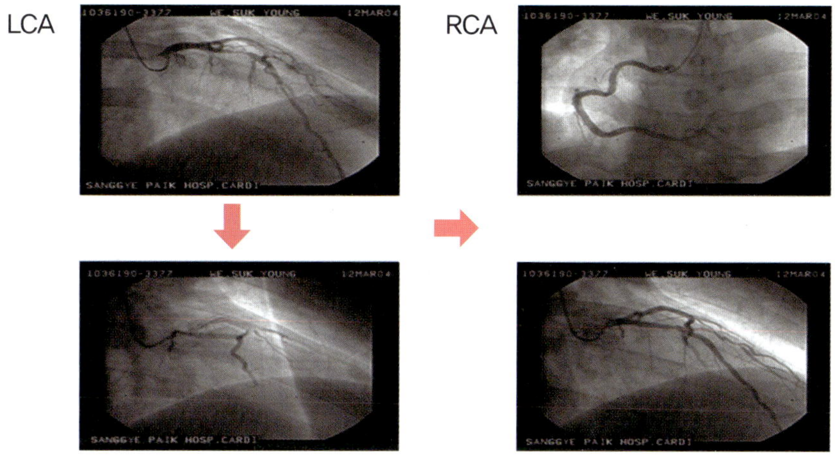

그림 2.40 관상동맥 혈관성형술

④ 관상동맥 우회로술(coronary artery bypass graft, CABG)

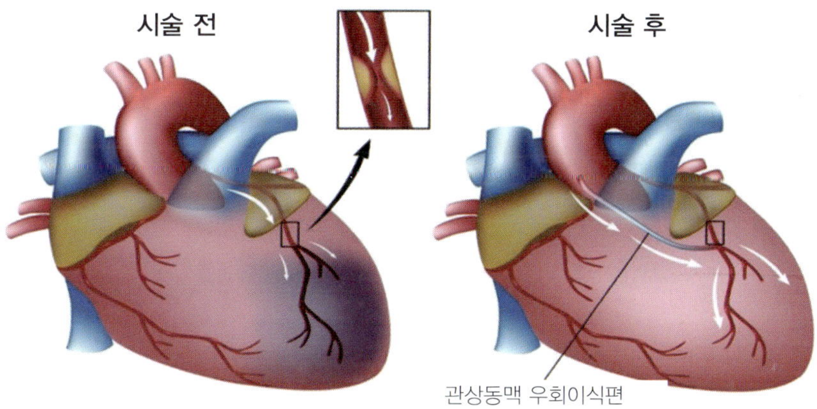

그림 2.41 관상동맥 우회로술

(6) 협심증 종류에 따른 증상과 치료

① 안정형 협심증

일시적 허혈에 의해 나타난다.

- 묵직하거나 짓누르거나 쥐어짜거나 조이는 느낌으로 병원에 옴
- 통증으로 병원을 찾는 경우는 드묾
- 증상이 시작된 후 2~5분 지속
- 원인: 관상동맥 협착과 심근 산소 요구량이 고정되어 있으므로 심근 산소요구량이 증가하는 경우 발생
- 증상: 신체적 운동이나 스트레스에 의해 비교적 일정하게 나타나며 휴식을 취하거나 혀 아래에 니트로 글리세린을 투여하면 해소됨

a. 운동부하검사: 안정형 협심증 검사에 유용함

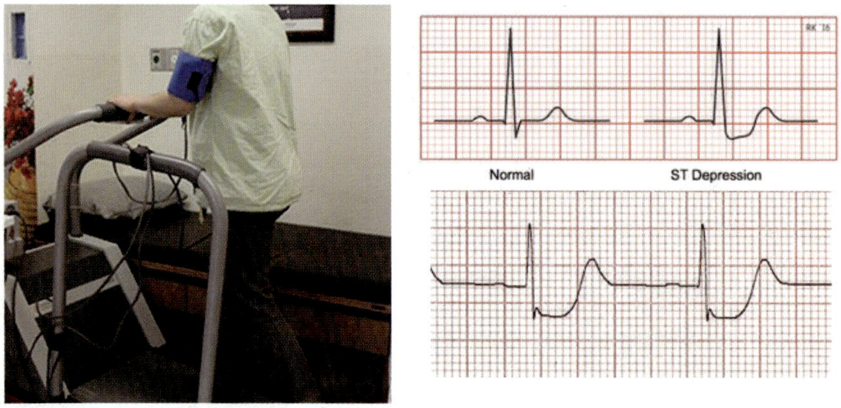

0.1mV 이상의 편평한 하강이 0.08초 이상 지속될 때

그림 2.42 운동부하 검사와 양성 소견

b. 만성 안정형 협심증 치료지침

병에 대한 이해 돕고, 일상활동 점검 및 개선을 위해 사용한다.

- 위험인자의 치료: 당뇨, 고혈압, 고지혈증 등
- 악화요인 점검 및 치료: 심장혈관 외의 질환들 중 협심증을 악화시킬 수 있는 질환, 예를 들면 갑상선 항진증, 빈혈, 심장판막질환 등이 있는지 점검하고 치료
- 여성인 경우 폐경과의 연관성을 점검
- 약물치료
  - 질산염 계열: cGMP 시스템을 이용하여 심장혈관 평활근을 이완시키고 심근벽의 긴장, 산소요구 감소시킴. 설하 니트로 글리세린 등이 있음
  - 칼슘길항제: 혈관평활근 칼슘통로를 차단하여 혈관 평활근을 이완시키고, 심근산소요구량, 수축력을 감소시킴. 니페디핀(nifedipine)이나 베라파밀(verapamil) 등이 있음
  - 베타차단제: 교감신경계를 통한 심근수축을 차단하여 심근산소요구량을 감소시킴. 프로프라놀(propranolol) 등이 있음
  - 항혈소판제: 혈전 형성억제. 아스피린, 클로피도그렐(clopidogrel) 등이 있음
- 기계적 혈관재개
  - 경피적 관상동맥 중재술: 협착이 있는 심장혈관을 기계적으로 확장시키거나 스텐트를 삽입하여 혈류를 유지하는 방법
  - 관상동맥 우회로술: 신체의 다른 혈관을 이용하여 좁아진 심장혈관 아래쪽과 위쪽을 연결하는 수술

② 불안정형 협심증/NSTEMI(unstable angina/non-ST segment elevation myocardial infarction)

- 산소공급이 감소하거나 관상동맥의 폐쇄가 있는 상태에서 심근 산소 요구량이 증가하는 경우 발생
- 안정형 협심증의 양상이 다음 세가지 중 한가지 이상의 양상으로 나타날 때로 정의
  - 안정 시(혹은 경미한 운동)에 나타나 10분 이상 지속
  - 증상(흉골하부나 상복부 통증, 방사통, 식은 땀, 창백, 차가운 피부, 빈맥, S3, S4) 이 심하고 최근 4~6주 이내에 새로 나타난 경우
  - 점점 악화하는 양상
- NSTEMI는 불안정형 협심증의 양상에 심근괴사의 marker가 혈액에 나타나는 경우를 말함

a. 심근경색 시 심전도에서 볼 수 있는 ST 분절의 변화

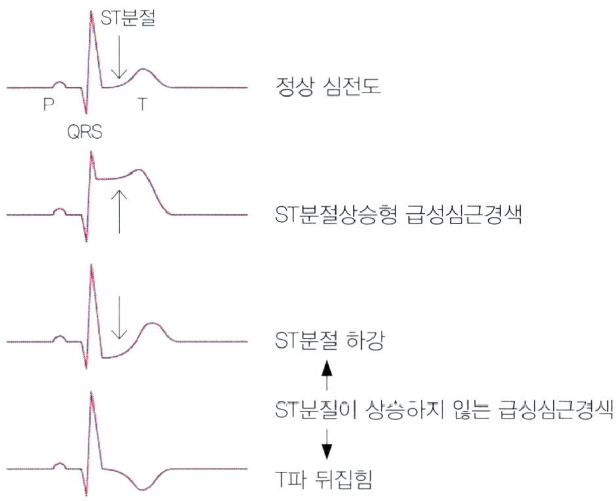

그림 2.43 심근경색 시 ST 분절의 변화

b. T파가 뒤집히는 심근경색의 심전도

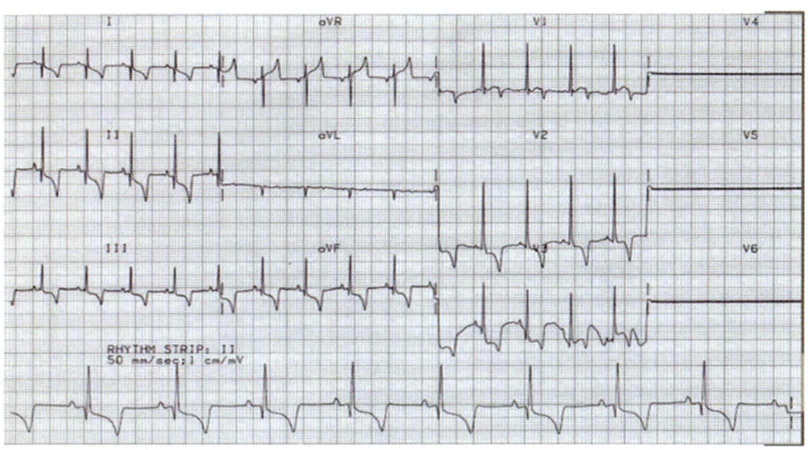

그림 2.44 T 파의 역전

c. 불안정형 협심증/NSTEMI 치료

- 절대 안정
- 항허혈치료–질산염 –베타차단제–칼슘통로차단제
- 항혈전치료–아스피린–클로피도그렐(아스피린과 복합사용 가능)–헤파린
- 퇴원 후 교육(장기 치료)–금연–적절한 체중유지–혈압조절–혈당조절–지질이상조절–복용약 교육

③ 프린츠메탈(Prinzmetal) 변이형 협심증

심장바깥막 관상동맥의 국소적 경련으로 발생한다.

- 관상동맥 죽상경화에 의한 불안정형 협심증 환자들에 비해 비교적 젊고 관상동맥 위험요소가 상대적으로 적은 특징이 있음
- 협심증 양상은 매우 심하게 나타나며 만성 안정형 협심증을 거쳐 진행하지 않음 허혈이 발생하지 않을 때 심장 진찰 소견에서는 이상이 없는 것으로 나옴
- 운동 시보다는 안정 시에 흉통을 동반하여 나타나며 일시적인 ST 분절 상승이 보임 ST 분절은 운동부하검사에서 상승, 하강, 변화없음으로 나올 수 있어 운동부하검사의 유용성이 떨어지는 편

④ ST분절 상승 심근경색(STEMI:ST segment elevation myocardial infarction)

관상동맥이 혈전에 의해 막히면서 급격히 발생한다.

- 협심증과 비슷하지만 더 심하고 오래가는 방사통
- 심근경색이 있는 경우 심근 괴사로 인해 혈액 내에 심장 세포에 있는 효소들이 출현
- 이런 효소들의 존재를 바탕으로 심근경색을 진단

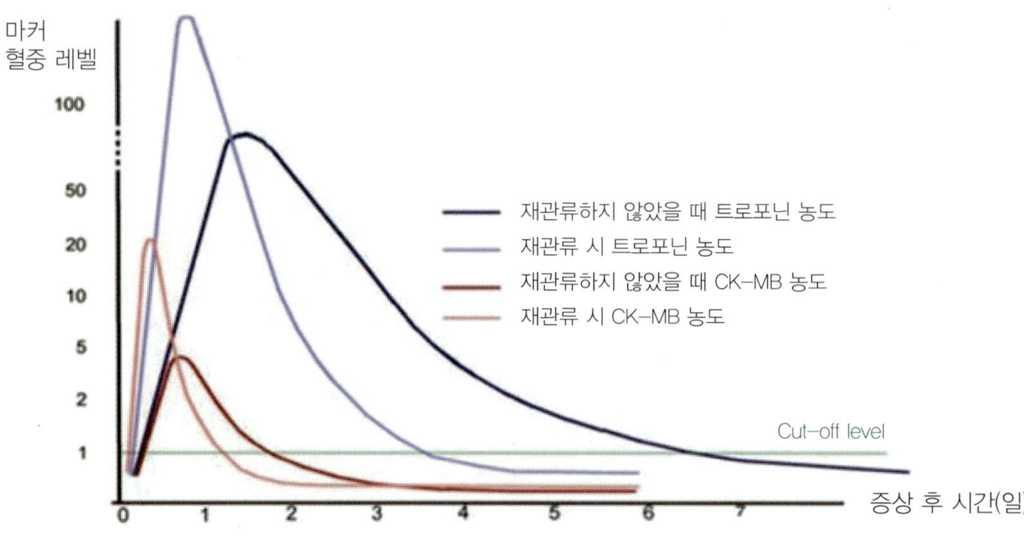

그림 2.45 심근경색 시 시간별 혈중 마커들의 변화

a. 내원 전 치료

- 부정맥 관리: 제세동(ST분절상승 심근경색의 예후는 심실세동 발생여부에 달려있음. 이 증상이 의심되는 환자는 제세동 장치를 준비하고 심전도로 계속 관찰해야 함)
- 신속한 후송

b. 내원 후 치료

- 투약
  - 아스피린: 알약을 씹어서 복용
  - 질산염 설하투하
  - 베타차단제 투여
  - 모르핀 투여: 흉통이 심한 환자에 투여
- 관상동맥 중재술: 혈전용해를 시도하지 않고 1차적으로 혈관을 기계적으로 확장하거나 스텐트를 삽입하는 것. 혈전용해술을 하기 어려운 환자에게 적용하기 좋으나 숙련된 시술자와 대형병원일 경우에만 가능함
- 혈전용해술: 내원 30분 이내에 조직 플라스미노겐 활성제(tissue plasminogen activator) 혹은 스트렙토키나제(streptokinase) 등을 정맥투여하여 혈전을 녹이는 시술을 함.
- 뇌혈관질환이나 고혈압이 있는 환자에서는 하기 어려움

5) 심부전

(1) 심부전(heart failure)

심장의 구조나 기능 이상으로 신체의 요구에 맞게 심실이 충분한 혈액을 구출하지 못하거나 심실을 충만시킬 수 없는 상태를 의미하는 임상 증후군을 말한다.

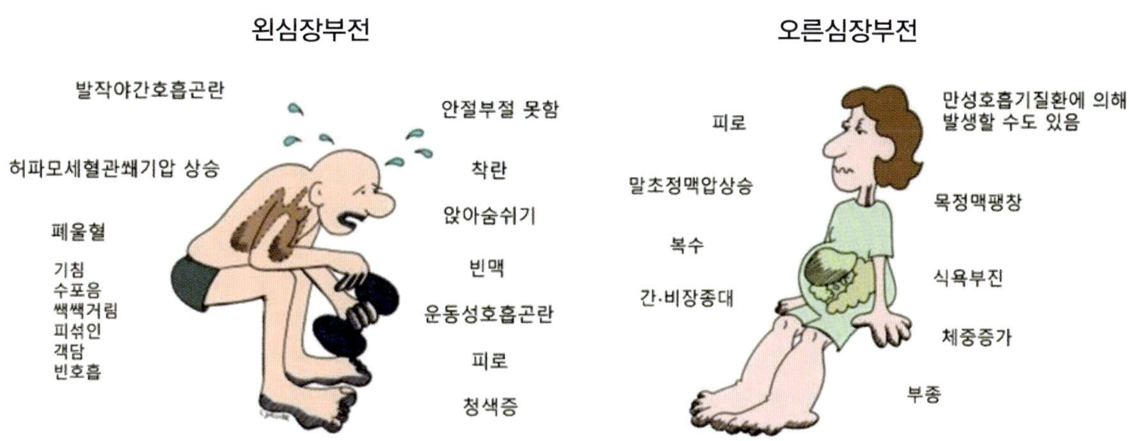

그림 2.46 심부전 부위별 임상 양상

① 프래밍햄 분류(Framingham classification)에 의한 기준

2가지 주요기준 혹은 1가지 주요기준과 2가지 보조기준으로 진단한다.

주요기준
• 발작성 야간 호흡곤란 • 치료에 반응하는 5일 이내에 4.5kg의 체중감소 • 목정맥확장 • 폐 수포음 • 급성 폐부종 • 간-경정맥반사 양성 • 제 3심음 • 중심 정맥압상승 (〉16cmH_2O) • 순환시간 증가(25초 이상) • 심비대흉부 X선 소견
보조기준
• 야간 기침 • 일상적인 움직임에 따른 호흡곤란 • 정상 폐활량에서 1/3 감소 • 가슴막삼출 • 빈맥(120회/분 이상) • 간종대 • 양측 발목 부종

② 원인

- 근본원인: 미국 등 선진국에서는 75% 이상이 허혈성 심질환에 의함
- 악화요인
  - 감염: 심실부전에 의한 폐울혈이 있는 경우 폐감염 가능성 증가 → 과부하가 걸린 심장에 추가적 부담
  - 부정맥: 가장 흔한 심부전의 악화요인
  - 심근경색
  - 허파색전증(pulmonary embolism): 심부전 환자는 혈전이 발생할 가능성이 높음
  - 빈혈: 추가적인 과부하 유발
  - 갑상선 중독
  - 임신
  - 고혈압의 악화
  - 심장근육의 염증
  - 감염성 심장속막염
  - 신체적, 정서적, 환경적 변동: 과다한 식사, 수분섭취, 심부전 약제의 부적절한 중단, 적절하지 못한 주변

온도나 습도 등

③ 심부전의 종류

- 수축성, 이완성 심부전: 심실의 확장으로 충분한 혈액을 구출할 수 없어 발생하는 심부전(수축성), 심실 비후 등으로 심실이 충분히 이완할 수 없어 발생하는 심부전(이완성)
- 고박출성, 저박출성: 허혈성 심질환, 고혈압, 확장성 심근증, 판막질환, 심낭질환 등에 의한 이차적 심부전(저박출성), 갑상선 기능항진증, 빈혈, 임신 등에 의한 이차적 심부전(고박출성)
- 급성, 만성으로 발생
- 우측성, 좌측성: 좌측 심장의 이상에서 기인하는 경우(좌측성 심부전), 우측 심장에 일차적 이상이 있는 경우(우측성 심부전: ex, 허파동맥판 협착)

④ 심부전 병태생리

a. 심부전에 대한 심장의 적응

- 심실의 확장 혹은 확장을 동반하지 않은 심근 비후
- 신경 및 내분비 기전을 통한 대응
- 심실 세포들의 재생 및 사멸

b. 떨어진 혈압을 유지하기 위한 신경 및 내분비 대응

- 교감신경 활성화를 통한 심박동 증가 및 심실 수축 증가, 말초 혈관 수축 및 혈압 상승
- 레닌-안지오텐신-알도스테론 시스템(renin-angiotensin-aldosterone system, RAA system) 활성화
- 혈관에 작용하는 물질들 분비(epinephrine, norepinephrine, endothelin-1(ET-1), vasopressin) → 혈관 수축 → 세포 내 칼슘 증가 → 수축력(↑), 심장 이완(↓).
- 혈압증가를 억제하는 혈관이완제(nitric oxide(NO), prostaglandins(PGs), bradykinin(BK), atrial natriuretic peptide(ANP), and B-type natriuretic peptide(BNP)) 분비의 감소
- 부작용: 심근 세포 내 칼슘 증가 → 부정맥 증가, 돌연사 가능성 증가

c. 심근의 구조적 변화(remodeling)

- 심장 벽에 걸리는 지속적 부하: 심근 비후, 세포 사멸/재생 증가 → 심장 구조의 재형성 촉발
- 초기: 심박출량 증가
- 후기: 심근 산소 소모량 증가, 허혈 증가 → 수축력 감소 → 부정맥 발생 증가
- 심근세포의 재생이 세포 사멸 속도를 따라가지 못하면 → 심부전 악화 → 심장 확장

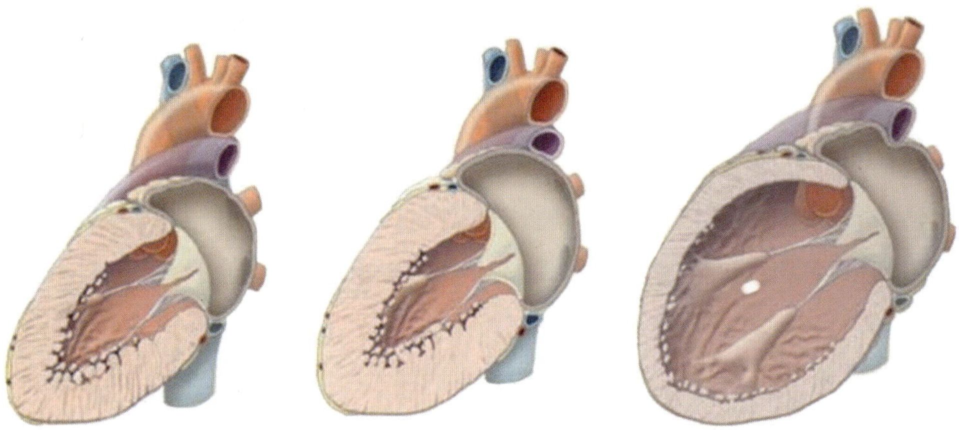

그림 2.47 심부전 시 심장의 변화

⑤ 운동치료

a. 운동 전 검사

- 운동을 시작하기 전, 건강선별 알고리즘을 이용하여 선별하고 개인에게 적당한 수준의 운동을 권고하거나 의사에게 의뢰
  - 현재 신체활동 수준의 파악: 규칙적인 운동의 여부
  - 심혈관, 대사, 신장 등 기저질환의 증상 및 징후 식별
  - 진단받은 심혈관질환과 대사질환 식별
  - 개인의 건강상태와 체력수준 등

심혈관, 대사, 신장 등 기저질환의 증상 및 징후

- 안정 시 또는 가벼운 운동으로 유발되는 호흡곤란: 심장과 호흡질환 의심
- 어지럼증이나 실신: 뇌로 가는 혈류순환 부족 의심
- 기좌호흡이나 발작성 야간 호흡곤란증, 발목부종: 심부전이나 만성정맥부전증 의심
- 심계항진이나 빈맥: 심장리듬의 장애(부정맥) 의심
- 간헐적 파행: 말초혈관질환 의심
- 심잡음: 판막이나 다른 심혈관질환 의심
- 비정상적인 피로 또는 일상적인 활동에 의한 호흡곤란: 심장질환 대사질환 발병 의심

건강선별 알고리즘

규칙적인 운동[a]에 참여하지 않는 경우

심혈관[e], 대사성[f] 또는 신장질환 없음 그리고 심혈관[e], 대사성[f] 또는 신장질환을 암시하는 증상이나 징후[g] 없음	기저 심혈관[e], 대사성[f] 또는 신장질환 있음 그리고 무증상	심혈관[e], 대사성[f], 또는 신장질환을 암시하는 증상이나 징후[g] (질병 상태와 상관없이)
의료적 허가[h]가 필요 없음	의료적 허가[h]가 권장됨	의료적 허가[h]가 권장됨
저강도[b]에서 중강도[c]운동 권장	의료적 허가에 따라 저강도[b]에서 중강도[c]운동 권장	의료적 허가에 따라 저강도[b]에서 중강도[c]운동 권장
ACSM 지침[i]에 따라 고강도[d]의 운동까지 점진적으로 진행	ACSM 지침[i]에 따라 견딜 수 있을 때까지 점진적으로 진행	ACMS 지침[i]에 따라 견딜 수 있을 때까지 점진적으로 진행

규칙적인 운동[a]에 참여하는 경우

심혈관[e], 대사성[f] 또는 신장질환 없음 그리고 심혈관[e], 대사성[f] 또는 신장질환을 암시하는 증상이나 징후[g] 없음	기저 심혈관[e], 대사성[f] 또는 신장질환 있음 그리고 무증상	심혈관[e], 대사성[f] 또는 신장질환을 암시하는 증상이나 징후[g] (질병 상태와 상관없이)
의료적 허가[h]가 필요 없음	중강도운동을 위한 의료적 허가[h]가 필요없음 고강도[d]운동에 참여하기 전에 의료적 허가[h](만약 지난 12개월 이내 증상/징후에 변화가 없다면)권장됨	운동을 중단하고 의료적 허가[h]를 받을 것
중강도[c]에서 고강도[d]운동 지속	중강도[c]운동을 지속	의료적 허가를 받은 후 운동할 수 있음
ACSM 지침[i]에 따라 점진적으로 진행	의료적 허가 후, ACSM 지침[i]에 따라 견딜 수 있을 때까지 점진적으로 진행	ACMS 지침[i]에 따라 견딜 수 있을 때까지 점진적으로 진행

[a]운동 참여	최소한 지난 3개월 동안 최소 주당 3일, 중강도신체활동을 최소 30분 이상 계획적이고 체계적으로 수행
[b]저강도	30~39% HRR 또는 $\dot{V}O_2R$, 2~2.9METs, RPE 9~11, 심박수 및 호흡이 약간 증가하는 정도
[c]중강도	40~59% HRR 또는 $\dot{V}O_2R$, 3~5.9METs, RPE 12~13, 심박수 및 호흡이 눈에 띄게 증가하는 정도
[d]고강도	HRR 또는 $\dot{V}O_2R \geq 60\%$, ≥6METs, RPE ≥14, 심박수 및 호흡의 실질적인 증가를 유발하는 강도
[e]심혈관질환	심장, 말초혈관 또는 뇌혈관질환
[f]대사질환	제1형 및 제2형 당뇨병
[g]징후나 증상	휴식 중 또는 활동 중, 허혈로인해 야기될 수 있는 가슴, 목, 턱, 팔 또는 기타 부위의 통증, 불편함. 휴식 시 또는 경미한 운동 시 호흡곤란, 어지럼증 또는 실신, 앉아서 숨쉬기 또는 발작성 야행성 호흡곤란, 발목 부종, 심계항진또는 빈맥, 간헐적 파행, 알려진 심잡음, 일상적인 활동으로 비정상적인 피로 또는 호흡곤란을 포함함
[h]의료적 허가	건강관리 전문가의 운동 참여 승인
[i]ACSM 지침	가장 최근의 ACSM's 운동검사와 운동처방 지침 개정판 참조

ACSM, American College of Sports Medicine; HR, 심박수(heart rate), HRR, 여유심박수(heart rate reserve), ; METs, 대사당량(metabolic equivalents),; RPE, 운동자각도(rating of percived exertion); $\dot{V}O_2R$, 여유산소섭취량(oxygen uptake reserve)

신체활동준비 설문지

모두를 위한 신체활동준비 설문지
2021 PAR-Q+

규칙적인 신체활동의 건강상 이점이 명확합니다. 더 많은 사람들이 매일 신체활동에 참여해야 합니다. 신체활동의 참여는 대부분의 사람들에게서 매우 안전합니다. 이 설문지는 당신이 신체활동을 더 많이 하기 전에 의사나 운동 전문가로부터의 조언이 필요한지 또는 그렇지 않은지를 알려줄 것입니다.

■ 아래의 모든 질문에 대해 "아니오"로 대답했다면, 귀하는 신체활동을 위한 준비가 되었습니다. 참여자 서약서(participant declaration)에 서명바랍니다. 귀하는 2~3페이지의 설문지를 작성하지 않아도 됩니다.

- 더욱 활동적인 신체활동을 시작하십시오–천천히 시작하여 점진적으로 단련하십시오.
- 귀하의 연령에 맞는 국제 신체활동지침을 따르십시오(https://apps.who.int/irs/handle/10665/44399).
- 귀하의 건강 및 체력 평가를 받으세요.
- 만약 귀하가 45세 이상이고 최대 노력을 요구하는 운동을 규칙적으로 격렬하게 하지 않았다면, 이 강도로 운동하기 전에 인증된 운동 전문가에게 상담을 받기 바랍니다.
- 귀하가 추가적으로 궁금한 것이 있다면 인증된 운동 전문가에게 문의바랍니다.

일반 건강 질문		
아래의 7개의 질문을 주의 깊게 읽고 각 문항에 대해 솔직히 답변해 주십시오: "예" 나 "아니오"에 표시하세요.	예	아니오
1. 의사가 당신의 심장질환이나 고혈압에 대해 이야기한 적이 있습니까?		
2. 안정 시나 일상활동 중 또는 신체활동을 할 때 가슴에 통증이 있습니까?		
3. 지난 12개월 동안 어지럼증으로 쓰러졌거나 의식을 잃은 적이 있습니까? 만약 과호흡(고강도 운동 중의 것도 포함)과 연관된 어지럼증이 있었다면 "아니오"에 표시하세요.		
4. 심장질환이나 고혈압 이외의 또 다른 만성질환으로 진단받은 적이 있습니까? 여기에 질환을 기록하세요.		
5. 만성질환을 치료하기 위해 처방받은 약물을 복용하고 있습니까? 여기에 질환명과 복용약물을 기록하세요.		
6. 당신은 현재(또는 지난 12개월 이내) 운동을 많이 하면 할수록 더 나빠지는 뼈, 관절, 연부조직(근육, 인대, 건)에 문제가 있습니까? 예전에 문제가 있었지만, 현재 신체활동을 하는데 제한이 되지 않는다면 "아니오"에 표시하세요. 여기에 질환에 대하여 기술하세요.		
7. 의사가 의학적인 감독하에서만 신체활동을 해야 한다고 했습니까?		

b. 운동 전 평가

운동을 시작하기 전 병력과 심혈관질환 위험요인을 평가하여 위험군에 대한 선별하고 개인에게 적당한 수준의 운동을 권고하거나 의사에게 의뢰한다.

c. 심장재활

- 심장재활 적용대상
  - 심근경색 후 의학적 안정
  - 안정형 협심증
  - 관상동맥우회술(외과적)
  - 경피적 관상동맥성형술(PTCA)
  - 수축기 또는 확장기 장애로 인한 안정적인 심부전(심근병증)
  - 심장이식/판막성심장병(외과적)
  - 말초동맥질환
  - 당뇨병, 이상지질혈증, 고혈압 또는 비만으로 진단되어 관상동맥질환 위험이 있는 경우
  - 의사의 의뢰 및 재활팀의 합의에 따라 구조화된 운동 그리고/또는 개별교육을 통해 혜택을 받을 수 있는 사람들

표 2-3 심혈관질환 위험인자와 기준

양성 위험인자	기준에 대한 정의
나이	남성 ≥45세; 여성 ≥55세
가족력	55세 이전의 생물학적 부친 또는 기타 1촌 이내의 남성, 또는 65세 이전의 생물학적 모친 또는 기타 1촌 이내의 여성이 심근경색, 관상동맥 재관류술 또는 돌연사한 사람이 있는 경우[a]
흡연	현재 흡연을 하거나 담배를 끊은 지 6개월이 경과되지 않은 사람, 또는 담배 연기에 노출되는 환경에 있는 경우[a]
신체활동 부족	500~1,000 MET/min의 중-고강도 신체활동 또는 주당 75~150분의 중-고강도 신체활동의 최소 역치를 충족하지 못하는 경우
체질량지수/허리둘레	체질량지수가 ≥30kg/m^{2}이거나 허리둘레가 남자 〉102cm(40인치), 여자 〉88cm(35인치) 이상인 여성
혈압	최소 2회 이상 측정한 혈압의 평균이 수축기 ≥130mmHg 그리고/또는 이완기 ≥80mmHg인 경우나 항고혈압제를 복용하는 경우[a]
혈중 지질 수준	저밀도 지단백질 콜레스테롤(LDL-C) 수준: ≥130mg/dL(3.37mmol/L), 고밀도 지단백질 콜레스테롤(HDL-C) 수준: 남자 〈40mg/dL(1.04 mmol/L), 여자 〈50mg/dL 비 HLD-C 농도[b] : ≥160mg/dL(4.14mmol/L) 지질저하 약물 복용자 총콜레스테롤 수준: ≥200mg/dL(5.18mmol/L)인 경우[a]

혈당 수준	공복 시 혈당 수준: ≥100mg/dL(5.5mmol/L) 경구당부하검사에서 2시간 후 혈당 수준: ≥140mg/dL(7.77mmol/L) 당화혈색소(HbA1C) 수준: ≥5.7%인 경우
음성 위험인자	**기준에 대한 정의**
HDL-C[c]	≥60mg/dL(1.55mmol/L)인 경우

a: 심혈관계 위험여부가 불명확하다면 있는 것으로 간주

b: TC-HDL-C로 계산한 값. 죽상동맥경화를 일으키는 모든 콜레스테롤의 합계

c: HDL-C는 음성 위험인자로 ≥60mg/dL(1.55mmol/L)인 경우 양성 위험인자 수에서 '1'을 빼준다.

- 심장재활 금기사항
  - 불안정형 협심증
  - 통제되지 않는 고혈압(안정 시 SBP 〉 180mmHg, 그리고/또는 DBP 〉 110mmHg)
  - 증상이 있으면서 기립성 혈압 〉 20mmHg 하강
  - 심각한 대동맥 협착(대동맥 판막 면적 〈 1.0cm)
  - 조절되지 않는 심방 혹은 심실부정맥
  - 조절되지 않는 동성빈맥(〉 120회/분)
  - 비보상성 심부전
  - 심박조율기 미장착된 3도 방실차단
  - 활동성 심막염 혹은 심근염
  - 최근 색전증(폐 혹은 전신) / 급성 혈전정맥염
  - 대동맥 박리
  - 급성 전신질환 및 발열 / 조절되지 않는 당뇨병
  - 운동을 금지할 수 있는 중증 정형외과적 질환
  - 급성 갑상선염, 저칼륨혈증, 고갈륨혈증 또는 저혈량증(적절하게 치료될 때까지)
  - 중증 심리장애

d. 입원환자를 위한 심장재활 프로그램

유산소 운동과 유연성 운동을 실시한다.

표 2-4 입원환자를 위한 심장재활 프로그램

FITT	유산소 운동	유연성 운동
빈도	입원 후 처음 3일 동안 2~4회/일	최소 하루 1회, 가능한 자주
강도	• 심근경색 환자: 안정 시 심박수 + 20회/분 • 심장수술 회복환자: 안정 시 심박수 + 30회/분 • 상한선: 120회/분 이하, 운동자각도 13 이하	매우 가벼운 스트레칭
시간	• 3~5분 간헐적 걷기로 시작 • 점진적으로 운동시간 증가 • 운동: 휴식비율 = 2: 110~15분 지속적인 걷기 시행	주요관절 모두 최소 30초 실시
형태	걷기, 고정식 자전거, 트레드밀	수동적 스트레칭(PNF), 동적 스트레칭

e. 외래환자를 위한 심장재활 프로그램

유산소 운동, 저항운동 및 유연성 운동을 실시한다.

표 2-5 외래환자를 위한 심장재활 프로그램

FITT	유산소 운동	저항운동	유연성 운동
빈도	최소 주 3일 이상, 5일까지	비연속적으로 주 2~3일	주 2~3일, 가급적 매일
강도	• 운동검사 환자: $\dot{V}O_2R$ 또는 $\dot{V}O_2max$의 40~80% • 안정 시 심박수+20회/분 • 운동자각도 12~16	• 근육군별 10~15회 • 운동자각도11~13 • 1RM의 40~60%	긴장 또는 약간의 불편함을 느낄 정도
시간	• 20~60분/일	• 1~3세트 • 8~10개의 대근육군 운동	• 10~30초 정적 스트레칭 • 4회 이상 반복
형태	• 팔 에르고미터, 상하조합, 고정식 자전거, 등받이 있는 스텝퍼, 노젓기, 일립티컬, 계단오르기, 트레드밀	안정하고 편한 장비	• 팔다리, 허리의 주요관절 위주의 정적, 동적 스트레칭 • 수동적 스트레칭(PNF)

※ 운동자각도: 6~20척도, 1RM: 1회 최대 반복 중량, $\dot{V}O_2R$: 여유산소섭취량, $\dot{V}O_2max$: 최대산소섭취량

f. 심부전환자를 위한 심장재활 프로그램

유산소 운동, 저항운동 및 유연성 운동을 실시한다.

표 2-6 심부전환자를 위한 심장재활 프로그램

FITT	유산소 운동	저항운동	유연성 운동
빈도	최소 주 3일 이상, 5일까지	비연속적으로 주 1~2일	주 2~3일, 가급적 매일
강도	• 운동검사 환자: $\dot{V}O_2R$ 또는 $\dot{V}O_2max$의 40~50% 시작 → 70~8%까지 증가 • 심방세동이 있는 경우 – 운동자각도 11~14 – 대화검사 이용	• 상체: 1RM의 40% • 하체: 1RM의 50%로 시작 → 70%까지 증가	긴장 또는 약간의 불편함을 느낄 정도
시간	• 20~60분/일	• 1~2세트 • 10~15개의 대근육군 운동	• 10~30초 정적 스트레칭 • 2~4회 반복
형태	트레드밀, 걷기, 고정식 자전거	웨이트 머신, 덤벨, 탄력 밴드 및 체중 부하운동	• 정적, 동적 스트레칭 • 수동적 스트레칭(PNF)

※ 운동자각도: 6~20척도, 1RM: 1회 최대 반복 중량, $\dot{V}O_2R$: 여유산소섭취량, $\dot{V}O_2max$: 최대산소섭취량

g. 심장이식환자를 위한 심장재활 프로그램

유산소 운동, 저항운동 및 유연성 운동을 실시한다.

표 2-7 심장이식환자를 위한 심장재활 프로그램

FITT	유산소 운동	저항운동	유연성 운동
빈도	최소 주 3일 이상, 5일까지	비연속적으로 주 1~2일	주 2~3일, 가급적 매일
강도	• 운동자각도 11~14 • 대화검사 이용	• 상체: 1RM의 40% • 하체: 1RM의 50%로 시작 → 70%까지 증가	긴장 또는 약간의 불편함을 느낄 정도
시간	• 20~60분/일	• 1~2세트 • 10~15개의 대근육군 운동	• 10~30초 정적 스트레칭 • 2~4회 반복
형태	트레드밀, 걷기, 고정식 자전거	웨이트 머신, 덤벨, 탄력 밴드 및 체중 부하운동	• 정적, 동적 스트레칭 • 수동적 스트레칭(PNF)

※ 운동자각도: 6~20척도, 1RM: 1회 최대 반복 중량

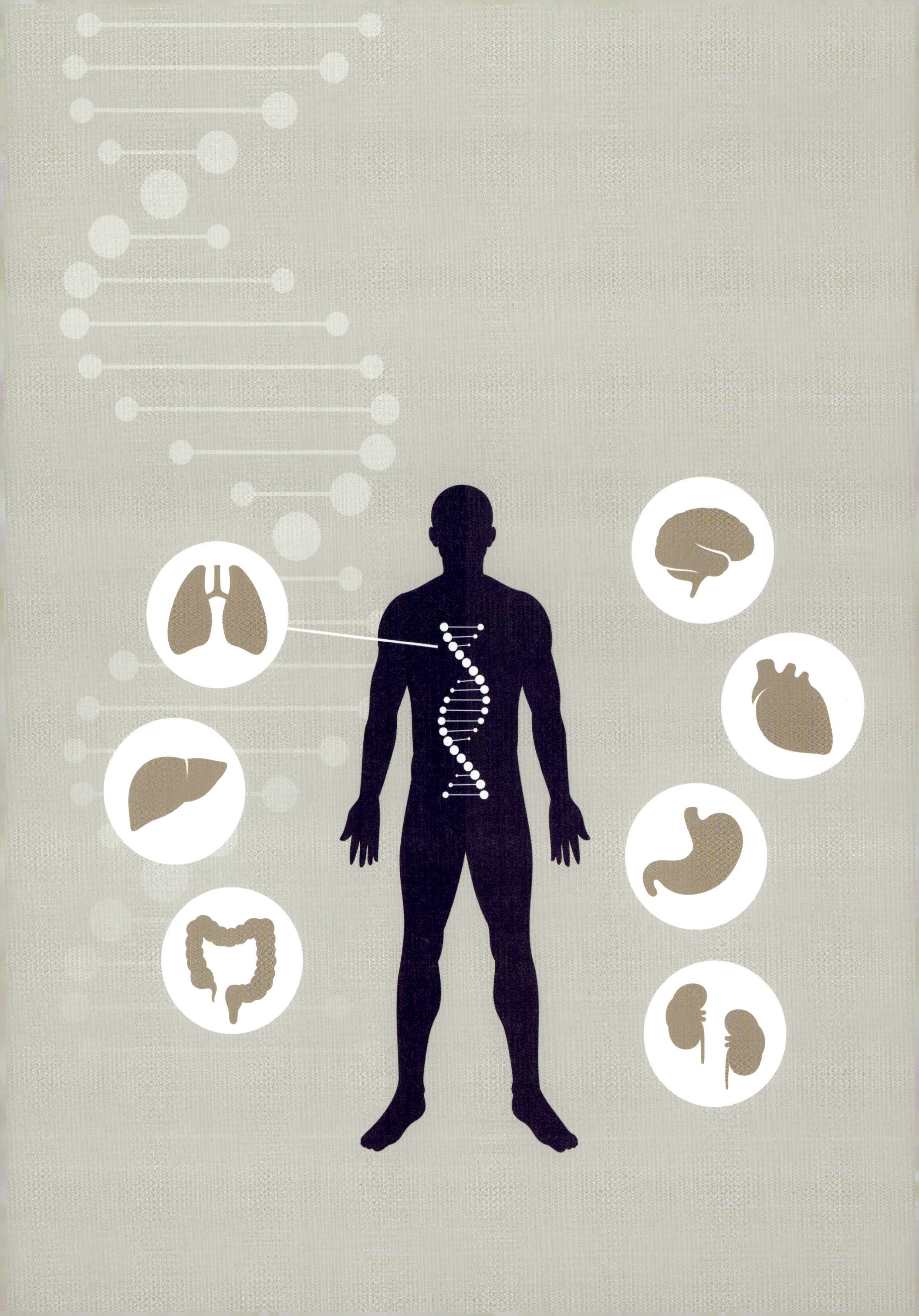

제 3 장

혈관질환

Vascular disease

1. 혈관계

1) 혈관계의 구성

심장, 동맥(대동맥, 동맥, 소동맥), 모세혈관, 정맥(소정맥, 정맥, 대정맥), 림프관으로 구성되며, 피의 순환을 세분하면 폐순환과 체순환으로 나눌 수 있다.

- 피가 오른쪽 심장에서 폐를 거쳐 왼쪽 심장으로 돌아오는 것을 폐순환, 왼쪽 심장에서 전신을 거쳐 오른쪽 심장으로 돌아오는 것을 체순환이라 함

심장을 포함한 순환의 경로는 다음과 같다.

- 폐순환: 오른심방 → 오른심실 → 허파동맥 → 폐 → 허파정맥 → 왼심방
- 체순환: 왼심방 → 왼심실 → 대동맥 → 동맥 → 소동맥 → 모세혈관 → 소정맥 → 정맥 → 대정맥 → 오른심방

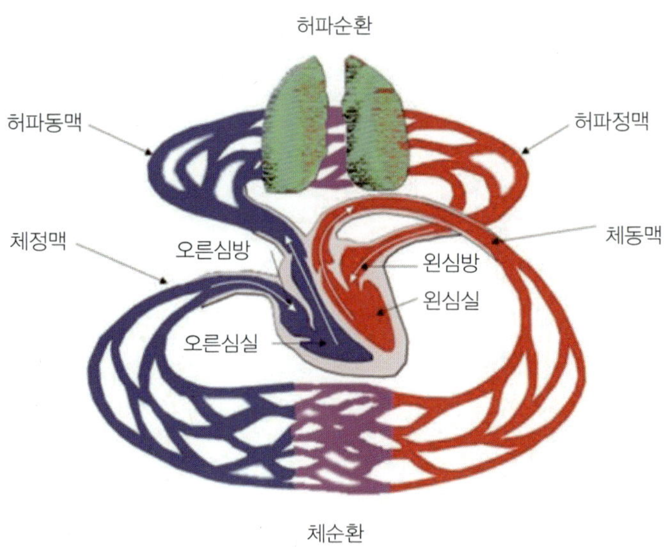

그림 3.1 혈관계

2) 혈관의 조직학적 구성

혈관벽은 3층으로 구성됨. 혈관의 내강에서 바깥쪽까지의 구성은 아래와 같다.

- 내막(tunica intima): 내피(endothelium) – 기저판(basal lamina) – 내피하(subendothelial layer)
- 내피하층에는 내탄력막(internal elastic membrane)이 존재
- 중간막(tunica media): 평활근층(smooth muscle layer) – 외탄력막(external elastic membrane)
- 외막(tunica adventitia): 섬유성결체조직, 혈관벽혈관, 혈관벽신경 등이 분포

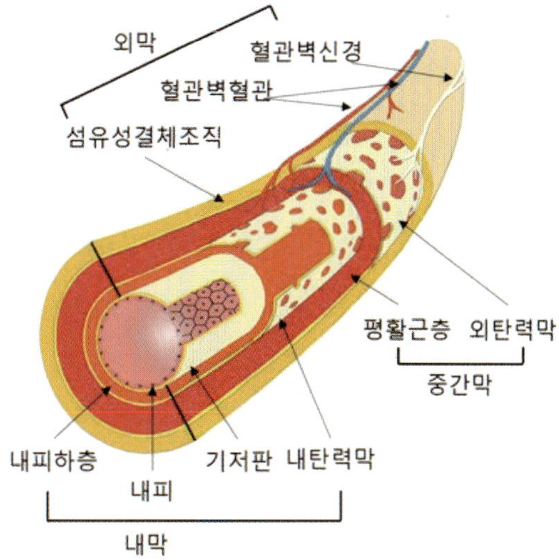

그림 3.2 혈관의 소식학석 구성

- 대동맥: 탄력성분이 잘 발달되어 있어 심장의 높은 압력을 완충할 수 있음
- 소동맥: 평활근이 잘 발달되어 있어서 혈관의 직경을 쉽게 줄일 수 있음. 이것을 이용하여 소동맥은 혈류를 분배하는 데 큰 역할을 함
- 모세혈관: 기저판막(basal lamina)과 내피만으로 구성되어 있어서 물질이동이 쉬움
- 정맥, 대정맥: 섬유층이 많아서 피가 흐르지 않을 때는 찌부러져 있다가 피가 흐르면 충분히 늘어날 수 있기 때문에 다른 혈관에 비해 상대적으로 많은 피를 저장할 수 있음

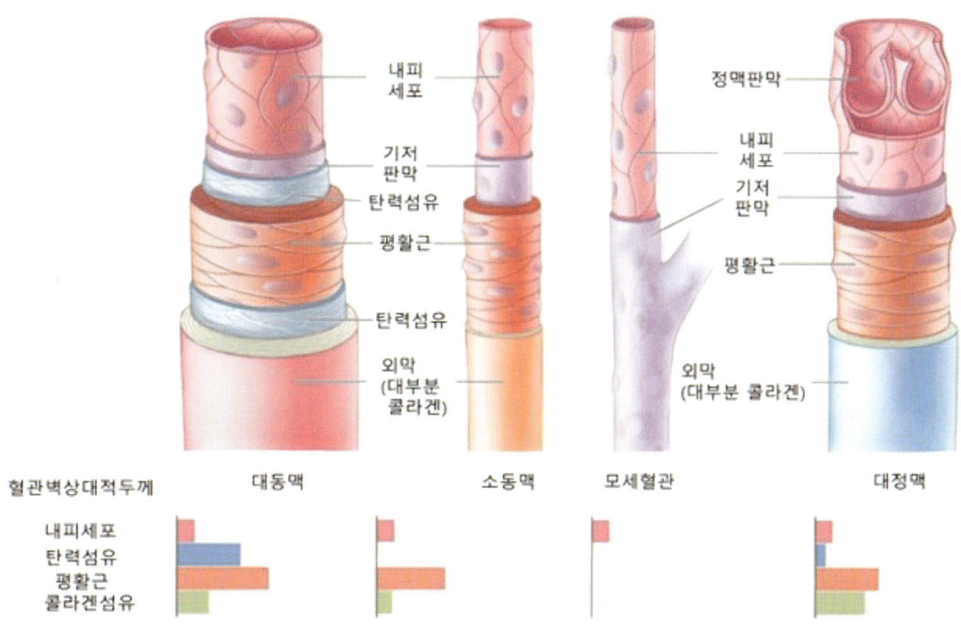

그림 3.3 혈관별 상대적 구성 비교

3) 림프계

모세혈관을 중심으로 말단 소동맥에서는 혈관 밖으로의 투과가 일어나고, 말단 소정맥에서는 혈관 안으로의 흡수가 주로 일어난다.

- 이 과정에서 말단 정맥으로 채 흡수가 되지 않은 물질들은 림프관으로 유입됨
- 림프관은 다시 정맥으로 연결되므로 혈관 밖으로 나온 물질들은 다시 혈관계로 유입됨
- 몸을 4등분 했을 때 우측 배액부위는 오른림프관으로, 좌측 배액부위는 가슴림프관으로 이어져 정맥으로 연결됨

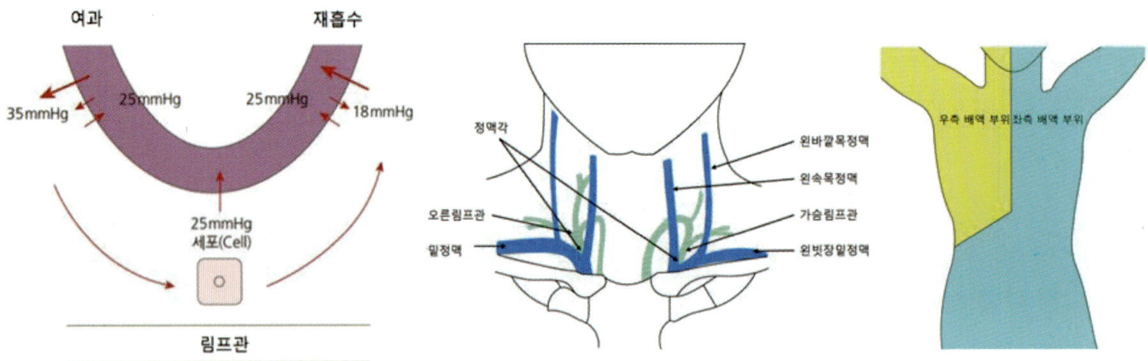

그림 3.4 림프계: 림프계로 유입되는 경로(왼쪽), 림프관과 목정맥(가운데), 림프 배액 부위(오른쪽)

4) 혈관 수축의 조절

(1) 혈관 자체의 조절

- 혈류 자극에 대한 혈관 평활근 자체의 조절
- 혈관내강을 피복하는 내피세포에서 분비되는 산화질소에 의한 혈관이완

(2) 혈관 주위 조직의 대사에 의한 조절

- 조직의 대사량이 늘어나 대사산물이 많이 생성되면 그 조직을 관류하는 혈관을 이완시킴

(3) 자율신경계에 의한 조절

- 혈관에는 주로 교감신경이 분포하며 교감신경의 말단에서 분비되는 노르에피네프린(norepinephrine, NE)에 의해 혈관이 수축됨

(4) 압력수용체에 의한 조절

- 대동맥과 목동맥에 존재하는 압력수용체에는 9번 뇌신경인 설인신경과 10번 뇌신경인 미주신경이 분포하고 있어서 혈압이 증가하면 연수의 반사궁을 통해 심장 박동을 억제하고 동맥 긴장도를 낮춤

(5) 용적수용체에 의한 조절

- 오른심방에 분포하는 용적수용체에 용적부하가 걸리면 심장 박동을 증가시키고 신장으로 가는 혈류량을 늘려서 용적부하를 해소

(6) 호르몬에 의한 조절

- 레닌–안지오텐신–알도스테론계(RAA system)
- 카테콜아민(catecholamine): 교감신경계 말단에서 분비되는 노르에피네프린(NE) 외에도 부신에서 분비되는 에피네프린(epinephrine)이 혈압을 증가시키고 심장의 수축을 증가시킴
- 심방성 나트륨이노펩티드(ANP): 체내 수분량이 급격히 증가하면 심방에서 ANP가 분비되어 신장에서의 나트륨 배설을 촉진시키고 그 결과 수분량의 감소됨

레닌–안지오텐신–알도스테론계(Renin–angiotensin–aldosterone, RAA system)

- 레닌(renin: 신장에서 생성)이 간에서 만들어진 안지오텐신노겐(angiotensinogen)을 분해하여 안지오텐신 I (angiotensin i)을 생성
- 내피(endothelium), 혈장(plasma) 등에 존재하는 안지오텐신 전환 효소(angiotensin converting enzyme, ACE)가 안지오텐신 I 을 안지오텐신 II (angiotensin II)로 변환
- 안지오텐신 II 는 교감신경말단에서 NE 분비하고 부신피질(adrenal cortex)에서 알도스테론(aldosterone)을 유리, 신경하수체(neurohypophysis)에서 항이뇨호르몬(antidiuretic hormone, ADH) 분비
- 알도스테론은 신장에서 나트륨의 배출을 억제하여 체내 수분량을 늘림
- ADH는 신장에서 물의 배설을 억제하여 체내 수분량을 늘림

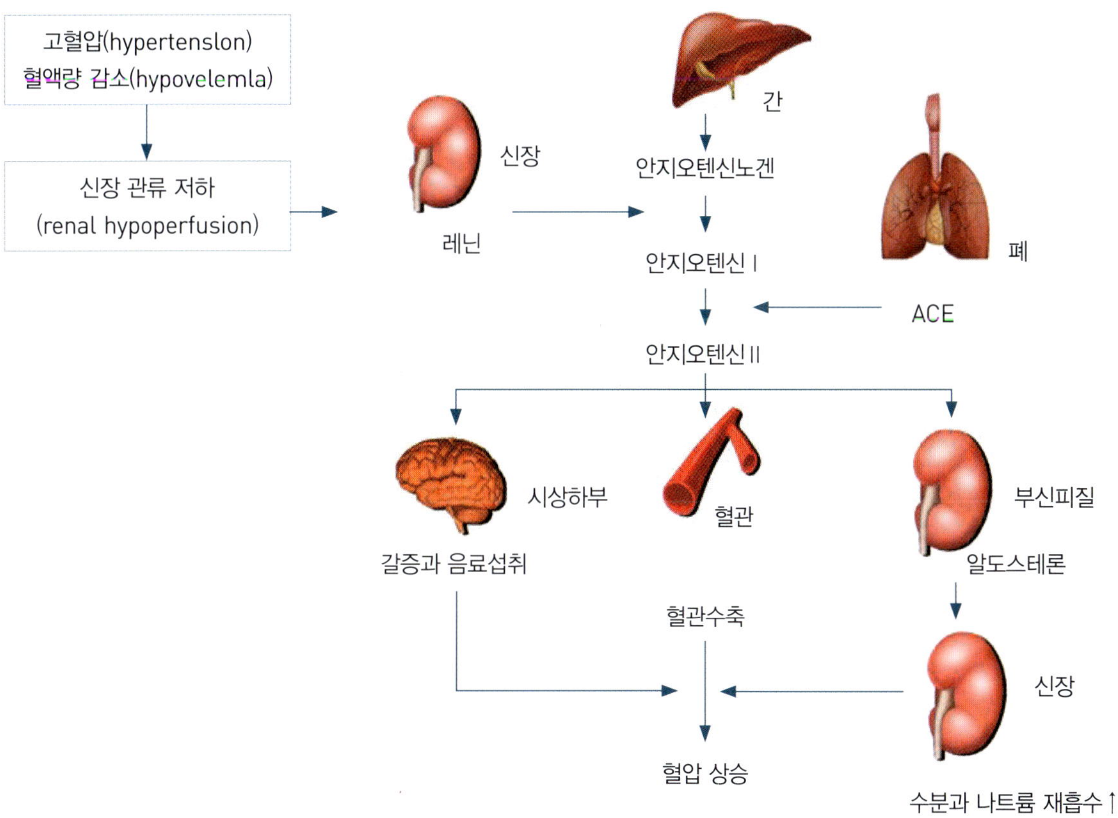

그림 3.5 레닌의 분비

1) 고혈압성 혈관질환

(1) 혈압 측정의 원리

혈압계를 이용하여 혈압을 측정한다.

- 압박대를 팔에 감고 압력을 높이면 팔동맥을 통한 혈류가 차단됨
- 압박대의 압력을 떨어뜨리면 좁은 혈관을 통해 혈류가 통하면서 소리가 들리기 시작하며, 이때가 수축기 혈압임
- 압박대 압력이 계속 떨어지면 혈류는 층류로 변하면서 더 이상 소리가 들리지 않게 되는데 이때가 이완기혈압임

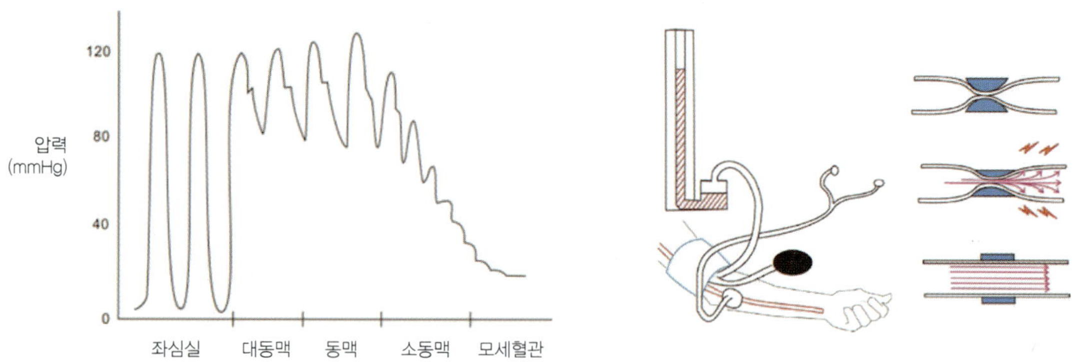

그림 3.6 혈관의 압력 및 혈압 측정의 원리

(2) 고혈압의 정의

고혈압은 다음의 분류에 의해 정의된다(2024 고혈압 진료지침)

표 3-1 혈압의 분류

혈압 분류	수축기혈압(mmHg)		이완기혈압(mmHg)
정상혈압	〈120	그리고	〈80
주의혈압	120~129	그리고	〈90
고혈압 전단계	130~139	또는	80~89
고혈압			
1기	140~159	또는	90~99
2기	≥160	또는	≥100
수축기 단독 고혈압	〉140	그리고	〈90

(3) 고혈압의 종류

- 본태성 고혈압: 고혈압이 있지만 딱히 설명할만한 원인이 없는 경우
- 이차성 고혈압: 고혈압의 원인을 특정할 수 있는 경우
- 악성 고혈압: 심한 고혈압과 고혈압에 의한 말초기관의 손상이 동반되는 경우

① 본태성 고혈압(essential hypertension)

고혈압을 유발하는 신장혈관질환, 신부전, 크롬친화세포종, 고알도스테론혈증 등의 질환이 없이 발생하는 고혈압을 지칭한다.

- 고혈압 유발 요인들
  - 비만
  - 인슐린 저항성
  - 알코올 섭취
  - 소금 과다 섭취(소금에 민감한 환자에서)
  - 노화
  - 앉아서 일하는 생활양식
  - 스트레스
  - 낮은 칼륨섭취
  - 낮은 칼슘섭취

a. 노화에 따른 동맥 경직성 증가

동맥의 중막은 탄력있는 결체조직과 동맥벽의 평활근 세포로 이루어져 혈관의 탄성을 유지한다.

- 노화에 따라 중막의 탄성섬유가 감소하고 동맥이 딱딱해져 혈관의 수축과 이완에 따른 변화가 감소되어 심실 수축 시 혈관의 압력이 증가함

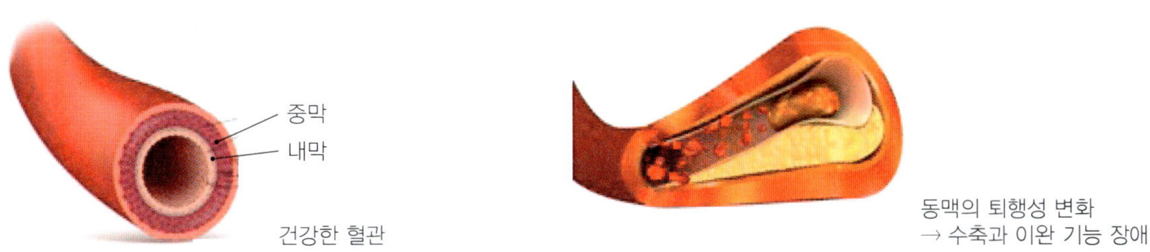

그림 3.7 노화에 따른 혈관 중막의 변화

b. 소금 과다 섭취

- 나트륨의 과도한 섭취는 혈액의 전해질 유지를 위해 수분을 과다하게 섭취하게 하여 혈액 용적을 증가시킴
- 혈액용적의 증가는 혈관 내압을 상승시키고 혈압을 상승시키는 원인이 됨

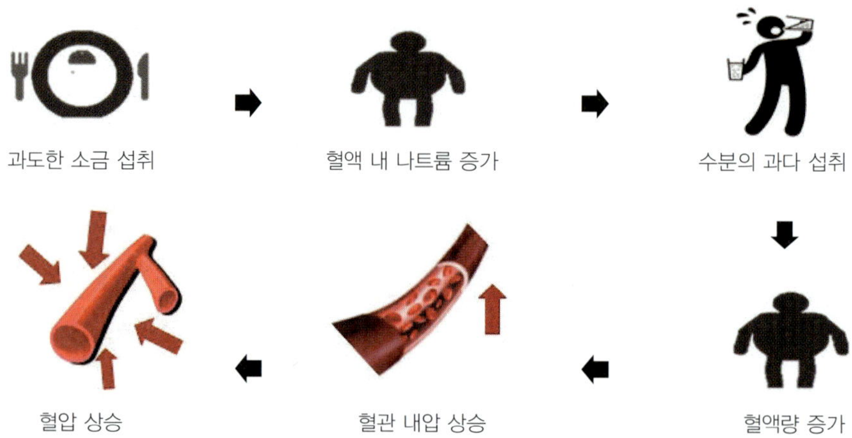
과도한 소금 섭취
혈액 내 나트륨 증가
수분의 과다 섭취
혈액량 증가
혈관 내압 상승
혈압 상승

그림 3.8 소금 과다 섭취에 따른 혈압 상승

c. 자연경과 시

위험요인이 더해질수록 심혈관계 질환이 발생할 확률이 증가하게 된다.

- 치료받지 않으면 갈수록 혈압이 증가하고 혈관의 죽상경화증이 심해지면서 수명이 10~20년 단축됨
- 죽상경화증 외에 고혈압 자체에 의한 종말 장기 손상(뇌졸중이 대표적)이 50% 이상에서 나타남

② 이차성 고혈압

고혈압의 원인을 특정할 수 있는 경우를 말하며, 주로 신장이나 내분비질환과 관련 있다.

a. 신성 고혈압

신장 혈관이나 실질에 문제가 있어 신장으로의 혈류가 줄어들면 혈압을 증가시키는 RAA system이 활성화되어 혈압을 올린다.

b. 내분비성 고혈압

- 부신성 고혈압
  - 일차성 알도스테론증: 알도스테론은 신장에서 나트륨의 흡수를 촉진함. 부신에서 과다하게 분비되면 나트륨의 흡수가 증가하고, 이에 따른 물의 저류로 혈압이 증가함
  - 크롬친화세포종(pheochromocytoma): 부신의 양성 종양으로 여기서 과도하게 분비되는 카테콜아민에 의해 고혈압이 나타남
  - 쿠싱(cushing) 증후군: 부신에 코티솔(cortisol)을 과도하게 분비하는 종양이 있거나 글루코코티코이드(glucocorticoid) 약을 장기간 복용하면 고혈압을 동반하는 쿠싱 증후군이 발생

③ 이차성 고혈압

- 뇌하수체성 고혈압
  - 쿠싱(cushing 질환): 뇌하수체에 부신을 자극하는 부신피질자극호르몬(adrenocorticotropic hormone, ACTH)을 과량 생산하는 종양이 있는 경우 쿠싱 증후군을 유발하여 고혈압이 나타남
  - 말단비대증(acromegaly): 뇌하수체에 성장호르몬을 과다 생산하는 종양이 있는 경우 고혈압이 발생
- 부갑상선성 고혈압: 부갑상선은 혈중 칼슘 농도를 조절하는 기관임. 부갑상선 기능항진이 있는 경우 혈중 칼슘 농도가 증가하여 신장결석, 신석회화로 이어지고 결국 신장이 손상되면서 고혈압이 발생함

(4) 고혈압의 증상

대부분의 고혈압환자는 혈압 상승과 관련된 특이한 증상이 없다.

- 이침에 머리기 이프디
- 어지럽다
- 뒷목이 뻣뻣하다
- 걸을 때 빨리 숨이 차고 가슴이 뛴다
- 시력이 나빠진다

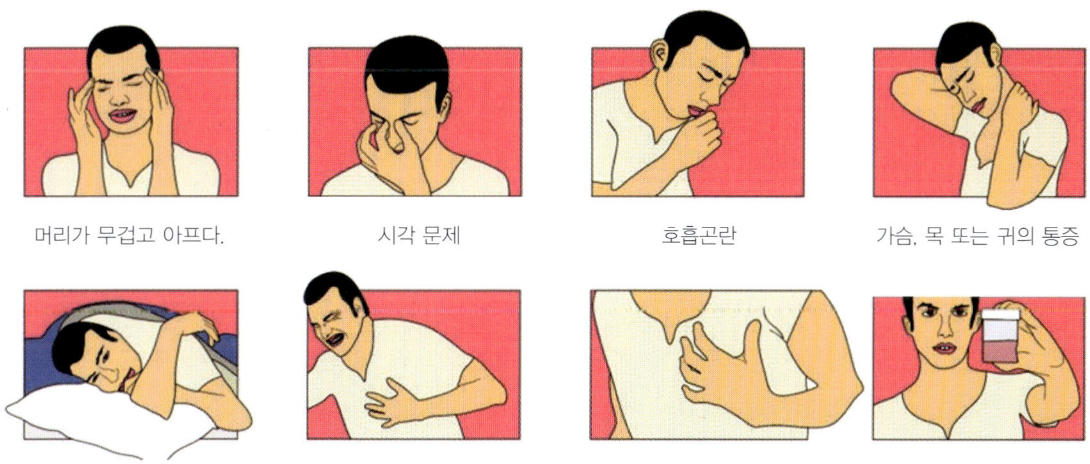

그림 3.9 고혈압의 증상

- 우연히 혈압 상승을 발견하거나, 고혈압성 심뇌혈관질환의 증상이나 이차성 고혈압을 유발하는 기저질환에 의한 증상이 있을 때 진료실을 찾게 된다.
  - 두통: 흔히 혈압 상승으로 인한 증상으로 여겨지지만 중증 고혈압의 경우 이외에는 관련성을 찾기 어려움. 고혈압과 동반되어 나타나는 두통은 대부분 뒤통수 부위에 국한되며 환자가 잠에서 깨어나는 이른 아침에 발생하고 몇 시간 후에 저절로 사라짐

- 기타 혈압 상승과 관련이 있을 수 있는 증상: 어지러움, 두근거림, 피로, 성기능 장애
- 고혈압성 심뇌혈관질환에 의한 증상: 혈뇨, 시야 흐림, 일시적 뇌허혈에 의한 어지러움, 협심증, 심부전에 의한 호흡곤란 등
- 대동맥박리나 대동맥류: 흉통이 있지만 드물게 나타남
- 이차성 고혈압의 경우: 기저질환과 관련된 증상
- 수면 무호흡증이 있는 경우: 아침의 두통, 주간의 과도한 졸림, 우 울증, 집중력 저하, 야간 호흡곤란 등
- 일차성 알도스테론증 환자: 다뇨 및 다음, 근무력감
- 쿠싱증후군 환자: 체중 증가, 정서불안
- 갈색세포종 환자: 발작성 두통, 두근거림, 발한, 기립성 어지러움

(5) 고혈압이 미치는 영향

① 심장

- 심장부전: 과도한 압력이 걸려서 왼심실이 두꺼워지다가 나중에는 왼심실 기능이 악화되어 심부전으로 이어짐
- 관상동맥질환 발생이 늘어나고 심근경색으로 발전할 가능성이 높아짐

② 신경계통

- 망막혈관 고혈압에 따른 유두부종(papilledema)과 망막병증
- 뇌혈관의 죽상경화증에 따른 뇌경색
- 동맥압 상승과 미세동맥류 출현에 따른 뇌출혈(뇌졸중)

③ 신장

- 신장혈관에 대한 동맥경화성 병변에 따른 사구체 여과율 감소와 세뇨관 기능장애. 나중에는 신부전으로 발전

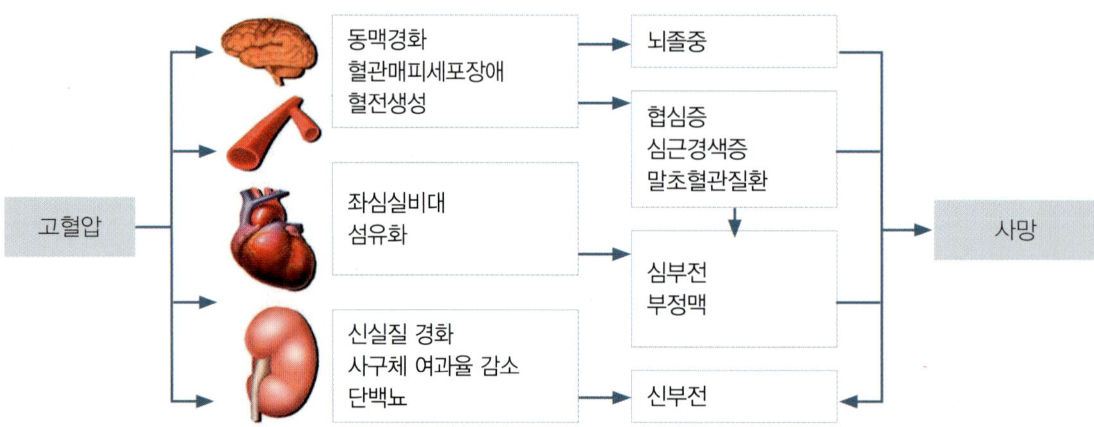

그림 3.10 고혈압에 따른 질환

(6) 고혈압의 치료

① 고혈압환자에 대한 치료적 접근

고혈압환자에 대한 치료적 접근은 혈압상승, 위험인자, 표적장기 손상 여부에 따라 다르게 접근한다.

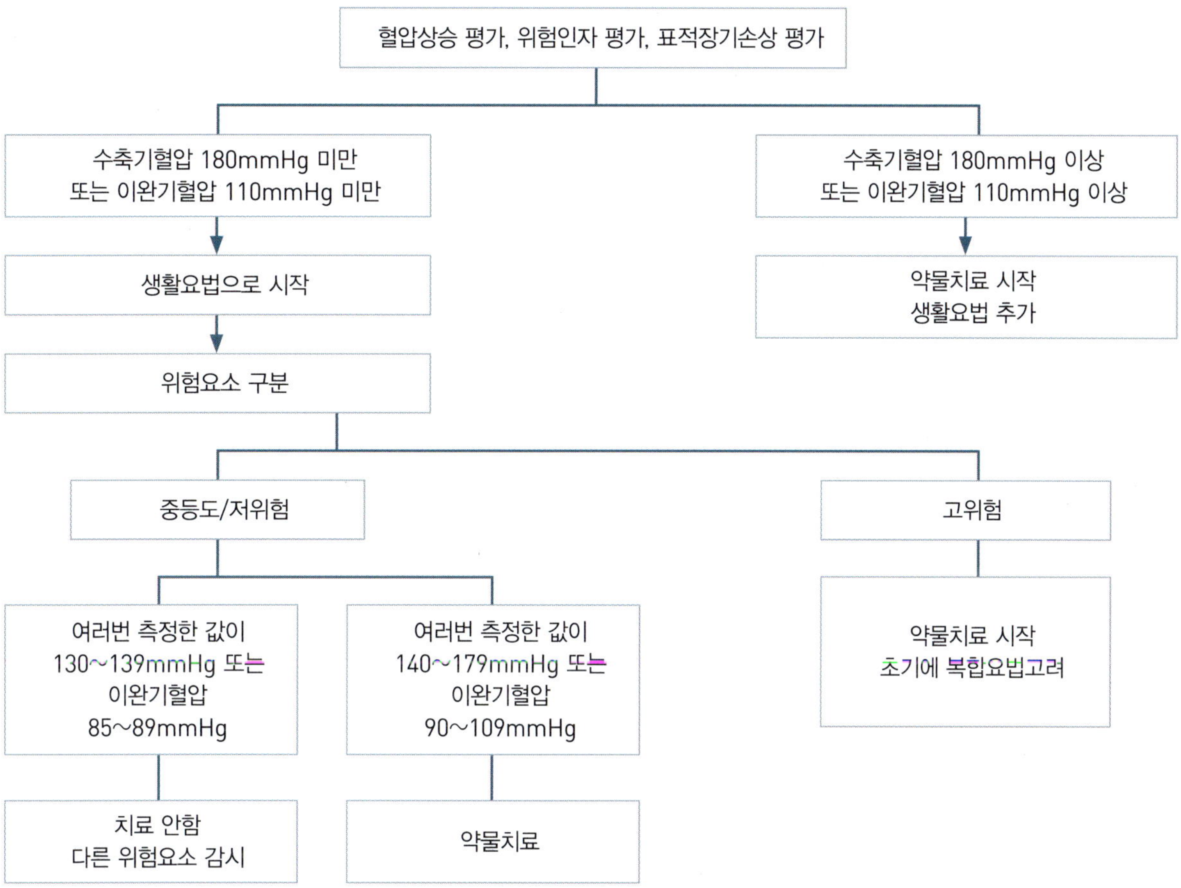

그림 3.11 고혈압 환자에 대한 접근법

② 고혈압환자에 대한 약물 치료 후 접근

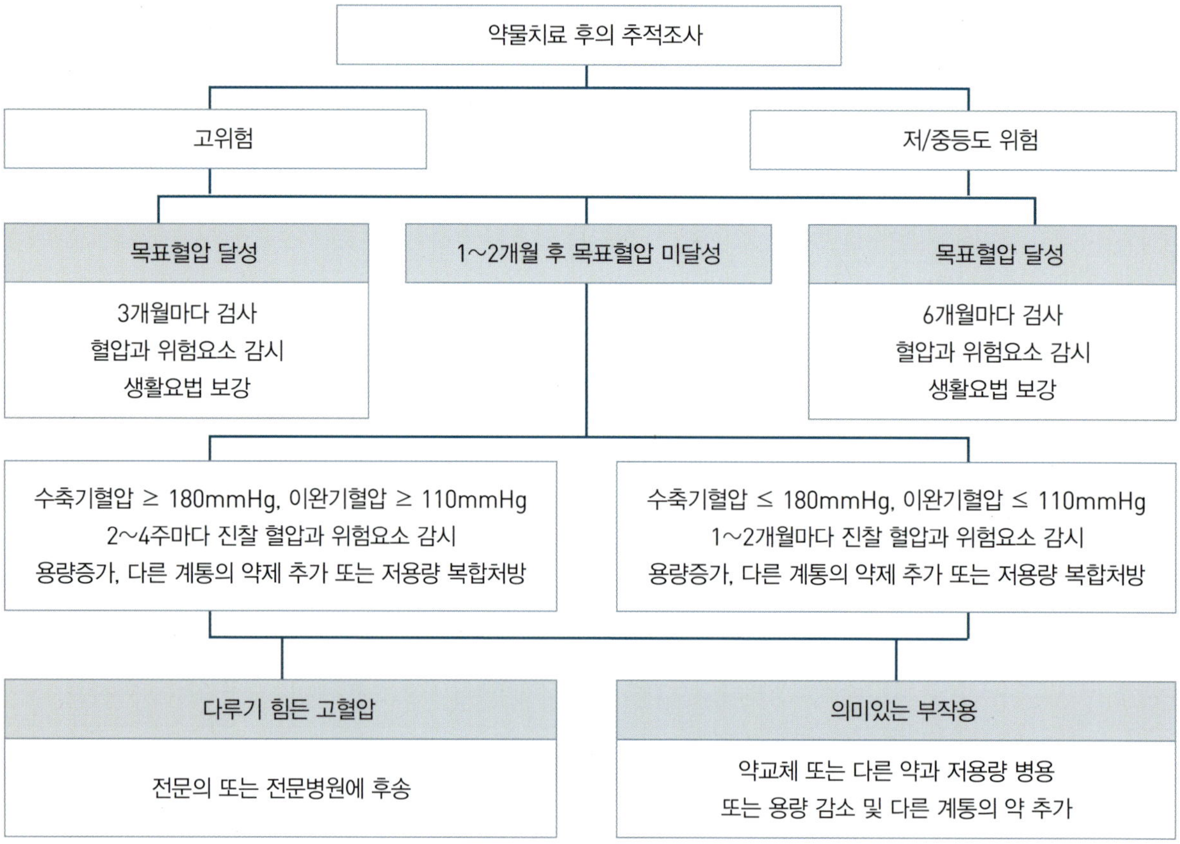

그림 3.12 고혈압 환자의 관리

표 3-2 심뇌혈관 위험수준과 치료지침

위험도	고혈압전단계 (130~139/80~89mmHg)	1기 고혈압 (140~159/90~99mmHg)	2기 고혈압 (≥160~100mmHg)
위험인자 0개	생활요법	생활요법 또는 약물치료	생활요법 또는 약물치료
위험인자 1~2개	생활요법	생활요법 또는 약물치료	생활요법 또는 약물치료
위험인자 3개 이상 당뇨병, 무증상장기손상	생활요법 또는 약물치료	생활요법 또는 약물치료	생활요법 또는 약물치료
당뇨병 임상적 심뇌혈관질환 만성콩팥병	생활요법 또는 약물치료	생활요법 또는 약물치료	생활요법 또는 약물치료

- 생활요법은 3개월 이내로 실시
- 무증상 증가손상 또는 임상적 심뇌혈관질환을 동반한 당뇨병 환자는 설정된 목표혈압에 따라 추가적인 약물 치료를 시행할 수도 있다.

- 10년간 심뇌혈관질환 발생률
  - 5% 미만
  - 저위험: 5~10% 미만
  - 중위험: 10~15% 미만
  - 고위험: 15% 이상

③ 목표혈압

- 일반적 목표혈압
  - 합병증이 없는 고혈압: 140/90mmHg 미만
  - 노인 고혈압: 140/90mmHg 미만
- 위험수준에 따른 목표혈압
  - 저위험군 및 중위험군 고혈압: 140/90mmHg 미만
  - 고위험군 고혈압: 130/80mmHg 이하
- 당뇨병을 동반한 환자의 목표혈압
  - 심혈관질환이 없는 고혈압: 140/85mmHg 미만
  - 심혈관질환이 있는 고혈압: 130/80mmHg 미만
- 심혈관질환(관상동맥질환, 말초혈관질환, 복부대동맥류, 심부전) 및 왼심실 비대를 동반한 고혈압: 130/80mmHg 이하
- 만성콩팥병을 동반한 환자의 목표혈압
  - 알부민뇨가 없는 고혈압: 140/90mmHg 미만
  - 알부민뇨가 동반된 고혈압: 130/80mmHg 미만

④ 고혈압에 주로 쓰는 약제들

- 이뇨제: 수분과 염류의 체외배출을 촉진(thiazide, furosemide 등)
- 안지오텐신 전환효소(ACE) 억제제: RAA계에서 혈압을 올리는 마지막 물질인 안지오텐신 II를 생성하는데 관여하는 ACE를 억제하는 약물 예) 캡토프릴(captopril) 등
- 안지오텐신 수용체 차단제: 안지오텐신 II가 수용체와 결합하는 것을 차단하는 약물 예) 로자탄(losartan) 등
- 칼슘통로 차단제: 혈관 평활근의 수축에 관여하는 칼슘의 세포내 유입을 차단하는 약물 예) 니페디핀(nifedipine) 등
- 항 아드레날린(anti-adrenalin) 제제: 교감신경계의 알파(α) 또는 베타(β) 수용체를 차단하여 심장이나 혈관의 수축을 억제하는 약물 예) 프라조신(prazocin)이나 프로프라놀롤(propranolol) 등
- 혈관확장제: 혈관 평활근을 직접 이완시키는 여러 약제들 예) 니트로프루시드(nitroprusside) 등

(7) 고혈압의 일반적 관리

건강한 식사습관, 운동, 금연, 절주와 같은 생활요법 또는 비약물치료는 혈압 감소에 효과적이며, 좋은 생활습관은 고혈압 약 한 개 정도의 혈압 강화 효과가 있는 것으로 보고된다.

- 소금섭취 제한: 1단계 고혈압인 경우, 하루 소금섭취량을 6g 이하로 제한
- 체중감량: 10kg 감량 시 5~20mmHg 수축기 혈압 강화 효과, 특히 복부비만 관리 필요
- 절주: 하루 2잔 이하
- 규칙적인 운동: 60~80% HRmax, 주 5~7회, 1회 30분 이상의 유산소 운동(걷기, 뛰기, 자전거 타기, 수영 등)과 근력운동 병행
- 금연: 니코틴은 일시적으로 혈압과 심박수를 상승시키므로 금연 권장
- 건강한 식사요법: 채소, 과일을 충분히 섭취하고 지방이 적은 균형적인 영양소(탄수화물, 단백질, 지방, 섬유소, 미네랄, 비타민 등) 섭취

표 3-3 생활요법에 따른 혈압 감소 효과

생활요법	혈압감소 효과 (수축기/이완기혈압, mmHg)	권고사항
소금섭취 제한	−5.1/−2.7	하루 소금 6g 이하
체중감량	−1.1/−0.9	체중 1kg 감소
절주	−3.9/−2.4	하루 2잔 이하
운동	−4.9−3.9	하루 30~50분, 주당 5일 이상
식사요법	−11.4/−5.5	채식 위주의 건강한 식습관

① 소금섭취 제한

고혈압환자에게 소금섭취는 심뇌혈관질환의 발생에 직접적으로 영향을 주는 중심동맥혈압과 관련성이 있다.

- 하루 소금섭취량을 6g 이하로 줄이면 수축기 혈압이 4~6mmHg 감소
- 소금섭취 제한에 따른 혈압 감소 효과는 고령, 비만, 당뇨병 또는 고혈압의 가족력이 있는 사람에게 더 높게 나타남

② 체중감량

- 체중을 감량하면 고혈압환자의 혈압이 감소
- 특히 복부비만은 고혈압, 이상지질혈증, 당뇨병 및 관상동맥질환의 사망률과 관련이 높으므로 복부비만을 감소시켜야 함

- 체질량지수를 25kg/m^{2}까지 감량하여 혈압을 낮출 것을 권고하며, 허리둘레는 남성은 90cm, 여성은 85cm까지 감소시키도록 권고

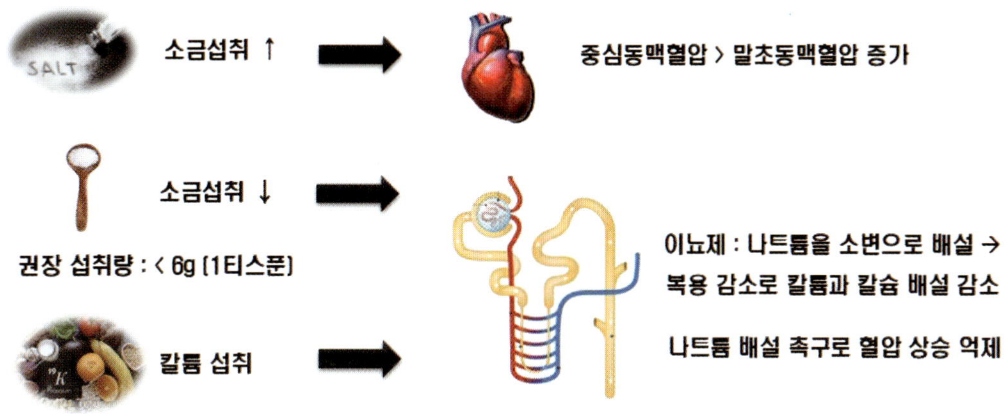

그림 3.13 소금섭취 제한에 따른 혈압 강하효과

권고지침

- 식사를 거르지 않고 천천히 섭취
- 당분이 많은 음식이나 술 등은 줄이기
- 빵, 과자, 청량음료 등 불필요한 간식 줄이기
- 섬유소가 많은 음식 섭취: 과일, 채소 섭취
- 기름이 많은 음식이나 기름을 사용한 조리법 줄이기
- 생선을 많이 섭취하고 콜레스테롤과 포화지방산 섭취 줄이기

③ 절주

- 음주는 혈압을 상승시키고 고혈압약에 대한 저항을 증가시키므로 남성은 하루 20~30g, 여성은 하루 10~20g 미만으로 줄여야 함
- 체중이 적은 사람의 섭취량은 권고량의 절반만 허용

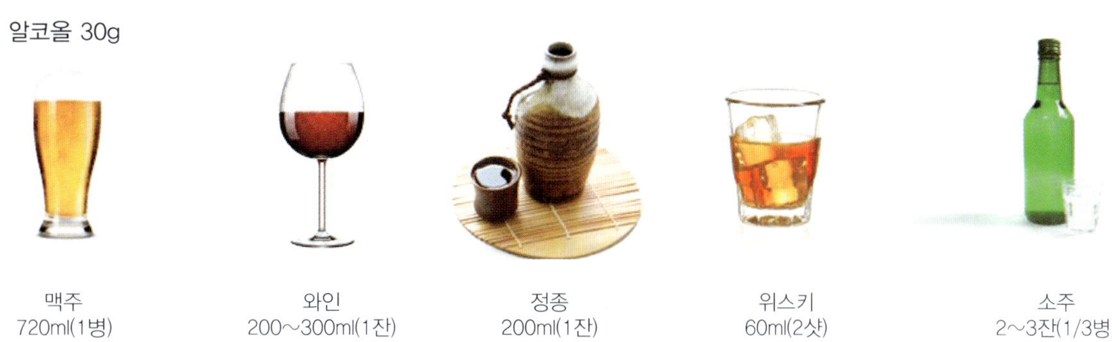

알코올 30g
맥주
720ml(1병)
와인
200~300ml(1잔)
정종
200ml(1잔)
위스키
60ml(2샷)
소주
2~3잔(1/3병)

그림 3.14 술 종류에 따른 알코올 30g에 해당하는 양

④ 운동

운동은 체중을 감소시키고 이상지질혈증을 개선할 뿐만 아니라 심폐기능 향상과 스트레스를 감소시켜 혈압을 낮추는 효과가 있다.

- 걷기, 자전거타기, 수영 등과 같은 유산소 운동이 우선적으로 권고되며, 심폐기능의 향상은 고혈압의 발생 위험도를 낮춤
- 운동형태: 주 5회 이상(일주일의 대부분) 유산소 운동, 유산소와 근력운동을 병행한 복합운동, 신경 운동 및 유연성 운동
- 운동시간: 주 90~150분 이상
- 운동강도: 중강도(40~59% HRR)의 유산소 운동

※ 운동 중 수축기/이완기혈압 220/105mmHg 이하 유지하도록 주의

a. 유산소 운동

고혈압환자는 유산소 운동이 우선시되어야 하며, 저항운동을 병행한 복합운동도 권고된다.

- **F** : 주당 5~7일 이상 실시
- **I** : 중강도(40~59% $\dot{V}O_2R$ 또는 HRR, RPE(12~13, 약간 힘들다)); 고강도(>60% $\dot{V}O_2max$)의 운동은 주의
- **T** : 지속적이거나 1일 합이 30분 이상, 90~150분/주
- **T** : 대근육군을 이용한 지속적인 율동적인 운동(걷기, 자전거타기, 수영) 또는 고강도 인터벌 트레이닝

※ FITT: 빈도, 강도, 시간, 형태

b. 저항 운동

유산소운동과 병행한 저항운동을 실시하는 것이 좋으며, 신경 운동을 위한 기능성 체중부하운동으로 대체할 수도 있다.

- **F** : 주당 2~3일
- **I** : 중강도(60~70% 1RM) – 고령자는 80% 1RM, 초보자는 40~50% 1RM으로 시작
- **T** : 대근육군 운동, 8~11회 반복, 2~4세트, 총 20분 이상
- **T** : 머신, 프리 웨이트, 탄성밴드, 기능성 체중부하 운동

※ FITT: 빈도, 강도, 시간, 형태

c. 유연성 운동

유연성 운동은 건강한 성인을 위한 지침에 따라 준비운동 및 정리운동의 단계나 다음 단계에서 실시한다.

- **F** : 주당 2~3일 이상
- **I** : 당기는 느낌이나 경미한 불편감이 느껴질 때까지 스트레칭

- **T** : 정적 스트레칭을 10~30초 유지, 동작 당 2~4회 반복, 총 60초 이내로 실시하며 10분 이내로 실시
- **T** : 정적 및 동적의 다양한 형태 스트레칭, 요가

※ FITT: 빈도, 강도, 시간, 형태

d. 운동 시 주의사항

- 저항운동 시 숨참기(발살바 조작) 금지 → 혈압 상승, 어지럼증, 실시 유발
- 베타차단제 복용 환자: 최대운동능력을 감소시키므로 최고심박수보다 운동자각도(RPE) 사용
- 베타차단제와 이뇨제 섭취환자: 체온조절 기능 저하 → 열과민증 주의
- 인슐린 주사 맞는 당뇨병 환자: 저혈당(특히 빈맥) 주의
- 항고혈압제 복용 환자(알파차단제, 칼슘통로차단제, 혈관확장제): 운동 후 과도한 혈압 저하 유발할 수 있으므로 정리운동 시간을 길게 함
- 운동 후 저혈압 발생 가능성 존재: 천천히 걷기와 같은 매우 낮은 강도의 운동 지속

표 3-4 운동 시작 전 운동검사 필요 알고리즘

운동 프로그램 시작 전 참여자의 운동검사 필요 알고리즘			
혈압(mmHg)	저위험군	중위험군	고위험군
130~139/85~89	≥60% $\dot{V}O_2R$ 운동 시 필요		모든 운동참여 시 필요
140~159/90~99			
≥160/100	혈압 조절 우선 → 운동연기		

e. 운동효과

규칙적인 운동은 안정 시 혈압을 낮추는 효과가 있다.

- 혈역학적: 심장부담과 혈관저항을 감소시키며, 혈중지질수준을 감소시킴
- 호르몬: 인슐린감수성과 심방성나트륨이뇨펩티드(arterial natriuretic peptide, ANP)분비 증가
- 신경효과: 교감신경계 활성 감소
- 신체적: 체중감량과 복부비만 수준 감소

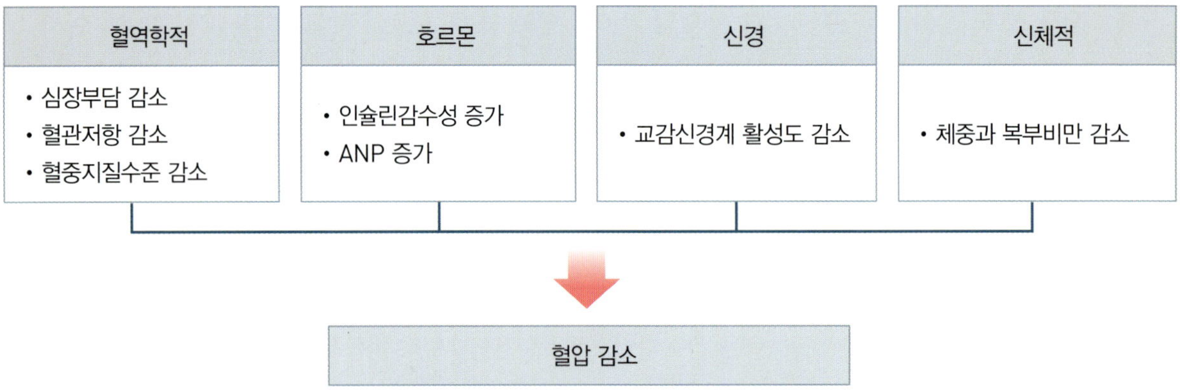

그림 3.15 규칙적인 운동에 따른 혈압감소 효과

⑤ 금연

흡연은 담배에 포함된 니코틴이 일시적으로 혈압과 심박수를 상승시킨다.

- 흡연은 24시간 활동혈압에서 낮 시간의 혈압을 높이며, 심뇌혈관질환의 강력한 위험인자이므로 금연하도록 강하게 권고해야 함
- 간접흡연도 위험하므로 주의

⑥ 건강한 식사요법

과일과 채소 및 생선을 더 많이 섭취하고 지방의 섭취를 감소시키면 혈압을 11/6mmHg까지 낮출 수 있는 것으로 보고된다.

- 생선: 규칙적으로 섭취하면 지질대사 개선과 함께 혈압을 낮춤
- 두부, 콩, 과일, 채소, 생선 및 유제품: 고혈압 유병률을 낮춤

⑦ 카페인과 스트레스

카페인은 혈압을 급격히 상승시키지만 최근의 연구는 규칙적으로 섭취할 경우 내성이 생겨 카페인의 압박 효과가 없는 것으로 보고된다.

- 커피에서 발견되는 안지오텐신 전환효소(ACE)의 활성화는 산화 스트레스로부터 혈관을 보호하며 산화질소의 생체 이용률을 증가시켜 항고혈압 효과가 있는 것으로도 보고됨
- 스트레스는 혈압을 상승시키고 심뇌혈관질환의 위험을 증가시키는 것으로 보고됨
- 호흡조절, 요가, 명상, 신경 운동과 같은 행동요법을 통한 스트레스 감소는 혈압을 감소시키는 것으로 보고되므로 스트레스를 완화할 수 있는 활동을 추천

2) 대동맥 질환

(1) 대동맥 질환의 종류

대동맥은 왼심실로부터 나온 혈액을 전신으로 전달하는 도관이다.

- 대동맥은 탄성이 뛰어나 심장으로부터의 강한 혈압충격을 완화하고 심장이완기에도 연속적으로 혈류가 유지되게 하는 기능을 갖추고 있음
- 대동맥에 걸리는 높은 압력때문에 기계적 외상에 의한 질병이 자주 발생함
- 대표적 질환은 아래와 같음
  - 대동맥류: 대동맥이 풍선처럼 확장된 것을 말함
  - 대동맥박리: 내막이 찢어진 틈으로 혈액이 파고들면서 내막과 중간막이 박리되는 것을 말함
  - 대동맥폐쇄증: 대동맥의 죽상경화증이나 심장에서 기원한 혈전에 의해 대동맥의 분지가 폐쇄되는 경우를 말함
  - 대동맥염: 동맥벽에 생긴 염증에 의해 동맥이 폐쇄되거나 파열되는 질환을 말함

① 대동맥류

위치에 따라 복부, 흉부 대동맥류로 분류하거나 형태에 따라 방추(fusiform), 소낭(saccular)형으로 분류한다.

- **진성 동맥류:** 혈관의 내막, 중막, 외막이 모두 늘어나는 형태
- **가성 동맥류:** 내막과 중막이 찢어져 외막만 늘어나는 형태
- **원인**
  - 가장 흔한 원인은 혈관의 죽상동맥경화증
  - 기타: 중막괴사, 감염(매독, 결핵, 진균), 외상, 류마티스성 등

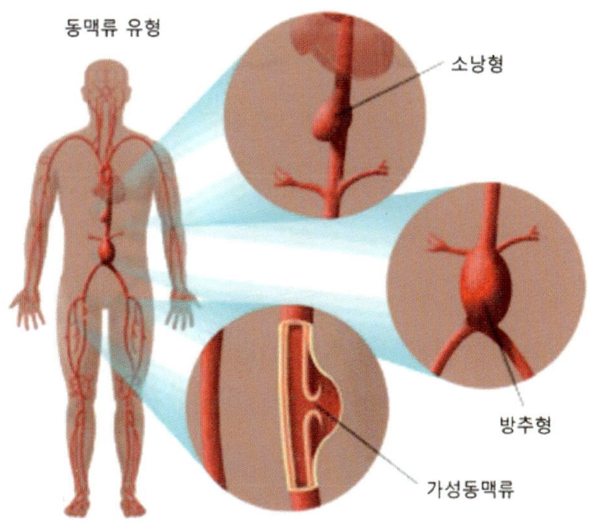

그림 3.16 대동맥류의 분류

a. 대동맥류 위치에 따른 증상 및 치료

- 흉부
  - 대부분 증상이 없음
  - 대동맥류가 커서 다른 조직을 누르면 눌리는 부위에 따라서 증상이 달리 나타남: 흉통, 기침, 목소리 변성, 음식 삼키기 어려움, 상지 부종, 심부전
  - 6~7cm 이상으로 증가하면 파열의 위험도 증가
- 복부
  - 대부분 증상이 없음
  - 진찰에서 박동이 느껴지는 종괴로 잡히는 경우가 있음
  - 크기가 증가하면서 통증을 유발
  - 5cm 이상에서는 파열의 위험도 증가
- 치료
  - 증상이 있거나 빨리 증가하는 대동맥류: 보형물 이용한 수술
  - 5cm 미만의 작은 대동맥류: 추적관찰

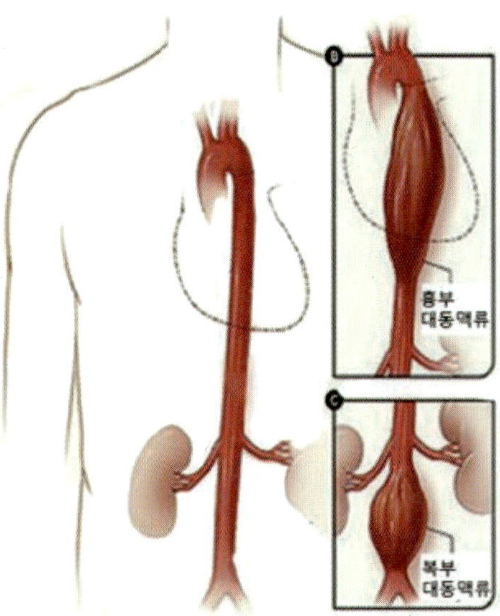

그림 3.17 위치에 따른 대동맥류의 분류

② 대동맥박리

대동맥 내막을 찢고 들어간 혈액이 중막을 길이 방향으로 찢고 나가는 경우를 말한다.

- 고혈압 또는 동맥의 낭포성 중막괴사가 박리에 선행하는 경우가 많으며 대동맥 박리는 마르판 증후군 환자에서 호발
- 발한을 동반한 급작스런 흉통이 양견갑골 사이, 흉부의 앞 또는 뒤에서 나타나는 것이 전형적이며 박리가 진행됨에 따라 이동하기도 함

• 박리 부위와 종괴에 의해 눌리는 주위 장기에 따라 나타나는 증상이 달라짐.
예) 연하곤란, 호흡곤란, 심장허혈 등

• 치료
  – 내과적 치료: 혈압과 심근수축력을 낮추기 위한 약물 투여
  – 외과적 치료: 대동맥 내 보형물 삽입을 통한 수술적 교정

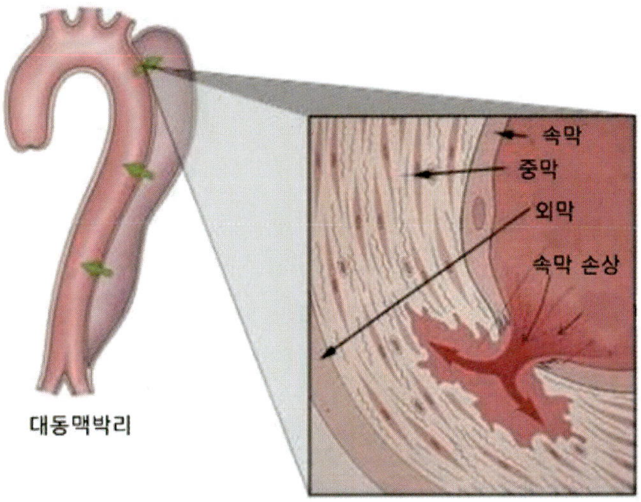

그림 3.18 대동맥박리

③ 마르판 증후군(Marfan syndrome)

• Fibrillin–1 유전자의 변이로 결체조직에 제거되어야 할 TGF–β가 쌓이면 염증반응이 나타나 탄성조직이 분해되면서 발병
• 기본적으로 결체조직의 질환이므로 결체조직과 관련한 질환들이 나타남: 안구 렌즈 탈락, 심장 밸브 탈락 등
• 가장 문제가 되는 것은 심혈관계의 질환들(승모판 탈락이나 대동맥판 탈락, 대동맥류, 대동맥박리 등)이며 이에 따라 사망하는 경우가 많음
• 마르판 증후군의 특징
  – 외형: 키가 크고 팔다리가 길며 오목가슴이 나타나는 경우가 많음
  – 관절을 쉽게 꺾을 수 있고 피부를 쉽게 늘일 수 있는 특징이 있음

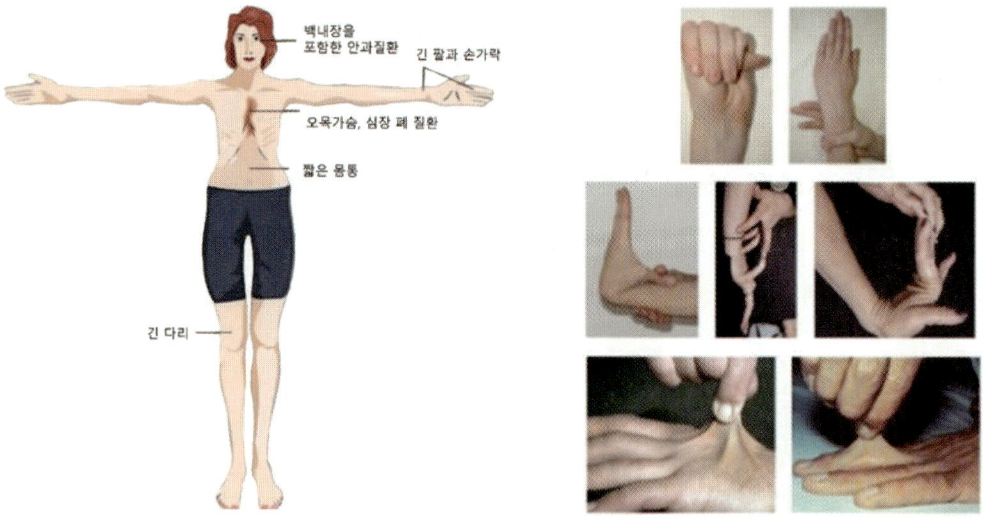

그림 3.19 마르판 환자의 특징

④ 대동맥 폐쇄

죽상경화증 또는 심장에서 기원한 혈전에 의한 폐쇄로 발병한다.

- 폐쇄부위 이하에 허혈 증상이 나타나며 동맥혈류의 도플러 검사, 맥박측정 등으로 발견
- 동맥조영술로 확진하며 약물치료나 재관류 시술이 필요

⑤ 대동맥염

- 국소적 육아종의 발생이나 매독, 류마티스 등에 의해 발생하거나 타카야수 동맥염(Takayasu's arteritis) 과 같은 대동맥궁의 염증성 질환에 의해 발생
- 대동맥에서 시작되는 여러 동맥들이 폐쇄될 수 있음

3) 사지 혈관질환

(1) 사지 혈관질환의 종류

① 말초 동맥질환

- 동맥경화증
- 죽종색전증(atheroembolism): 급성 동맥폐쇄의 일종. 상부의 동맥경화성 병변이나 동맥류에서 떨어져 나온 찌꺼기들이 색전을 일으키는 것을 말함
- 폐색성 혈전혈관염(thromboangiitis obliterans): 버거씨 병(buerger's disease). 상하지 원위부 중소형 동정맥을 침범하는 염증성 폐쇄혈관질환. 40세 이하의 남자에 호발하며 흡연과 연관이 깊음
- 섬유근 형성이상(fibromuscular dysplasia): 혈관의 내막, 중막, 외막 등을 구성하는 성분이 결체조직으로 변형되는 형성이상을 말함. 중막의 형성이상이 가장 많아 중막의 과증식에 의해 동맥경화와 유사한

증상이 나타남

- 흉곽출구 압박증후군(thoracic outlet syndrome): 목과 어깨로 가는 신경과 혈관이 흉곽출구에서 눌려서 나타나는 증후군. 어깨, 팔의 통증, 근력약화, 감각이상, 파행, 레이노 증후군 등을 보임

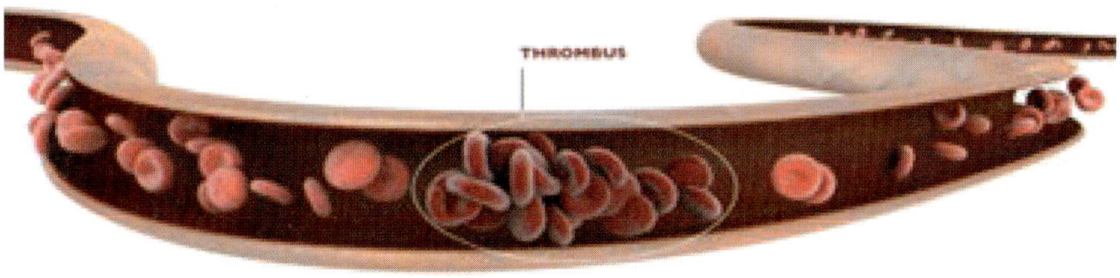

그림 3.20 정맥 내 혈전 생성

- 동정맥루(arteriovenous fistula): 동맥과 정맥이 모세혈관을 거치지 않고 직접 연결되는 것을 말함. 선천적 또는 후천적(외상 후)으로 생길 수 있으며 만져보면 박동이 느껴지는 종괴가 느껴짐
- 레이노 현상(Raynaud's phenomenon): 일시적 손발가락의 허혈이 특징. 추위에 노출되었다가 따뜻해지면 손발가락이 창백하게 되었다가 청색증과 발적이 차례로 나타남. 정서적 스트레스에 의해서도 나타날 수 있음
- 말단청색증(acrocyanosis): 추위에 노출되면 동맥의 수축과 모세혈관, 소정맥의 이완에 의해 손과 발에서 지속적인 청색증을 보이는 경우를 말함
- 그물울혈반(livedo reticularis): 사지 일부에서 얼룩지거나 그물 같은 모양으로 나타나며 붉은색에서 푸른색으로 변색됨. 미용상 문제로 병원을 찾는 경우가 많음
- 동창(chilblains): 추위에 노출된 후 혈관염이 나타나는 경우. 가려움과 작열감을 동반하고 물집이나 궤양이 생기기도 함
- 동상(frostbite): 추위에 노출된 후 조직에 손상이 나타난 경우. 표재성 동상과 심부성 동상으로 구분하며 부종, 수포형성, 조직괴사, 괴저 등을 유발할 수 있음

② 말초 정맥질환

- 정맥혈전증(deep vein thrombosis): 수술이나 종양, 외상, 움직이지 못하게 되는 경우, 임신, 에스트로겐 사용, 정맥염 등에 의해 발생한 혈전이 다른 장기(특히 폐혈관)를 막아 증상(호흡부전이나 통증)을 유발하는 것을 말한다.
- 정맥류(varicose veins): 정맥 내 판막 구조나 기능의 장애, 혈관벽의 구조적 이상, 동정맥루 등에 의해 표재 정맥이 구불구불하게 비틀린 것을 말한다.
  - 미용적 문제 외에 오래 서 있으면 다리에 통증이나 압박감을 느낄 수 있으며 부종이 생기기도 함
  - 압박 스타킹, 주기적 다리 들어올리기 등을 통해 완화시킬 수 있음

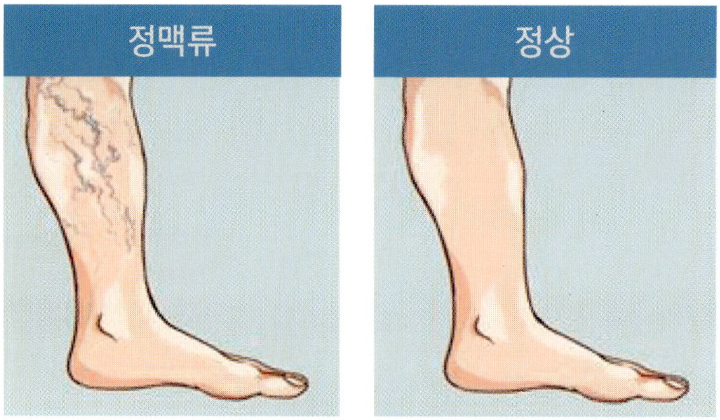

그림 3.21 정맥류

- 만성정맥부전(chronic venous insufficiency)
  - 정맥 내 판막이 두꺼워지고 수축하여 판막으로서의 기능을 상실하면 혈액의 역류가 일어나고 정맥이 단단해지며 벽이 두꺼워짐
  - 이차적으로 병변 부위 아래쪽에서 정맥 기능이 떨어지는 현상이 나타남: 다리의 부종, 정맥류 등으로 발전하고 피부 표면에 궤양이 생기기도 함
  - 심하면 수술을 통해 정맥을 차단하거나 우회로를 만들지만 평소에는 압박 스타킹, 다리 올리기, 지속적 기립자세 피하기 등을 통하여 악화요인을 피해야 함

③ 림프계 질환: 림프수종(lymphedema)

- 원발성 림프수종: 선천적으로 형성이 되지 않았거나 형성부전이 있거나 폐쇄된 경우. 유전되는 질환
- 속발성 림프수종: 정상이었던 림프관의 손상이나 폐쇄에 의해 발생함. 세계적으로 가장 흔한 원인은 사상충에 의한 것이며, 림프종 전립선암과 같은 종양 또는 유방암의 치료나 방사선 치료에 의한 림프관 손상으로 나타나기도 함

(2) 사지혈관질환의 치료

① 치료목표

- 운동 시 하지 통증 감소, 보행능력 향상과 삶의 질 개선
- 전신 동맥경화의 진행을 막아 심혈관계 사고 예방
- 중증하지 허혈환자
  - 안정 시 허혈에 의한 하지 통증 감소
  - 허혈에 의한 종부궤양의 치유
  - 사지의 손실 예방

② 치료 방향

a. 적극적인 위험인자에 대한 치료

b. 체계적인 운동요법

c. 항혈소판제제 투여

d. 약물치료요법

e. 경피적 중재시술

f. 수술적 동맥 재건술

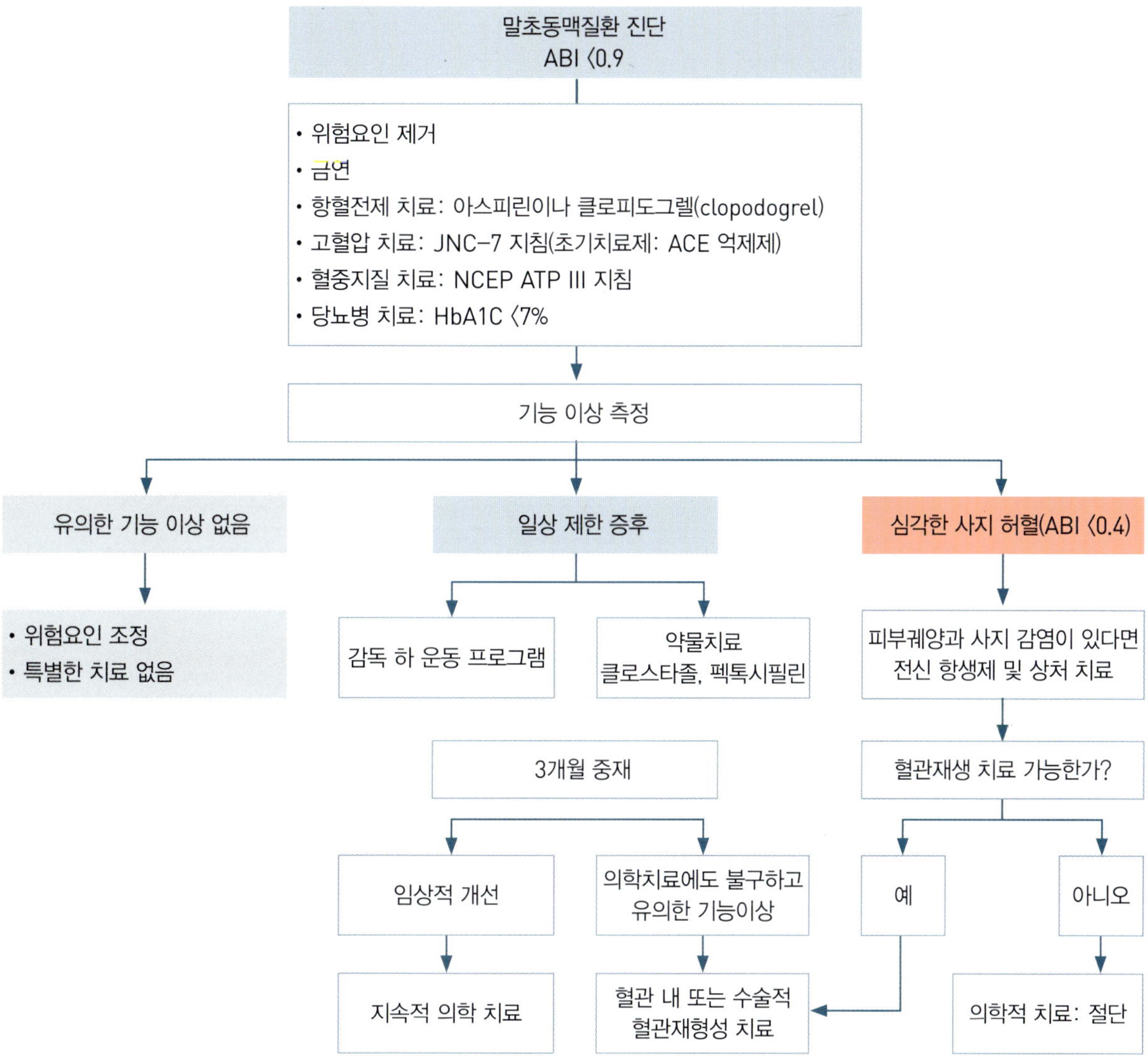

그림 3.22 말초동맥질환 치료를 위한 알고리즘

③ 위험인자의 조절

a. 금연: 말초동맥질환의 진행 감소, 임계하지허혈 발생과 사지절단률 감소 → 금연교육과 니코틴 패취

b. 체중조절

c. 당뇨관리: 당뇨병은 하지 원위부 작은 혈관의 폐쇄성 질환 발생에 관여. HbA1C가 1% 증가할 때마다 말초동맥질환이 26% 증가 → HbA1C 7.0% 이하로 관리

d. 고콜레스테롤 관리: LDL-C 100mg/dL 이하로 감소

e. 고혈압 치료: 140/90mmHg 이하로 감소, 당뇨병을 동반한 경우 130/80mmHg 이하로 감소, ACE 억제제 사용

④ 운동요법

a. 말초동맥질환(peripheral arterial disease, PAD) 환자의 특성

- 한쪽 다리 또는 양다리 모두 보행에 의해 통증이 발생
- 지속적으로 걷기가 힘들고 휴식 시 완화
- 엉덩이에서 시작된 통증은 종아리까지 방사
- 화끈거림, 흥분, 아픔, 긴장, 경련 등
- PAD환자의 15~40%가 절룩거림
- 통증 줄이기 위해 자연스럽게 보폭, 보행수 줄어듦
- 일상 신체활동과 최대산소섭취량이 동일 연령 건강한 사람과 비교해 50%정도 감소
- 집에만 있거나 신체활동이 줄어 건강 손상
- 운동 후 ABI 지수가 30mmHg 또는 〉 20% 감소

b. 운동효과

운동요법은 PAD 환자에게 강력한 효과가 있는 것으로 입증되었다.

- 인터벌 트레이닝: PAD 환자가 초기 통증이 시작될 때까지 또는 최대 견딜 수 있는 통증 지점까지 걸을 수 있는 시간과 거리를 증가시키면서 실시
- 통증없이 걸을 수 있는 거리가 106~177%까지 증가
- 절대적 보행능력 64~85%까지 증가

운동 시 고려사항

- 개선결과는 초기 2~3개월에 가장 뚜렷함
- 격주로 하루 5분씩 점차적으로 시간 증가시킴
- 자전거타기 또는 기타 비체중부하 운동형태는 워밍업으로 사용될 수 있지만 주요 활동형태가 되어서는 안됨
- 추운환경에서의 운동은 간헐적 파행의 증상을 악화시킬 수 있으므로 보다 긴 준비운동 필요
- 파행척도를 모니터링하면서 운동 실시

파행 척도

1. 분명한 불편감이나 통증. 단, 처음이거나 보통 수준(확실하지만 경미함)
2. 환자의 집중을 전환시킬 수 있는 중간정도의 불편감이나 통증(대화시)
3. 환자의 집중을 전환시킬 수 없는 강한 통증(4단계 정도가 약간 시작된 정도)
4. 참을 수 없는 극심한 고통

c. 유산소 운동

운동을 시작하기 전 준비운동을 충분히 실시하는 것이 간헐적 파행을 줄일 수 있으므로 권장된다.

- F : 주당 최소 3, 가능하면 5일 실시하도록 권장
- I : 중등도의 통증(파행통증 척도 4단계 중 3단계)지점까지 중강도(40~59% $\dot{V}O_2max$) 또는 최대보행속도의 50~80%
- T : 최소 12주까지 1일 30~45분(휴식시간 제외), 하루 60분까지 진행 가능
- T : 걷기, 트레드밀 걷기와 같은 간헐적인 체중부하 운동(운동–휴식–운동)

※ FITT: 빈도, 강도, 시간, 형태

d. 저항 운동

저항운동이 PAD 환자의 통증 없는 보행능력을 증가시키는 지에 대한 결과는 일관되지 않는다.

- F : 주당 최소 2일, 운동일이 연속되지 않도록 주의
- I : 60~80% 1RM
- T : 대근육군을 이용한 6~8종류의 운동을 8~12회 반복, 2~3세트
- T : 대근육군을 동원할 수 있는 전신운동이나 하지운동에 중점을 두고 실시

※ FITT: 빈도, 강도, 시간, 형태

e. 유연성 운동

근골격계 문제로 인한 자세를 개선과 근육의 긴장 등을 개선시키는데 도움을 줄 수 있다.

- F : 주당 2~3일 이상, 매일 실시하는 것이 효과적
- I : 당기는 느낌이나 경미한 불편감이 느껴질 때까지 스트레칭
- T : 정적 스트레칭을 10~30초 유지, 동작 당 2~4회 반복
- T : 정적, 동적 스트레칭, PNF 운동

※ FITT: 빈도, 강도, 시간, 형태

f. 금기사항

- 단계적 걷기나 자전거 타기로 다리에 통증이 오히려 증가하게 되면 중지
- 휴식시 통증이 있는 환자는 걷기나 자전거 타기 계획에 참여시키지 않도록 함
- 상처나 진균류 감염(fungal infection), 족부에 궤양이 있는 환자는 걷기에 참여시키지 않도록 함

⑤ 약물치료

PAD 환자를 위한 약물은 관상동맥질환과 달리 효과가 알려진 약이 적다.

a. 실로스타졸(cliostazol)

- 파행증상이 있는 환자에게 증상호전을 위해 권고되는 일차적 투여약제
- 포스포디에스터라아제(phosphodiesterase)억제제로 혈소판의 응집을 저해하며 혈관 확장 작용
- 파행없이 걷는 거리 50~67% 증가
- 심부전 환자의 증상은 악화시키고 사망률 증가시키므로 심부전 환자는 금지
- 아스피린 또는 클로피도그렐(clopidogrel) 병행 투여

b. 혈관확장제

- 알파 아드레날린성 차단제, 칼슘 길항제, 파파베린 등
- 유용성 입증되지 않음

c. 펜톡시필린(pentoxyfylline)

- 2차 파행개선제로 권고
- 치환된 잔틴(xanthine) 유도체
- 혈액의 점도 감소
- 적혈구의 유연성 높여 미세순환혈류 증가
- 조직의 산소 공급 증진
- 파행성 환자의 운동기간 연장 효과

d. 프로스타글라딘(progstaglandin) 제제

- 경구제(PGE1: limaprost, PGI2: Beraprost), 주사약제(PGE1: Alprostadil, Epoprostenol)
- 심한 하지허혈 환자에서 통증 감소, 궤양 치료
- 파행환자의 증상호전 치료제로 추천되지는 않음

e. 은행잎제제(ginkgo biloba)

- 우리나라에서 많이 사용
- 파행개선을 위한 약제로 추천하지 않음

f. 기타

- 성장 인자(growth factor)나 줄기세포(stem cell)를 이용한 신생혈관형성 유도 치료(therapeutic angiogenesis)
- 임계하지허혈 환자에게 임상연구 중

⑥ 경피적 혈관 중재시술

다음의 경우 적용되며 풍선혈관성형술(balloon angioplasty)과 스텐트(stent) 삽입술이 사용된다.

a. 적절한 운동요법, 위험인자 조절, 약물치료에도 파행증상이 심하여 일상생활에 지장을 주는 경우

b. 안정 시 통증이 있거나 궤양 및 조직괴사가 있는 임계하지허혈인 경우

c. 직업상 파행증상 없는 정상적인 활동이 요구되는 경우

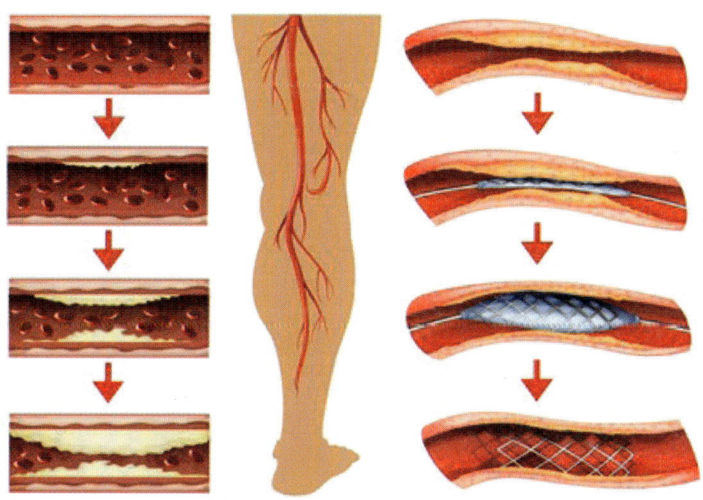

그림 3.23 경피적 혈관 중재시술

⑦ 수술적 재건술

수술의 적용은 폐쇄의 위치와 범위, 환자의 내과적 전신 상태에 달려있으므로 위험정도를 정확하게 평가해서 실시해야 한다.

- 데크론(dacron) 이식편을 이용한 대동맥-양대퇴우회술: 수술직후 개존율 99%, 5, 10년 생존자 이식편 개존율은 90%, 80%

- 합병증: 심근경색과 뇌졸중, 이식편의 감염, 말초색전증, 골반내 자율신경 절단으로 인한 성기능 장애 등
- 대동맥-양대퇴우회술(aortobifemoral bypass), 액와-대퇴우회술(axillofemoral bypass), 대퇴-대퇴우회술(femoro-femoral bypass), 대동맥-장골동맥내막절제술(aortoiliac endarterectomy) 등

4) 쇼크(shock)

(1) 쇼크의 정의

인체의 주요 장기에 산소와 영양분을 적절하게 공급하지 못하는 상태를 말한다.

(2) 발생기전

혈액량이 감소하면 몸은 여러 보상과정을 통해 대응하지만 출혈량이 총혈액의 35~45%에 이를 정도로 크면 보상기전으로 출혈을 감당하지 못하고, 몸 상태는 양성되먹임(positive feedback) 과정을 밟으며 비가역적으로 나빠진다.

- 주요 장기, 특히 심장과 뇌로의 혈류량 감소는 심박출량 감소와 심장 및 혈관 조절 중추의 마비로 이어짐
- 이러한 뇌와 심장 이외의 장기에 대한 혈류량 감소는 조직 괴사로 연결되어 이로부터 독성 물질이 혈류로 유입됨
- 저혈압과 낮은 혈류량은 전모세혈관 괄약근을 이완시키고 내피세포의 손상을 유도하여 모세혈관의 투과성을 증가시킴
- 분비된 조직괴사물질과 독성물질 및 활성화된 혈액응고인자, 혈액 내 활성화된 염증세포들도 모세혈관의 투과성 증가에 기여함
- 모세혈관 투과성이 증가하면, 혈관 밖으로 혈장과 단백질이 빠져나가고 이는 조직의 부종으로 이어지며, 조직의 부종은 혈액량의 감소로 연결됨
- 혈액량의 감소는 심박출량을 더 떨어뜨려 쇼크를 더 악화시킴

(3) 쇼크의 종류

- 저용량성 쇼크: 출혈에 의한 쇼크
- 심인성 쇼크: 심장 기능이상에 의한 쇼크. 급성 심근경색에 의한 합병증 또는 여러 요인에 의한 심부전 말기에 나타날 수 있음
- 알레르기성 쇼크: 알레르기성 반응에 의한 쇼크. 알레르기 반응 외에도 페니실린 주사 등을 놓을 때도 나타날 수 있음
- 독성 쇼크: 세균 감염 시 세균에서 나온 독소에 의한 쇼크
- 신경성 쇼크: 상부 척수 손상, 부주의에 의한 척추 마취제의 중추신경계 유입, 심한 머리 손상 등에 의해 교감신경계가 차단되거나 혈관운동중추 억압에 의한 쇼크

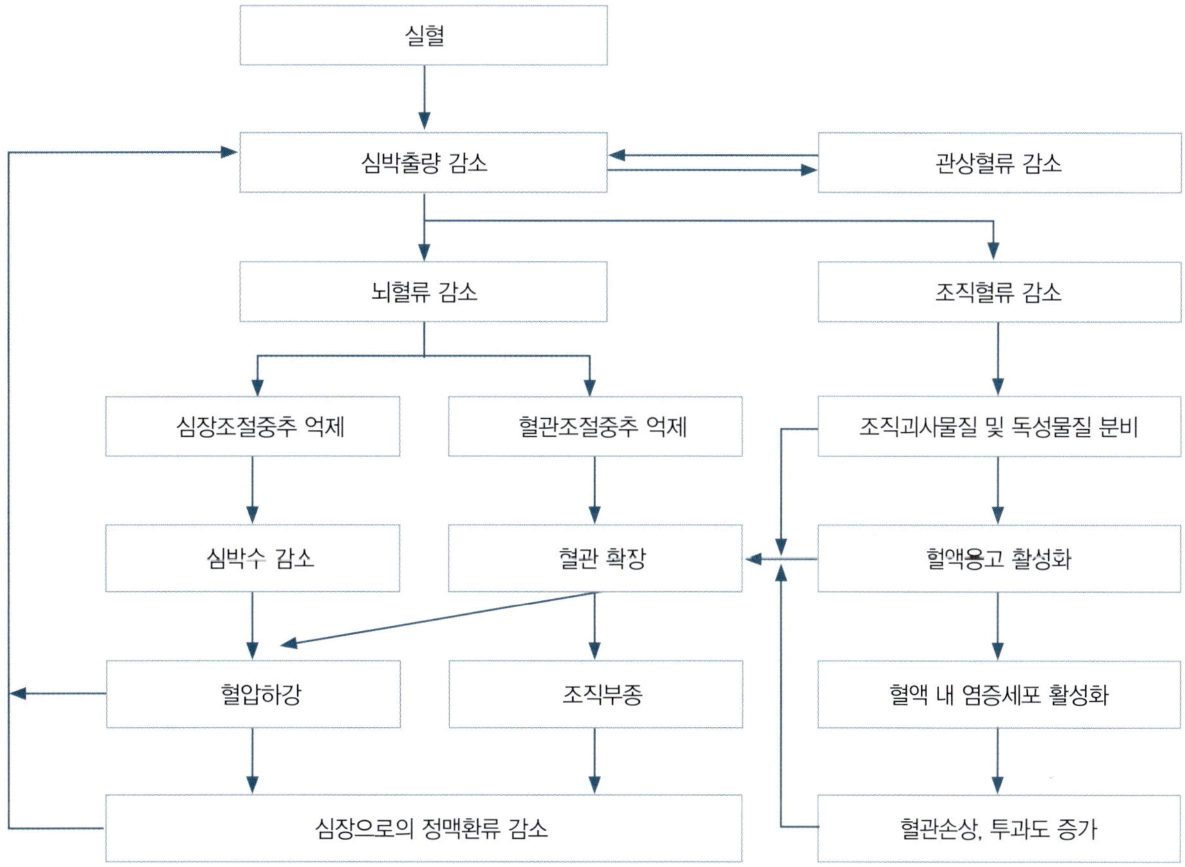
실혈
심박출량 감소
관상혈류 감소
뇌혈류 감소
조직혈류 감소
심장조절중추 억제
혈관조절중추 억제
조직괴사물질 및 독성물질 분비
심박수 감소
혈관 확장
혈액응고 활성화
혈압하강
조직부종
혈액 내 염증세포 활성화
심장으로의 정맥환류 감소
혈관손상, 투과도 증가

그림 3.24 쇼크의 진행

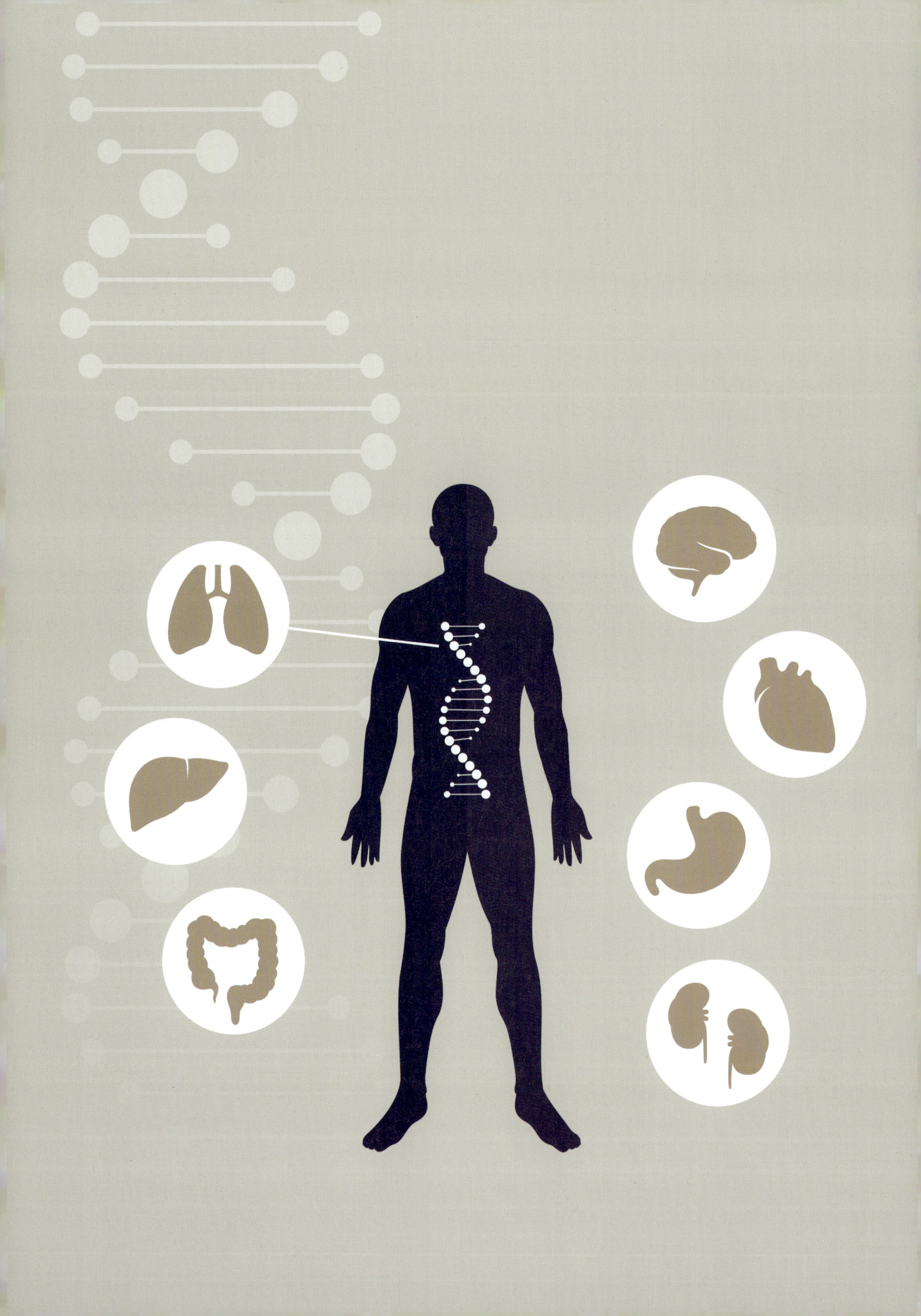

제 4 장

당뇨병

Diabetes mellitus

1. 당뇨병의 정의

세포의 주요 에너지원인 포도당(glucose)의 세포내로의 이동에는 췌장의 내분비 조직인 랑게르한스섬(islets of Langerhans)의 베타(β)세포에서 분비되는 인슐린(insulin)이 필수적이다.

- 당뇨병은 췌장의 랑게르한스섬의 베타세포로부터 인슐린 분비가 되지 않거나 분비되더라도 인슐린의 표적세포에서 인슐린에 대한 저항성이 발생하여 혈중 포도당의 농도가 증가하고 이에 의한 부작용이 나타나는 질환임
- 당뇨란 소변에서 당이 검출된다는 것으로 고혈당으로 인해 신장의 재흡수 가능치를 넘어선 당이 소변으로 배출되며 나타나는 현상임

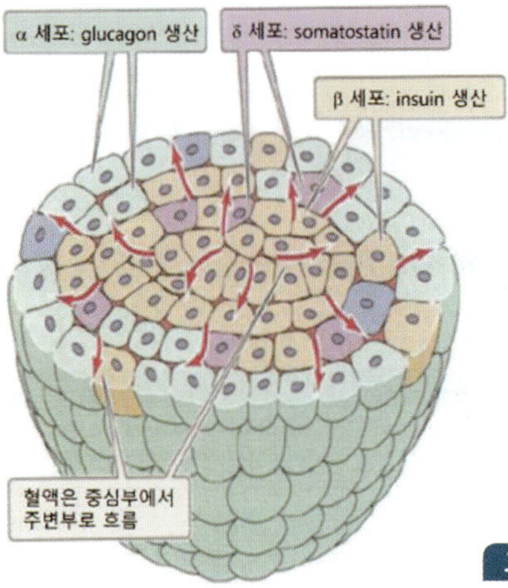

그림 4.1 췌장 랑게르한스섬 내분비 세포

1) 췌장(pancreas)의 기능

췌장은 호르몬을 분비하는 내분비기관이자 소화액을 분비하는 외분비기관이다.

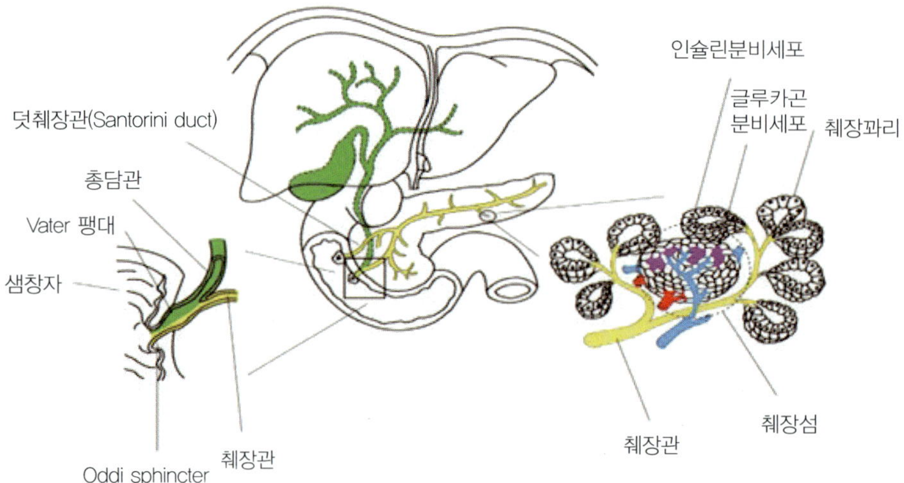

그림 4.2 췌장의 위치와 조직학적 구성

- 호르몬을 분비하는 곳은 췌장섬(islets of Langerhans)으로 여기 있는 알파(α) 세포는 글루카곤(glucagon)을 베타(β) 세포는 인슐린을 델타(δ) 세포는 소마토스타틴(somatostatin)을 분비함
- 글루카곤은 혈당을 올리고 인슐린은 내리며, 소마토스타틴은 인슐린과 글루카곤 분비를 모두 억제함

2) 인슐린의 작용

- 인슐린의 주요 표적 장기: 간, 근육, 지방조직

① 인슐린의 근육에서의 작용

- 글리코겐: 글리코겐 분해 억제 + 합성 증가 → 글리코겐 생성 증가
- 포도당: 포도당 분해 촉진, 포도당 생성 억제

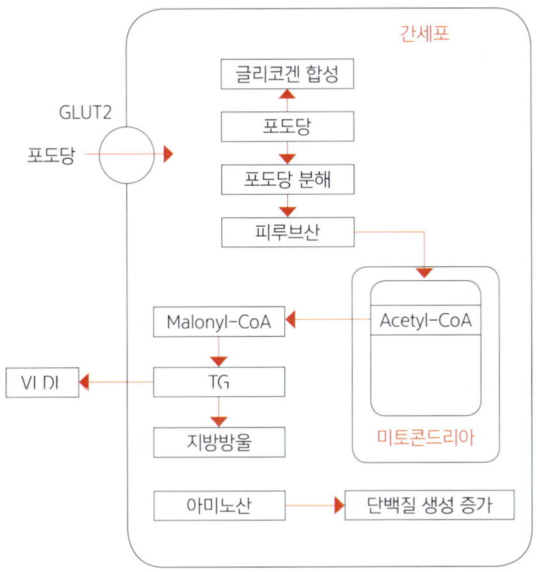

그림 4.3 간세포에서의 포도당 대사

- 지방산
  - 포도당 분해 산물인 피루브산은 미토콘드리아에서 아세틸코에이(acetyl-CoA)로 되고 이로부터 말로닐코에이(malonyl-CoA)가 형성
  - 말로닐코에이는 지방산의 미토콘드리아 내로의 이동을 억제하여 미토콘드리아에서의 지방산 산화 억제
  - 결국 지방산 생성효소 활성화와 함께 지방산 생성 증가
  - 지방산은 중성지방(triglyceride, TG)으로 변환
  - TG는 지방방울(lipid droplet)에 저장되거나 초저밀도지단백(VLDL)과 결합하여 혈중으로 배출됨
  - 근육과 지방조직에서 VLDL을 받아들여 TG를 저장하거나 연료로 사용
- 단백질: 단백질 생성 증가, 사용 억제

② 인슐린의 근육에서의 작용

인슐린은 근육세포의 세포막에 인슐린 의존성 포도당수송체인 4형 당수송체(glucose transporter 4, GLUT4) 발현을 증가시키고 결과적으로 근육세포 내 포도당 흡수를 촉진한다.

- 포도당을 이용하여 글리코겐 합성을 증가시킴
- 포도당 분해를 촉진하여 피루브산을 생성함
- 피루브산을 이용하여 TG 생성을 증가시킴
- 아미노산을 이용한 단백질 생성을 증가시켜 근육의 단백질을 보존함

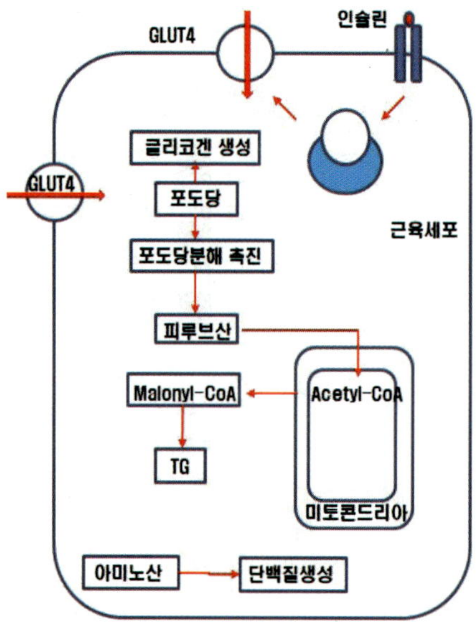

그림 4.4 근육에서의 인슐린 작용

③ 인슐린의 지방조직에서의 작용

근육조직과 마찬가지로 인슐린에 의해 GLUT4 발현을 증가시키지만, 근육이나 간과 달리 포도당이 글리코겐합성에 동원되지 않는다.

- 간이나 근육과 달리 포도당 분해로 α -인산글리세롤(glycerolphosphate)이 생성됨
- α -인산글리세롤은 TG 생성에 쓰임
- α -인산글리세롤로 변하지 않은 포도당은 피루브산을 거쳐 말로닐코에이, TG 생성으로 이어짐
- TG 생성의 더 큰 부분은 킬로미크론(chylomicron, CM)이나 VLDL에서 유래한 지방산이 지방세포 밖에서 들어온 것임
- 이렇게 만들어진 TG는 지방방울에 보관됨

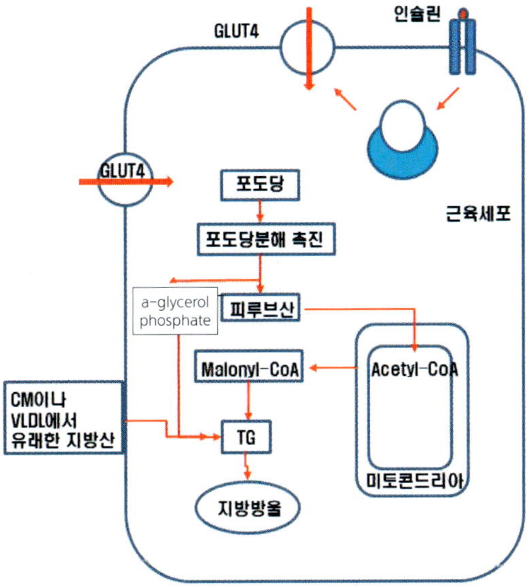

그림 4.5 지방조직에서의 인슐린 작용

3) 글루카곤(glucagon)의 작용

췌장 α 세포에서 혈중 단백질 증가에 자극 받아 분비된다.

- 간에서 탄수화물과 지질의 대사에 관여함
- 간에서 글리코겐 합성 억제, 분해 촉진
- 포도당의 해당과정을 억제하고 신생성을 증가시켜 혈중 포도당 농도를 증가시킴
- 아세틸코에이의 말로닐코에이로의 전환을 억제하여 말로닐코에이 형성 억제
- 지방산의 미토콘드리아 내로의 이동을 억제하는 말로닐코에이 생성이 줄어듦에 따라 지방산의 미토콘드리아 내 이동이 증가
- 미토콘드리아 내에서의 지방산 산화 증가와 이로 인한 ATP 생성 증가
- ATP 생성에 필요한 양 이상의 지방산이 미토콘드리아 내로 들어오면 일부만 산화되고 케톤체가 쌓이게 됨

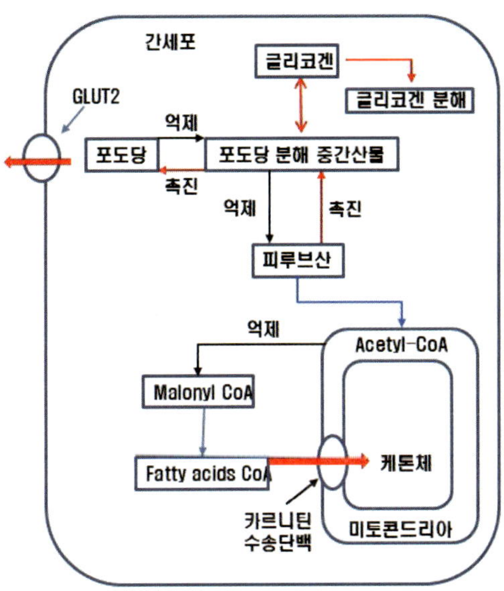

그림 4.6 글루카곤의 작용

4) 인슐린과 글루카곤에 의한 혈당조절

췌장에서 분비되는 인슐린과 글루카곤은 서로 반대작용을 하면서 혈중의 포도당 수준을 일정하게 유지시키는 역할을 한다.

5) 기타 호르몬에 의한 혈당 조절

(1) 인크레틴(incretin)

포도당 자극에 대한 췌장 랑게르한스섬 β 세포의 반응을 촉진시킬 수 있는, 즉 인슐린의 분비를 촉진시킬 수 있는 위장관 호르몬을 의미한다.

- 글루카곤유사펩티드(glucagon like intestinal peptide 1, GLP-1), 위억제펩티드(gastric inhibitory peptide, GIP; 포도당 의존 인슐린 친화성 폴리펩타이드(glucose dependent insulinotropic peptide)라고도 불림), 두 단백질이 인크레틴으로 지목되고 있음

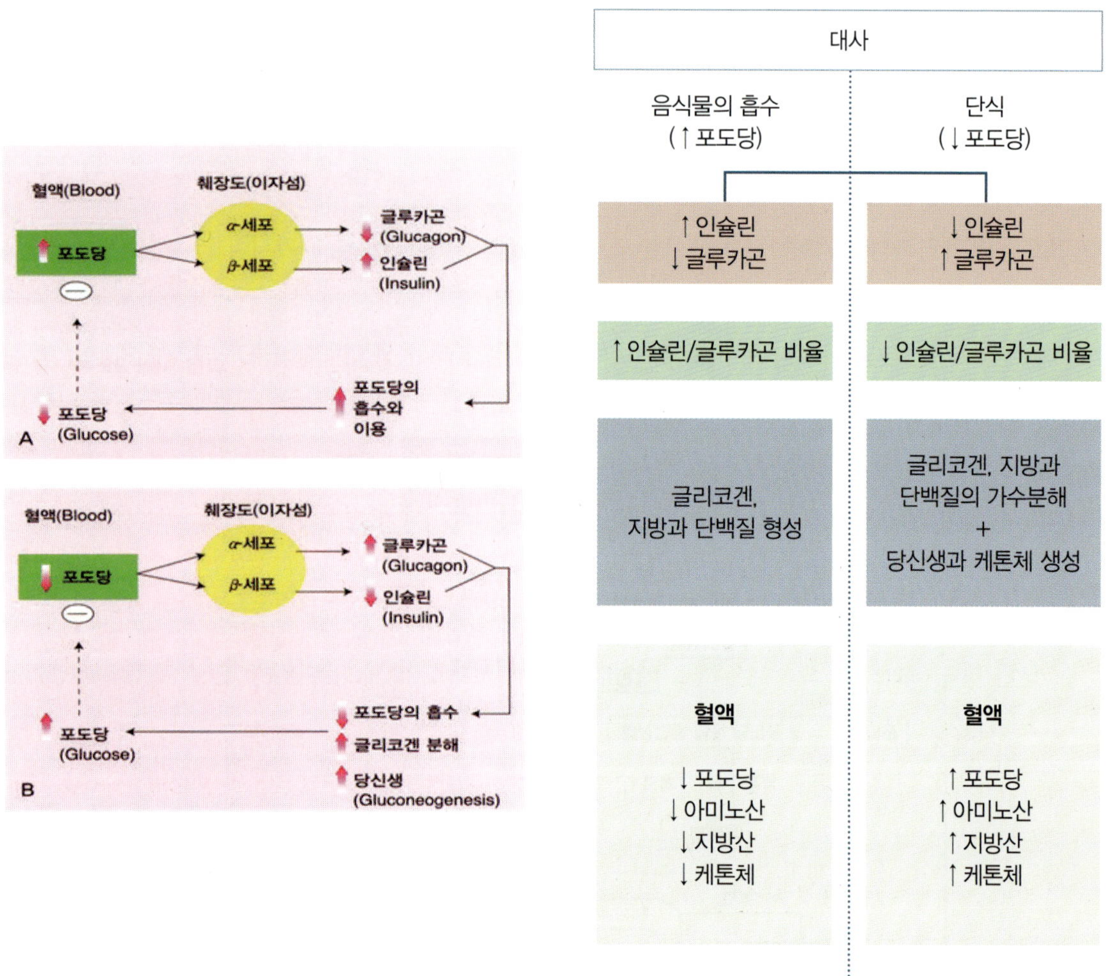

그림 4.7 인슐린과 글루카곤의 작용

(2) 위장관 펩티드

- GLP-1: 소장 L 세포에서 탄수화물과 단백질 섭취에 반응하여 분비되며 췌장에 작용하여 인슐린 분비를 증가시킴
- GIP: 샘창자와 빈창자 K 세포에서 분비되어 인슐린 분비를 촉진하고 췌장 β 세포의 성장을 촉진함. GLP-1보다 일찍 분비되며 초기 작은 인슐린 반응을 일으키지만 글루코스 전환에 거의 영향을 주지 않는 것으로 보고되어 인크레틴 효과는 대부분 GLP-1으로 설명됨

2. 당뇨병의 유형과 원인

당뇨병은 인슐린 의존형인 1형 당뇨병과 인슐린 비의존형 또는 성인 당뇨병인 2형 당뇨병이 있다. 또한, 당뇨병의 발병단계인 중간에서 발견되는 내당능 장애와 임신한 여성 중 임신 기간 중에 발생하는 임신성 당뇨병이 있으며, 다른 내분비질환이나 약물요법에 의해 2차적으로 발생되는 당뇨병이 있다.

- 1형 당뇨병
- 2형 당뇨병
- 당뇨전단계
- 임신성 당뇨병
- 기타 특이 형태의 당뇨병

1) 1형 당뇨병

랑게르한스섬의 베타(β)세포가 자가면역 공격에 의해 점진적으로 파괴되어 나타나는 당뇨병을 말한다.

- 베타세포의 파괴로 인슐린 분비가 감소하거나 아예 분비되지 않아 인슐린 주사를 맞아야 함
- 주로 어린이와 청소년에서 발생되어 소아형 당뇨병(juvenile-onset diabetes)이라 불렸지만 성인이 된 다음에도 나타날 수 있음. 유전적인 소인이 있기도 하지만, 자가면역에 의한 베타세포의 파괴는 바이러스 감염 후에 의해 일어날 수도 있음
- 인슐린이 없으면 포도당이 지방세포로 들어갈 수 없기 때문에 지방합성률이 지방분해율에 비해 감소되고, 다량의 지방산이 지방세포에서 방출되어 간에서 과다 산화되어 케톤체 생산이 증가되므로 혈중 케톤 농도가 증가하고 케톤산증으로 발전할 수 있음
- 또한 간에서의 포도당 생산이 억제되지 않고 골격근과 지방조직에서 포도당 이용이 저하되기 때문에 고포도당혈증이 생겨 신장을 통해 물과 함께 배출되어 탈수로 이어짐
- 치료하지 않으면 점진적인 대사성 산증(케톤산증)과 탈수로 사망에 이를 수 있음

2) 2형 당뇨병

2형 당뇨병은 인슐린 비의존형 당뇨병(noninsulin-dependent diabetes mellitus, NIDDM)이라고 하며 성인에서 주로 발병한다.

- 조직에서의 인슐린 분비능력 저하나 인슐린 감수성 감소 등에 의해 발병하며, 과체중인 사람과 노인에서 많이 발생함
- 유전적인 소인이 1형보다 강하며, 비만, 연령, 운동부족과 고혈압 등 다양한 환경적인 요인과 상호작용하여 발병함
- 서구인과 달리 한국인에서는 조기 인슐린 분비능력 저하가 발병원인으로 제시됨 췌장의 인슐린 분비능력 저하가 주원인이라 과체중이 아닌 비비만형 당뇨 유병률이 높은 것으로 보고됨

(1) 2형 당뇨병의 원인

2형 당뇨병은 인슐린 저항성으로 시작된다.

- 혈중 인슐린이 충분한 상태인데도 불구하고 세포의 인슐린에 대한 반응성이 떨어져서 세포내로 포도당을 잘 받아들이지 못하는 상태
- 췌장에서는 혈당을 낮추기 위해 더 많은 인슐린을 분비하려고 노력함
- 이러한 과정이 지속되면 췌장에서의 인슐린 분비는 장기간에 걸쳐 점차 감소하게 되고 이로 인해 혈중 포도당 농도가 상승하는 당뇨로 발전하게 됨

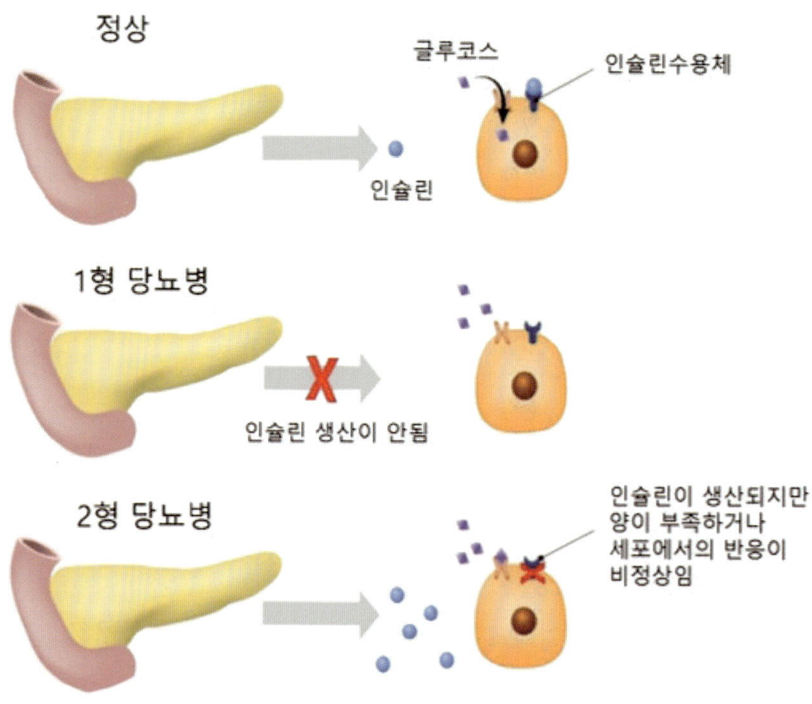

그림 4.8 당뇨병의 종류

(2) 2형 당뇨병의 진행과정

- 식후 혈중 포도당 농도 상승
- 췌장에서 인슐린이 분비되지만 다양한 원인에 의한 인슐린 저항성으로, 세포가 인슐린에 반응하지 못하여 포도당의 혈중 농도는 상승된 채 유지
- 췌장에서 인슐린 분비를 늘리지만 이러한 과정이 지속되면, 장기간에 걸쳐 인슐린 분비는 점차 감소하게 되고 당뇨병으로 발전하게 됨
- 세포내로의 포도당 운반과 이용 감소에 따른 혈당 상승(고혈당)
- 여과된 포도당이 신장에서의 재흡수 한계를 초과하면 흡수되지 못한 포도당은 소변으로 배출되게 됨(당뇨)
- 소변 내 포도당은 여과액의 삼투압을 상승시켜 소변으로의 수분과 전해질(나트륨과 칼륨) 배출이 늘어남
- 소변을 통한 수분 상실과 혈중 포도당 증가는 탈수와 함께 세포내액의 감소를 초래함
- 탈수와 세포내액의 감소는 체액의 삼투압을 증가시켜 뇌의 갈증중추를 자극하여 물을 많이 마시게 함(polydipsia, 다음)
- 세포내 포도당 이용 감소에 의한 영양분 부족은 식욕을 자극하여 음식을 많이 먹게 함(polyphagia, 다식)

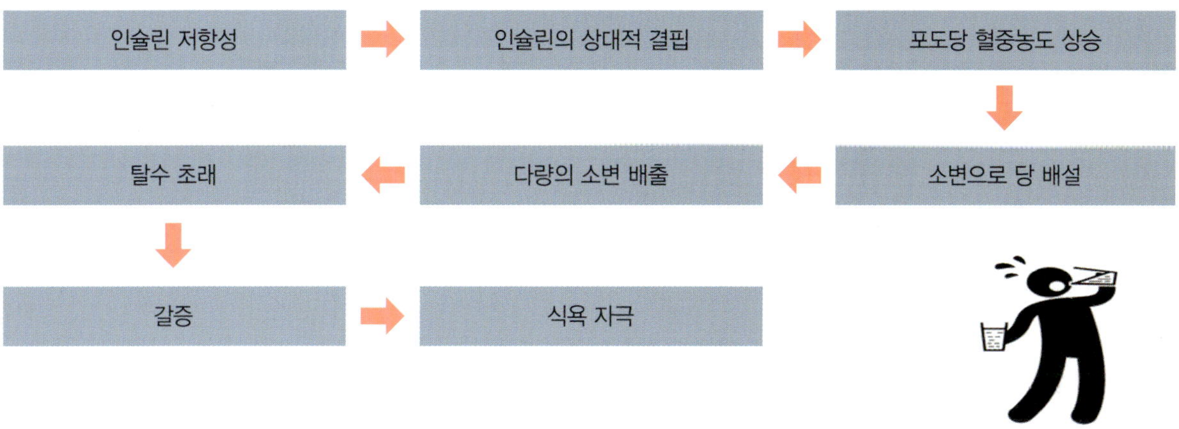

그림 4.9 제2형 당뇨병–인슐린 저항성과 당뇨로의 진행

(3) 2형 당뇨병의 위험요인

크게 유전적인 요인 및 환경적인 요인으로 구분할 수 있다.

- 유전적 요인: 직계가족 중 2형 당뇨병이 있는 경우 40%, 아닌 경우 6%에 불과할 정도로 유전적인 요인의 영향이 높은 편임
- 환경적 요인: 좌식생활 양식, 신체활동 부족, 흡연, 알코올 섭취, 영양 불균형, 비만 등
- 비만: 특히 비만은 2형 당뇨병 발병의 주위험요인으로 인슐린 저항성과 질병 진행에 영향을 주는 요인임. 대한당뇨병학회(2022)는 2형 당뇨병 환자의 50% 이상이 비만을 동반하는 것으로 보고함. 비만도 유전적인 영향이 높으므로 유전과 환경적인 요인이 모두 영향을 준 결과임

- 최근의 연구에서는 수면 장애인 폐쇄성 수면 무호흡증(obstructive sleep apnea, OSA)도 인슐린 저항성 및 포도당 불내성과 관련된 새로운 위험인자로 제시하고 있음
- 영양 불균형: 혈당지수가 높은 저 섬유질 식단, 특정 지방산(동물성 포화지방산)은 다양한 수준으로 인슐린 저항성과 당뇨병 위험을 높이며 포화지방산의 섭취가 높을수록 당뇨병의 위험이 증가함

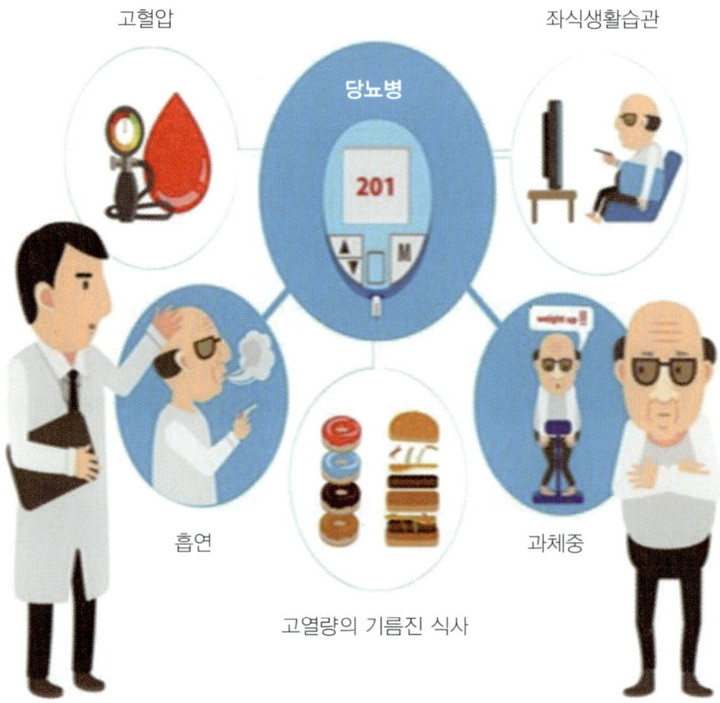

그림 4.10 당뇨병 위험요소

표 4-1 1,2형 당뇨병의 위험인자

과체중(BMI ≥23kg/m^2)
직계가족(부모, 형제자매)의 가족력
공복혈당장애나 내당능장애의 과거력
임신당뇨병이나4kg 이상의 거대아출산력
고혈압(140/90mmHg 이상 또는 약물 복용)
HDL 콜레스테롤 35mg/dL 미만 또는 중성지방 250mg/dL 이상
인슐린 저항성(다낭난소증후군, 흑색가시세포증 등)
심혈관질환(뇌졸중, 관상동맥질환 등)
약물(글루코코티코이드, 비정형 항정신병약 등)

표 4-2 1, 2형 당뇨병의 특징

특징	1형 당뇨병	2형 당뇨병
발생연령	일반적으로 40세 이전에 발생	일반적으로 40세 이후에 발생
체중	과체중이 아닌 마른체격	일반적으로 과체중
증상	갑자기 나타남	증상이 없거나 서서히 나타남
인슐린 분비	분비되지 않음	소량 혹은 대량 분비
인슐린 치료	반드시 필요	경우에 따라 필요
발병 비율	전체 당뇨병의 10%	전체 당뇨병의 90%

3) 당뇨전단계

혈당이 당뇨병 진단기준보다 낮지만 정상보다 높은 경우를 말한다.

- 당뇨병 전단계는 공복혈당장애(impaired fasting glucose, IFG)와 내당능장애(impaired glucose tolerance, IGT)로 구분해 볼 수 있음
- 정상인: 공복 혈당이 100mg/dL 미만, 식후 2시간 혈당이 140mg/dL 미만
- 공복혈당장애: 8시간 이상 공복상태에서 측정한 혈당이 100~126mg/dL인 경우
- 내당능장애: 75g의 포도당 용액 섭취 2시간 후 혈당 수치가 140~199mg/dL인 경우,
- 당화혈색소가 5.7~6.4%인 경우
- 공복혈당장애는 췌장 베타 세포의 기능이 저하되어 인슐린이 필요한 만큼 생성되지 못하는 경우 발생되며, 내당능장애는 인슐린 저항성에 의해 발생할 가능성이 높음

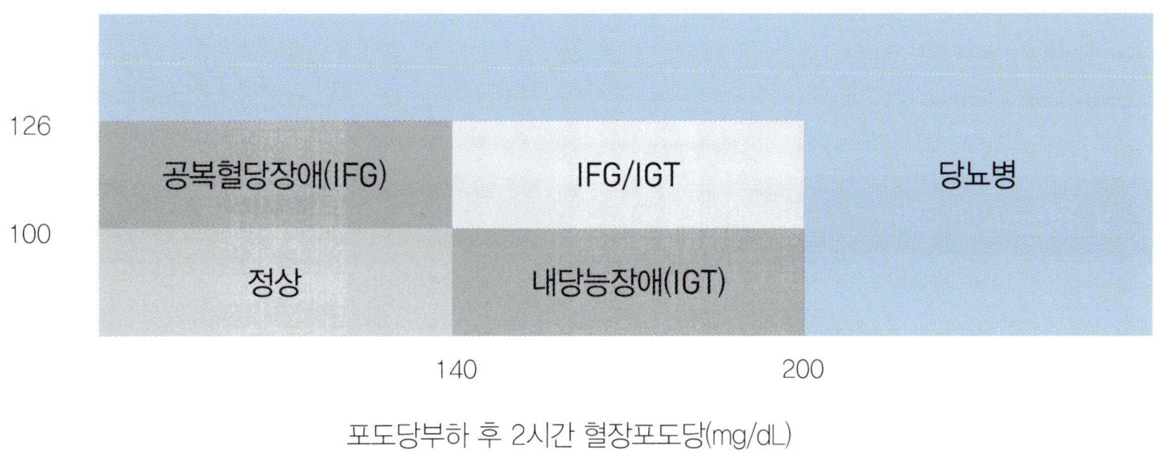

그림 4.11 포도당 부하검사 시 질병 정도에 따른 혈당

4) 임신성 당뇨병

임신 중 체중 증가, 체지방 증가 등으로 인해 인슐린 저항성이 증가하는데 그에 대응하여 췌장 인슐린 분비가 충분하지 못하는 경우 임신성 당뇨가 발생한다.

- 임신성 당뇨는 출산 후 사라짐. 그러나 임신성 당뇨가 발생한 여성의 50%에서 20년 이내에 2형 당뇨병으로 진행될 수 있음: 임신 중에 생긴 인슐린 저항성이나 베타세포 인슐린 분비 장애에 의함
- 임신성 당뇨의 부작용
  - 산과적 합병증: 양수과다증, 임신성 고혈압, 신우신염, 조산, 수술적 분만 시 합병증, 제왕절개 비율 증가
  - 신생아에서의 문제: 거대아 (>4kg), 출생 시 손상, 저혈당증(태아 췌장 베타세포 비후에 의한), 저칼슘혈증, 고빌리루빈혈증, 적혈구과다증, 신생아 호흡곤란
  - 임산부의 당뇨병은 5~10%의 확률로 태아의 기형 및 사망과 관련이 있음

3. 당뇨병의 진단 기준

- 8시간 이상 금식한 상태에서 측정한 혈당(공복혈당)이 126mg/dL 이상인 경우
- 포도당 75g을 물 300cc에 녹여 5분에 걸쳐 마신 후(경구당부하검사) 2시간 째 측정한 혈당이 200mg/dL 이상인 경우
- 당화혈색소 검사결과가 6.5% 이상인 경우

  ※ 위의 세 가지 검사는 명백한 고혈당이 아니라면 다른 날에 반복 검사
- 다뇨, 다음, 체중감소와 같은 당뇨병의 전형적인 증상이 있으면서 식사 시간과 무관하게 측정한 혈당이 200mg/dL 이상인 경우

4. 당뇨병의 검사

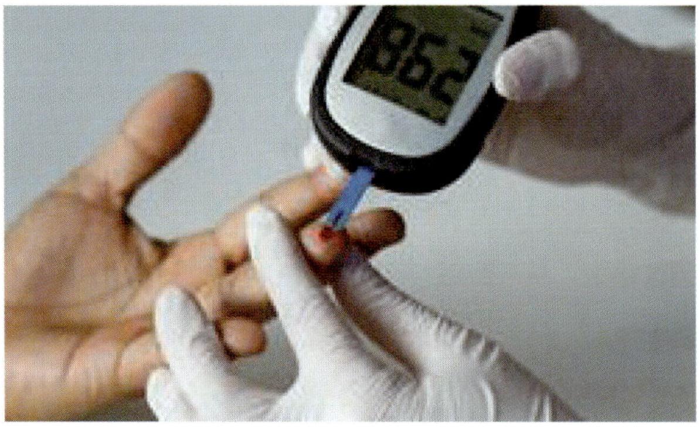

- 공복혈당 검사
- 경구포도당부하 검사
- 당화 혈색소
- 뇨검사

그림 4.12 혈당 측정

1) 공복 혈당

- 8시간 이상 공복 후의 혈당 측정
- 70~100mg/dL: 정상
- 100~125mg/dL: 공복혈당 장애
- 126mg/dL 이상: 당뇨병

2) 경구포도당부하 검사

- 검사 대상
  - 공복혈당장애가 있는 경우
  - 당뇨병 발병 위험이 높은 경우 선별(screening)을 위해: 고지혈증, 임신성 당뇨, 비만, 대사증후군 의심, 설명할 수 없는 신경병증, 망막병증, 심혈관질환
  - 공복혈당검사가 어려운 60세 이상의 노인
  - 당화혈색소 검사가 부정확하거나 혈액관련 질환으로 믿기 어려울 때

표 4-3 경구포도당부하 검사 방법

검사방법	
1	김사 3일 전까지 일상적인 식사를 할 것
2	최소 8시간 금식 후 검사
3	250~300mL의 물에 희석된 포도당 75g 이나 150mL의 포도당용액을 5분 이내에 마시게 함
4	검사 전 혈당과 검사 2시간 후 혈당을 측정
5	필요한 경우 30분, 60분, 90분대의 혈장 포도당 수준을 측정할 수 있음

표 4-4 경구포도당부하 검사와 당뇨의 관계

구분	공복혈당		검사 2시간 후 혈당
정상	〈100mg/dL	그리고	〈140mg/dL
당뇨	126mg/dL	또는	200mg/dL
경계형 당뇨	100~125mg/dL	또는	140~199mg/dL

3) 당화혈색소(HbA1C)

헤모글로빈은 적혈구 내에 존재하며 산소와 이산화탄소를 운반한다.

- 혈당이 높아지면 헤모글로빈과 결합하여 당화혈색소가 형성됨
- 당화혈색소는 정상인에게도 존재하지만 4~5.6% 정도. 5.7~6.4%는 당뇨전단계, 6.5%를 넘어서면 당뇨로 진단
- 적혈구의 수명은 약 120일 정도이므로 당화혈색소는 120일 기간 동안의 혈당을 반영한다고 할 수 있어 혈당관리를 어떻게 해왔는지를 알려줌

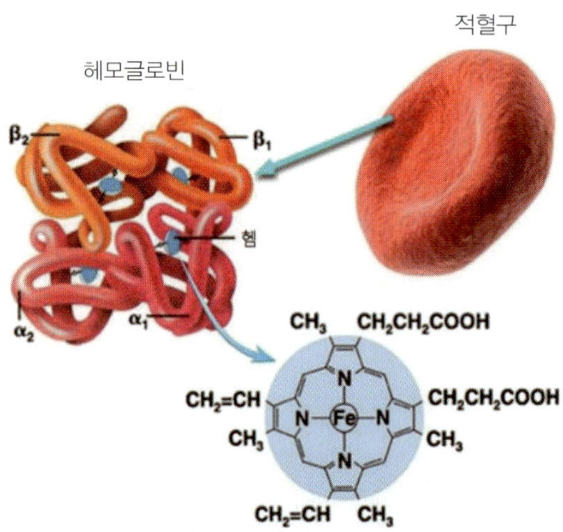

그림 4.13 헤모글로빈의 구조

4) 당뇨(glycosuria)

혈중의 포도당은 신장 사구체에서 여과되지만, 대부분이 재흡수되어 소변으로 배출되지 않는다.

- 포도당은 근위세뇨관에서 Na^+과 함께 공동수송되는데, 여과되는 양이 공동수송되는 양보다 많아지면 소변으로 배출됨
- 혈장 내 포도당의 농도가 180~200mg/dL를 넘어서면 소변으로 배출되기 시작함
- 치료받지 않는 당뇨환자는 많은 부피의 소변을 배설하는데 이는 배설된 포도당이 세뇨관내 삼투압을 증가시켜 물을 끌고 나가기 때문
- 소변 내의 당은 요시험지 검사를 통해 간단하게 검출할 수 있음

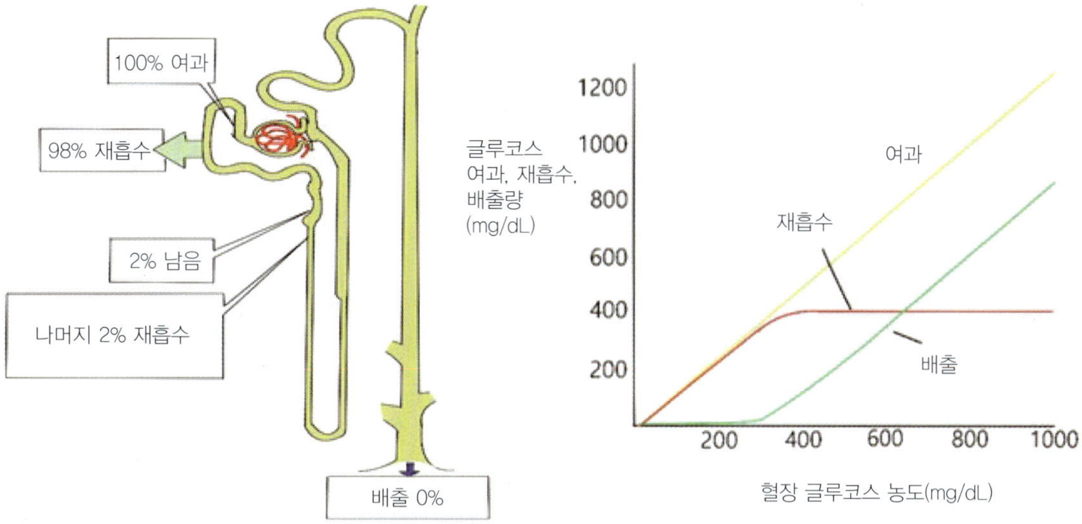

그림 4.14 세뇨관에서의 당의 이동

5. 당뇨병의 증상

1) 2형 당뇨병의 증상

당뇨로 소변을 통한 포도당 배출이 늘어나면서 요의 양이 늘어나게 되고 이로 인한 수분소실로 인해 물을 많이 마시게 된다.

- 인슐린 부족에 의한 세포내 포도당 사용의 부족으로 에너지가 고갈되고 이로 인해 많이 먹게 됨
- 당뇨병이 진행됨에 따라 2형 당뇨병은 복부둘레의 증가가 나타나고, 제1형 당뇨병은 체중의 감소가 흔히 나타남

(1) 주요증상

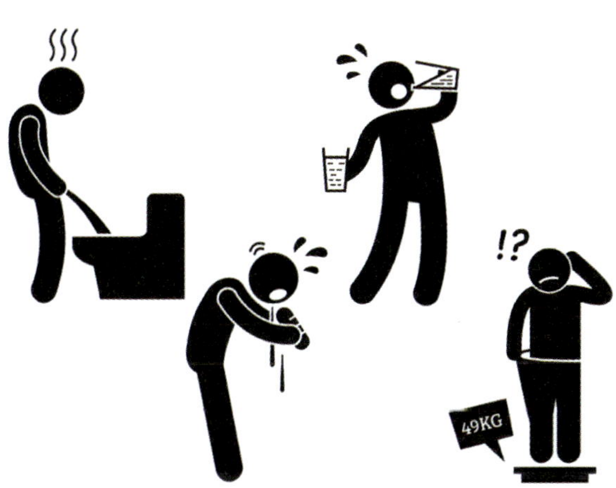

① 빈뇨/다뇨(소변을 자주 많이 봄)

② 다음(과도한 목마름)

③ 다식(배고픔으로 많이 먹게 됨)

④ 체중감소

그림 4.15 당뇨병의 주요 증상

(2) 기타 다른 증상

당뇨병 환자들의 주요증상 외에도 많이 나타나는 증상은 다음과 같다.

① 피로감

② 눈이 뿌옇게 보임

③ 다리에 통증

④ 입이 마름

⑤ 피부가 건조하고 가려움

⑥ 발기부전(남성의 경우)

⑦ 음부 가려움증(여성의 경우)

⑧ 상처치유가 느려지거나 잘 안됨

⑨ 감염성 질환에 걸리기 쉬움(감기, 요도감염 등)

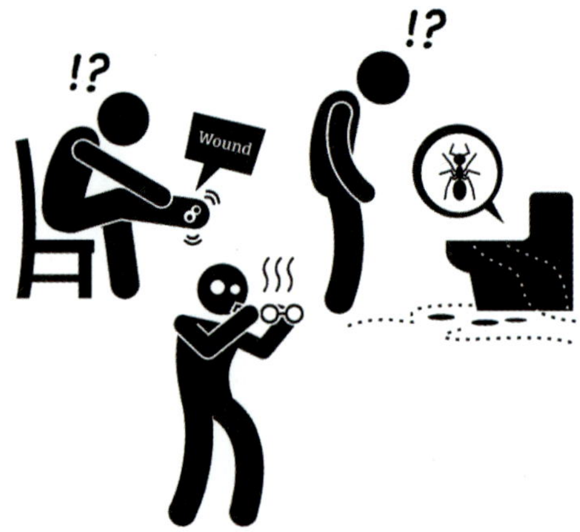

그림 4.16 당뇨병의 기타 다른 증상

(3) 증상의 원인

- 고혈당: 인슐린 부족
- 체중감소: 근육, 지방조직, 체성분 손실
- 케톤증: 지방 산화의 급격한 증가
- 무력감: 수분, 전해질 불균형
- 다뇨: 포도당 배설을 위한 수분 배설
- 갈증: 다뇨에 의한 체수분 손실

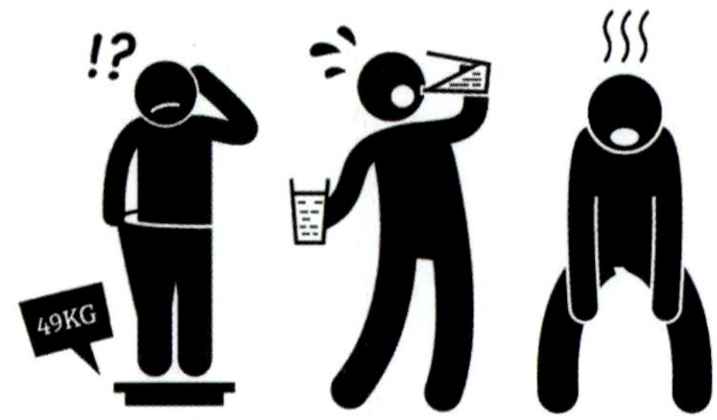

그림 4.17 당뇨병 증상의 원인

2) 1형 당뇨병의 증상

유전적, 환경적, 면역학적 요인에 의해 췌장 베타세포가 파괴되어 발병한다.

- 인슐린의 상대적 부족인 2형 당뇨와 달리 인슐린이 생성되지 않아 생기는 병이므로 병의 진행과정도 2형과 다름
- 인슐린 부족에 따른 세포내 포도당 이용의 감소는 포도당 생성을 촉진하는 길항 호르몬인 글루카곤, 카테콜아민, 코티솔, 성장호르몬 등의 과분비를 촉진하게 되고,
- 그 결과 ① 근육세포에서의 아미노산 동원 증가 ② 지방세포에서 지방산과 글리세린 유리 증가 ③ 간세포에서의 글리코겐 분해 증가 ④ 증가된 아미노산, 글리세롤 등을 이용한 포도당 신생성 증가에 따른 혈당 증가 ⑤ 간에서 지방산을 이용한 케톤체 생성 증가 등으로 이어짐
- 케톤체의 생성 증가로 케토산 혈증이 나타나고 혈중 완충제인 중탄산염이 고갈되면 대사성산증으로 발전

- 소변으로 배출되는 포도당과 과량의 케톤체는 삼투성 이뇨(osmotic diuresis)를 유발하여 다량의 수분이 배설됨
- 이는 전해질 평형 장애와 함께 심각한 탈수를 일으켜 혼수상태와 죽음을 초래할 수 있음

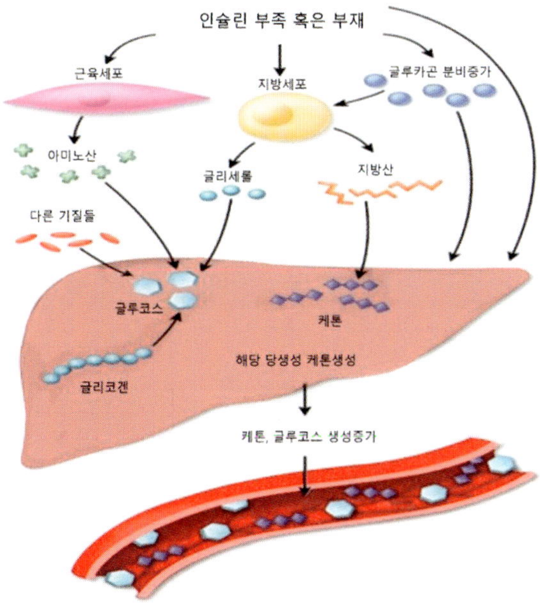

그림 4.18 케톤체의 생성

(1) 케톤체

지방조직으로부터 유리된 지방산 증가는 간에서 아세틸 코에이합성 증가로 이어진다.

- Acetyl CoA는 HMG-CoA를 거쳐 케톤체인 아세토아세트산(acetoacetate), 아세톤(acetone), 3-하이드록시부티레이트(3-hydroxybutyrate)를 형성함
- 케톤체는 수용성으로 다른 장기로 쉽게 이동하여 에너지 생성에 이용될 수 있음
- 케톤체는 아래의 조건에서 간에서 생성

① 단식
② 기아
③ 탄수화물 제한식 섭취
④ 장기간의 극심한 운동
⑤ 조절되지 않은 1형 당뇨
⑥ 알콜중독 등

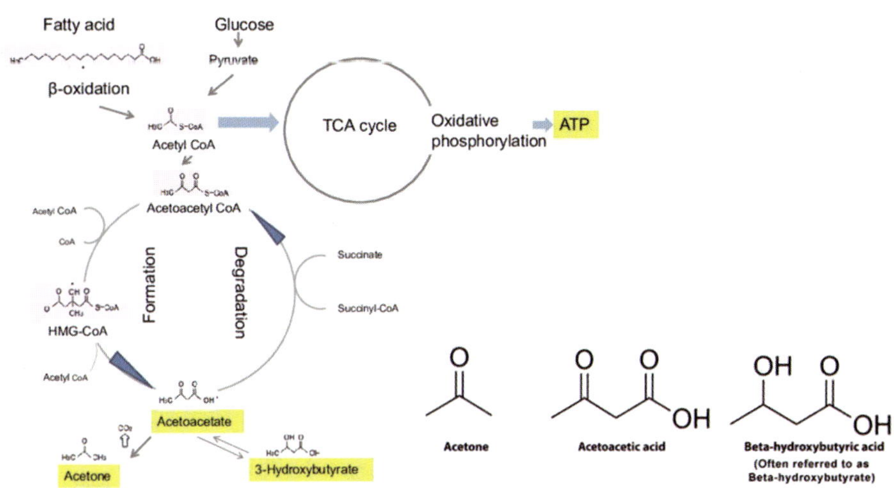

그림 4.19 케톤체

- 단식 등의 원인으로 간에서 글리코겐 저장고가 고갈된 후 24시간 이내에 혈액 내로 방출됨

(2) 당뇨병성 케토산혈증(diabetic ketoacidosis, DKA)

케토산의 증가로 완충 중탄산염의 농도가 감소하면서(〈15meq/L) 대사성 산증으로 발전한다(동맥혈 pH : 6.8~7.3).

- 인슐린 투여, 수액공급
- 혈당감소와 전해질 균형 유지를 목표로 함

표 4-5 당뇨병성 케톤산혈증의 양상

증상	악화인자	신체검사
• 오심/구토 • 갈증/다뇨 • 복통 • 호흡이 짧아짐	• 부적절한 인슐린 복용 • 감염 • 경색(뇌, 관상동맥, 장간막, 말초) • 약물 • 임신	• 빈맥 • 점막 건조/피부 긴장도 감소 • 탈수/저혈압 • 빈호흡(쿠스마울(Kussmaul)호흡/호흡곤란) • 복부압통(췌장염이나 외과적 복통과 비슷할 수 있음) • 기면/둔화/뇌부종/혼수

3) 당뇨병과 합병증

- 당뇨병 환자 중 고혈압과 고콜레스테롤혈증을 동반한 경우가 43.6%에 달함(여성 〉 남성)
- 심근경색증의 위험은 당뇨병이 없는 경우보다 공복혈당장애가 있는 경우 1.05배, 당뇨병이 있는 경우 1.59배 증가함
- 또한 당뇨병 환자가 흡연을 하거나 고지혈증과 고혈압을 복합적으로 가지고 있다면, 심혈관질환의 사망률은 당뇨가 없는 사람에 비해 4배 이상 증가

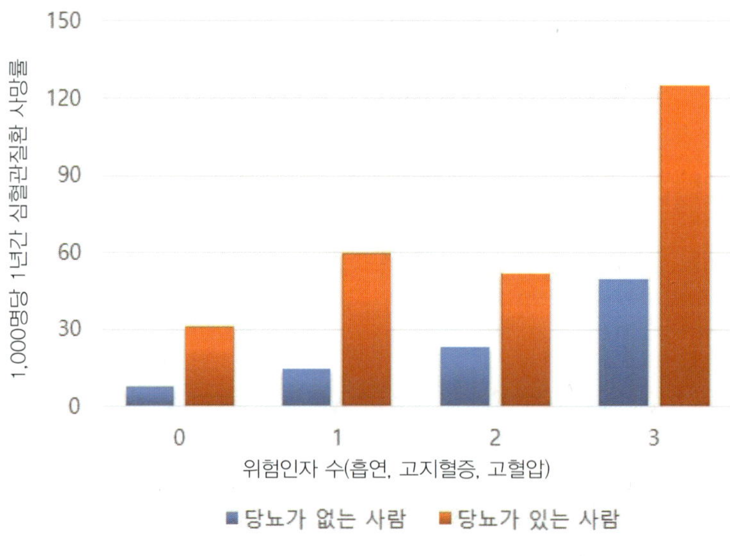

그림 4.20 당뇨병 유무에 따른 심혈관질환 사망률

(1) 당뇨병과 저혈당

급성 합병증으로는 저혈당이 대표적이다. 혈액내 포도당 결핍을 초래하는 과량의 인슐린에 의해서 촉발되며 인슐린 과다는 다음과 같은 경우 발생한다.

- 인슐린 양이 많거나 작용하는 시간이 적당하지 않았을 때, 혹은 잘못된 타입일 때
- 포도당 섭취가 감소했을 때(밤시간 동안의 공복상태, 식사 또는 간식을 걸렀을 때)
- 운동 등으로 인슐린에 의한 포도당 활용이 증가했을 때
- 인슐린 민감성이 증가했을 때(효과적이고 강력한 요법을 시행하거나, 밤 늦은 시간에 운동한 경우, 체력감소나 몸무게 감소가 심한 경우)
- 포도당 생성이 감소했을 때(알코올 섭취에 의해)
- 신부전으로 인슐린 제거가 감소했을 때

① 증상

- 신경저혈당성 반응: 중추신경계 신경세포의 포도당 고갈로 인해 발생. 행동변화, 혼돈, 피로, 발작, 의식 소실, 심하면 사망
- 신경성 반응: 아드레날린성 증상(심계항진, 떨림, 불안 등), 콜린성 증상(발한, 공복감, 감각이상 등)

(2) 만성 합병증

합병증은 대혈관에 나타나는 관상동맥질환, 뇌혈관 질환, 말초혈관질환이 있고, 미세혈관에 나타나는 신장, 눈, 신경계 손상이 있다.

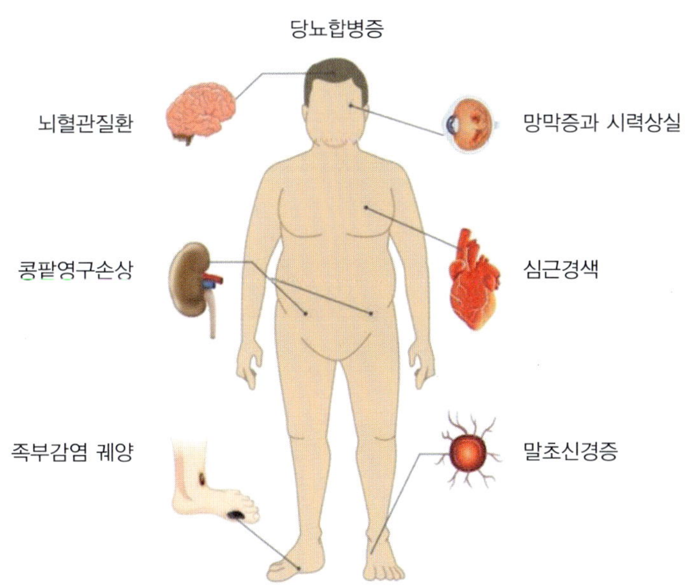

그림 4.21 당뇨병의 만성 합병증

① 대혈관 합병증

대혈관장애 합병증은 동맥경화 및 죽상동맥과 관련하여 발생한다.

- 심장과 뇌의 혈관질환이 대표적인 당뇨병의 대혈관장애 합병증이며, 하지로 가는 혈류의 공급 부족에 의한 말초혈관질환이 흔히 발생
- 적절히 치료되지 않고 고혈당이 지속될 경우 발가락과 발의 궤양 및 괴저를 일으켜 발을 절단할 수도 있음
- 심근경색
  - 혈전에 의해 관상동맥의 혈류가 막히면 심장마비로 진행
- 뇌혈관질환(뇌졸중)
  - 뇌로 가는 혈류의 공급이 감소되거나 중단
  - 뇌의 혈관이 혈전에 의해 막히거나 파열 시 발생
- 말초혈관질환
  - 말초로 가는 혈류의 공급 부족에 의해 발생
  - 발가락과 발의 궤양 및 괴저를 일으켜 심각할 경우 발을 절단하게 됨

표 4-6 대혈관 합병증

심장동맥질환: 협심증, 심근경색증	고지혈증, 고혈압, 동맥벽 내막의 퇴행성 변화와 관련된 관상동맥과 동맥경화증
뇌혈관질환: 뇌경색, 뇌출혈	
말초혈관질환: 허혈, 괴사, 병변부위의 절단	

표 4-7 미세혈관 합병증

신장	기저막 비후에 의한 모세혈관 폐쇄 혹은 파열
당뇨병성 신장병증	
만성 신부전	
눈	미세동맥류, 혈관신생, 섬유화에 의한 시력 상실
망막병증	
신경계	허혈에 의한 미엘린수초의 퇴축
중추신경계와 말초신경계의 신경병증	
감각운동, 자율신경계 섬유의 기능 감소	

② 미세혈관장애 합병증

a. 당뇨병성 망막병증(diabetic retinopathy)

당뇨병신증과 당뇨병성신경증과 함께 당뇨병의 3대 합병증의 하나이다.

- 성인들의 가장 흔한 실명 원인
- 망막에는 빛과 색을 느끼는 감수기세포, 그 외 중계세포를 포함한 수많은 세포와 미세혈관이 있음
- 망막병증은 크게 두 단계(비증식성, 증식성)로 구분
- 비증식성 망막병증은 망막의 혈관이 약해지고 혈관 밖으로 혈액과 혈장이 빠져나가면서 출혈과 부종이 발생하는 것을 말함
- 증식성 망막병증은 손상된 혈관이 막히면서 국소적 허혈이 발생하게 되면 이에 반응하여 시신경과 황반 부위에 새로운 혈관이 형성되며 이렇게 새로 만들어진 혈관은 쉽게 터져 출혈로 이어짐. 출혈부위는 상처가 낫는 과정에서 딱딱하게 되어 이는 결국 망막박리로 이어짐
- 당뇨병성 망막병증은 당뇨병이 발생하고 수년에서 10년 이상 경과하고 발병
- 상당히 진행할 때까지 자각증상이 없는 경우도 있고 시력에 크게 지장이 없기때문에 정기적인 검사를 통한 관리가 필요

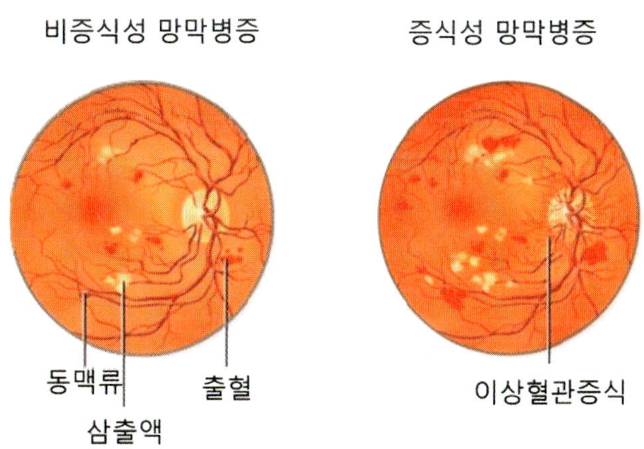

그림 4.22 당뇨병성 망박병증

b. 당뇨병성 신증(diabetic nephropathy)

우리나라 당뇨병 환자의 1/3이 당뇨병성 신증을 가지고 있다.

- 고혈당이 지속되면 신장 내 사구체의 세동맥과 모세혈관도 퇴행성 변화를 일으킴
- 여기에 고혈당에 의한 신장으로의 혈류증가는 신장에서 혈액을 여과하는 사구체의 구조적 변화(세포 외 조직 증가, 기저막 비후, 섬유화 등)를 유발하게 됨
- 사구체의 손상이 발생하게 되면 단백뇨가 나타나게 되고 혈장 삼투압이 감소하여 부종으로 이어짐
- 이러한 상태가 지속되면 결국 신부전으로 연결됨

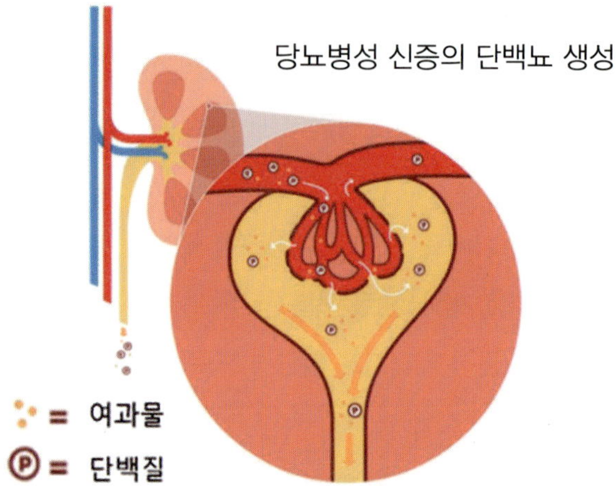

그림 4.23 당뇨병성 신증

c. **당뇨병성 신경증**(diabetic neuropathy)

당뇨병성 신경병증은 혈관 속 당 때문에 말초신경이 손상되어 발생하며, 전체 당뇨병 합병증 가운데 14.4%를 차지한다.

- 말초신경, 특히 양쪽 하지에 잘 나타남: 이상감각, 감각과민, 감각소실 등으로 나타남.
- 진행하면 심부건반사 감소, 위치 감각 소실, 근육 위축 등으로도 이어짐
- 자율신경 반응에도 이상이 발생함: 기립성 저혈압, 빈맥, 소화불량, 배뇨장애, 발기부전 등이 나타남

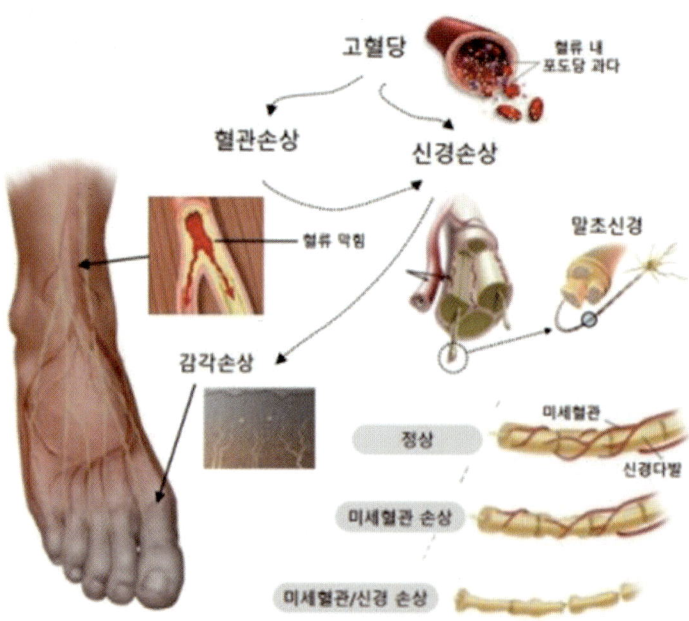

그림 4.24 당뇨병성 신경증

6. 당뇨병의 치료

혈당 조절 목표는 당뇨병 환자의 나이, 유병기간, 합병증 진행정도, 동반 질환, 저혈당 위험, 순응도 등에 따라 개별화된다.

- 일반적으로 당뇨병 합병증을 예방하기 위한 혈당조절의 목표는 당화혈색소 6.5% 이내
- 자가혈당 측정 시 공복혈당 목표는 80~130mg/dL, 식후혈당 목표는 180mg/dL미만
- 식전과 식후 혈당을 비교하였을 때 변동폭이 20~60mg/dL 정도
- 혈당의 변동폭이 크면 당화혈색소의 증가, 합병증의 위험을 증가하게 되고, 심혈관질환의 위험을 높일 수 있으므로 적절한 관리가 이루어져야 함

표 4-8 혈당조절 목표

구분	정상 수치	목표 수치
공복 혈당	100mg/dL 미만	80~130mg/dL
식후 2시간 혈당	140mg/dL 미만	180mg/dL 미만
잠자기 전 혈당	120mg/dL 미만	100~140mg/dL
당회혈색소(%)	5.7% 미만	6.5% 미만

1) 정기적인 검진 실시

혈당의 조절뿐만 아니라 당뇨병 환자는 합병증과 관련하여 정기적인 검사를 1년에 1회 정도 받아야 한다.

- 대혈관 합병증인 심혈관질환과 말초혈관 질환의 검사가 이루어져야 함
- 50세 이상의 무증상 당뇨병 환자나, 50세 미만이라도 흡연력이 있거나 고혈압, 고지혈증과 같은 심혈관질환 위험인자가 있으면서 10년 이상의 유병기간을 가진 환자의 경우
- 발목–상완 혈압비로 측정되는 말초혈관질환의 검사를 하는 것이 필요
- 당뇨병에서 신장 합병증 발생여부 정기적 확인필요
- 신장 합병증은 소변검사를 통해 단백질이 빠져나오는 단백뇨(알부민뇨) 정도와 신장기능의 지표인 사구체여과율로 평가
- 망막병은 당뇨병 성인의 가장 흔한 실명 원인이 되고 질환이 진행될 때까지 증상이 없기 때문에 적절한 치료 시기를 놓치지 않도록 증상과 상관없이 정기적인 안과검진이 필요
- 당뇨병 환자에게 말초혈관질환과 신경의 손상은 발문제를 발생. 특히 당뇨병 성인의 외상을 제외한 하지 절단의 가장 흔한 원인이 되므로 정기적인 검사 필요

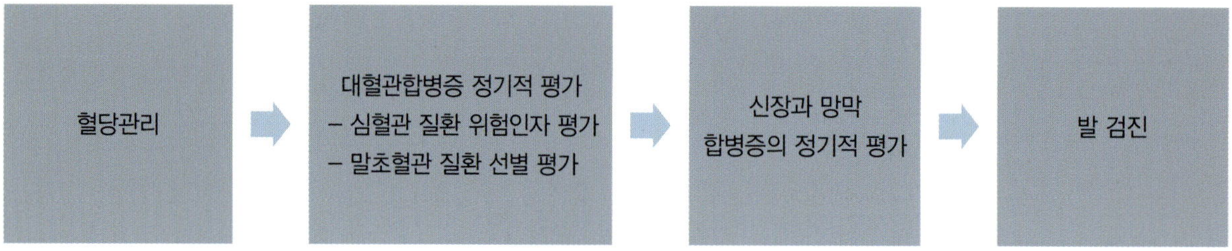

그림 4.25 정기검사

2) 당뇨병의 약물치료

당뇨병의 약제는 인슐린제제와 경구혈당 강화제로 구분해서 볼 수 있다.

- 인슐린제제
- 경구혈당강하제
  - 인슐린분비 유도제: 설포닐유레아(sulfonylurea), 설포닐유레아 외의 제제(mitiglinide 등)
  - 포도당 생성 억제, 말초인슐린 감수성 개선: 메트포민(metformin)
  - 당흡수 억제(알파글루코시다제 억제제, α–glucosidase inhibitors): 아카보스(acarbose), 미그리톨(miglitol) 등
  - 디펩티딜 펩티다제(dipeptidyl peptidase) 억제제: 아골립틴(agoliptin) 등
  - 인크레틴 관련 약제: 알비글루타이드(albiglutide), 티르제파타이드(tirzepatide) 등
  - 인슐린 저항성 감소, 포도당 이용 증가: 치아졸리딘다이온(thiazolidinedione)
  - SGLUT2 억제: 카나글리플로진(canagliflozin) 등

(1) 인슐린 제제

인슐린 제제는 약효시간에 따라 초속효성과 속효성, 지속형, 장기간으로 구분한다.

- 초속효성은 인슐린 제제를 사용한 후 15분부터 효과를 발휘하여 30~90분에 최대값을 나타내고 3~4시간 지속되는 제제
- 속효성은 30~60분부터 효과를 발휘하여 1~3시간에 최대값을 나타내고 6~8시간 지속
- 중간형은 1~2시간부터 효과를 발휘하여 6~12시간에 최대값을 나타내며 18~24시간 지속
- 지속형은 2~4시간부터 효과를 발휘하여 최고점없이 24시간 지속

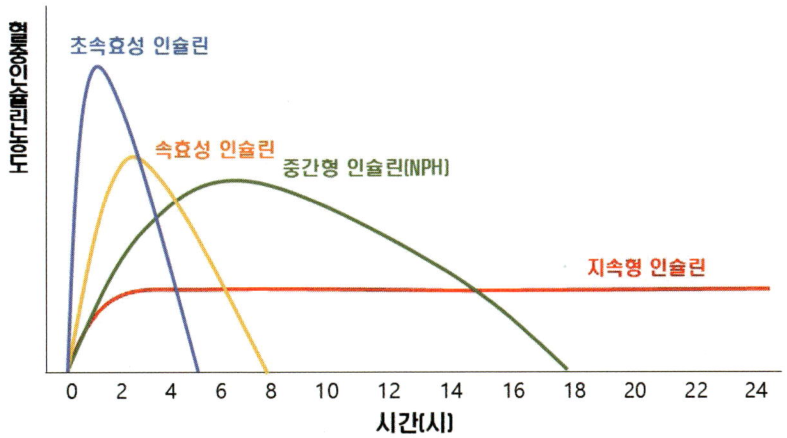

그림 4.26 인슐린 제제의 지속시간

(2) 인슐린분비 유도제

설포닐유레아 계열의 약물은 ATP 의존성 K 통로를 억제한다.

- 포도당이 췌장 β 세포에 들어가면 ATP가 생성되고 그 결과 ATP 의존성 K 통로가 억제되어 막전압이 탈분극됨
- 그 결과 막전압 의존성 칼슘채널이 열리고 칼슘이 β 세포내로 들어오면 β 세포내에 존재하는 과립형태의 인슐린을 자극하여 인슐린을 분비함
- 설포닐유레아는 외부로의 칼륨유출을 막아 지속적 탈분극을 통한 인슐린 분비를 유도함. 설포닐유레아는 음식과 섭취 시 흡수에 방해를 받을 수 있으므로 식전에 투여하는 것이 좋음
- 설포닐유레아는 긴 반감기와 지속적 혈중 인슐린 상승에 따른 저혈당이 나타날 수 있고 혈당 조절 개선에 의한 체중증가의 부작용이 나타날 수 있음

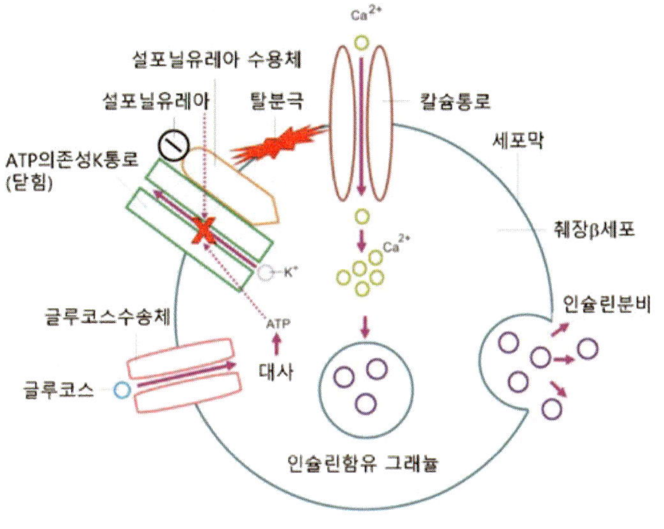

그림 4.27 설포닐유레아의 작용기전

(3) 인슐린 감수성 개선: 메트포민(metformin)

AMP 의존성 protein kinase(AMPK)를 통해 간에서의 당 생성을 억제하고 혈중 지질 수준의 개선과 체중 감소를 유발하여 제2형 당뇨병을 가진 과체중 환자의 1차약물로 사용한다.

- 장에서의 당흡수를 억제하고 인슐린에 대한 감수성도 증가시킴
- 장기간 사용했을 때 심혈관계 합병증을 줄여주는 것으로 알려짐
- 말초조직의 당 흡수와 해당과정을 촉진
- 위장관 당 흡수를 느리게 하여 글루카곤 농도를 낮춤

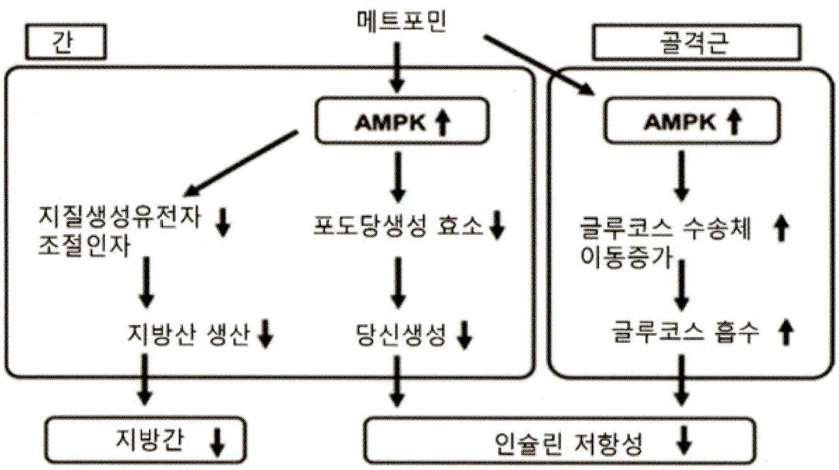

그림 4.28 메트포민의 작용기전

AMPK(adenosin 5'monophosphate-activated protein kinase)

AMPK는 세포내 에너지 소모가 증가되어 AMP가 많이 생성되면 활성화되어 ATP의 사용을 억제하고 이화작용(catabolism)을 유도하여 에너지 항상성을 유지하는 역할을 한다.

- AMPK는 인슐린이 작용하는데 중요한 역할을 하는 효소로 AMPK가 활성화되면 세포내로 포도당을 흡수하는 GLUT4의 수를 증가시켜 근육으로 포도당 이동을 증가시키는 작용함
- 포도당의 신생합성은 억제됨
- AMPK의 활성화는 지방대상에서 지방산의 합성을 유도하는 효소인 지방산합성효소(fatty acid synthase, FAS)와 아세틸조효소 A 카르복실화효소(acetyl CoA Carboxylase, ACC)를 억제하여 중성지방의 합성을 억제하며, 콜레스테롤 생합성의 제한효소인 HMG-CoA 환원효소(HMG-CoA reductase)를 억제하여 콜레스테롤의 생성을 억제함으로써 체내 지질 생성조절에 영향을 줌

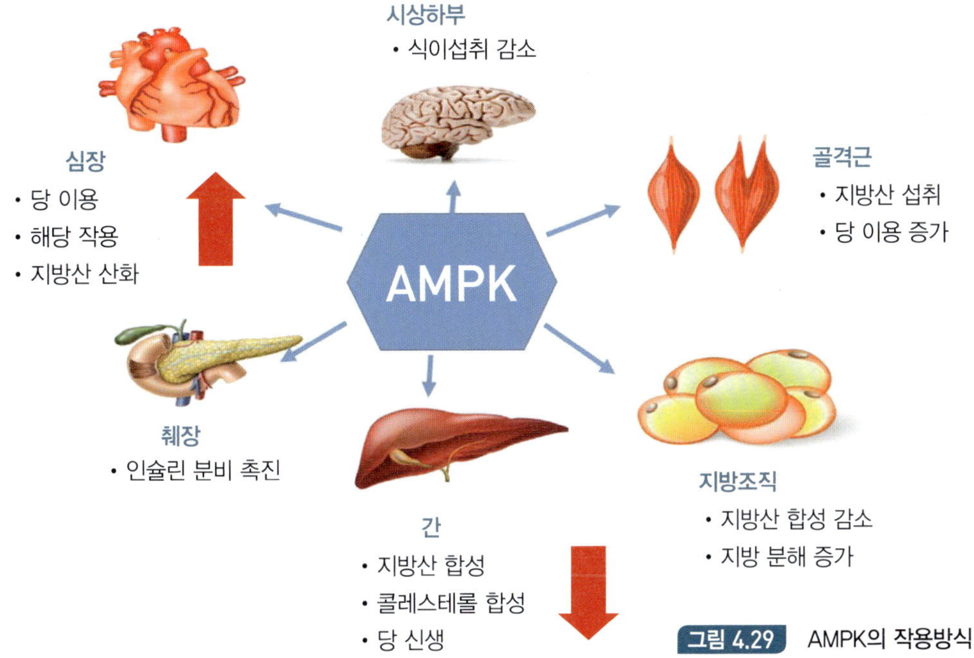

그림 4.29 AMPK의 작용방식

(4) 인슐린 저항성 감소제: 치아졸리딘다이온(thiazolidinedione, TZD)

세포내 대사경로에 작용하여 인슐린의 작용을 강화하고 중요한 조직에서 인슐린의 감수성을 증가시키는 인슐린 증감제이다.

- 간의 포도당 신생합성을 감소시키며 근육과 지방에서 인슐린 의존성 포도당 흡수를 증가시킴
- 핵 전사 조절자인 퍼옥시좀 증식자 활성화 수용체-감마(peroxisome proliferator-activated receptor-γ, PPAR-γ)와의 결합을 통해 유전자 발현을 조절
- 활성화된 유전자는 근육, 지방 및 간에 존재하며, 여기에서 포도당 대사, 지방산 저장 및 지방세포 분화를 조절
- 아디포넥틴, GLUT4의 발현을 증가: 아디포넥틴은 지방세포에서 TNF-α의 효과를 반대하여 인슐린 저항성을 개선하고 인슐린 감수성을 증가시킴
- GLUT4의 발현은 인슐린에 대한 반응으로 지방세포와 골격근세포 로의 포도당 흡수를 증가시킴

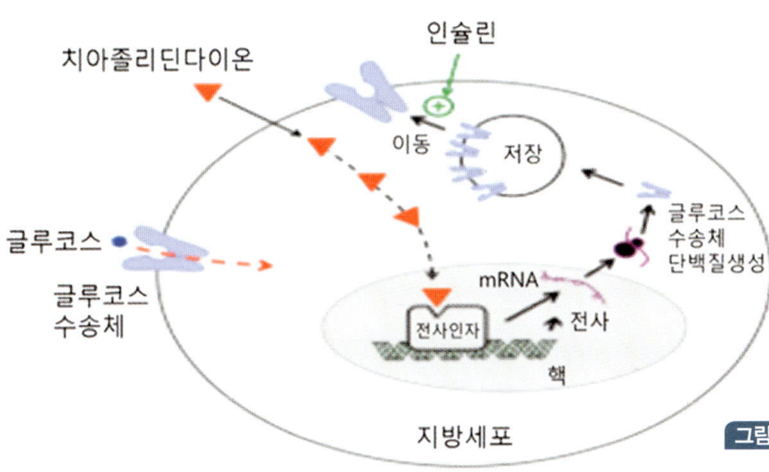

그림 4.30 치아졸리딘다이온의 작용방식

(5) 당흡수 억제제: 알파글루코시다제 억제제(α-glucosidase inhibitor)

알파 글루코시다제는 소장에서 탄수화물을 단당류로 분해시키는 효소이다.

- 알파 글루코시다제 억제제는 상부위장관에서 다당류 흡수를 억제하여 배출함으로써 식후 고혈당을 예방
- 대장으로 탄수화물이 많이 넘어감에 따라 장에서의 가스과다, 설사, 복부통증과 같은 부작용이 발생 가능

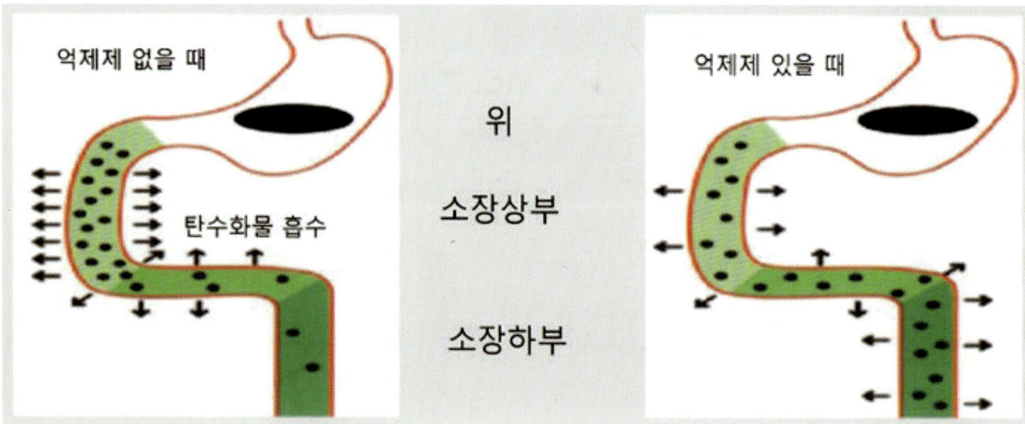

그림 4.31 당흡수억제제의 작용방식

(6) 인크레틴 관련 약제

① 인크레틴(incretin)

인슐린의 분비를 촉진시킬 수 있는 위장관 호르몬을 의미. GLP-1, GIP, 두 단백질이 인크레틴으로 지목되고 있다.

② GLP-1 수용체 작용제(albiglutide, exenatide 등)

체내에서 생성되는 GLP-1은 디펩티딜펩티드 가수분해효소(dipeptidyl peptidase-4, DDP-4)에 의해 빨리 분해된다.

- GLP-1 수용체 작용제는 DDP-4에 의해 분해되지 않는 GLP-1 유사체로 만들어짐
- GLP-1 수용체 위치: 췌장 알파(α), 베타(β), 델타(δ) 세포, 신장, 폐, 심장, 면역세포, 말초 및 중추신경계
- 효과
  - 혈당강하
  - 식욕감소와 포만감 증대를 통한 체중감소
  - 혈압감소, 지질 개선을 통한 심혈관계 보호
  - 신장보호
  - 비알콜성 지방간 개선

③ GLP-1/GIP 수용체 동시 작용제: 티르제파타이드(tirzepatide)

- GIP는 건강한 사람에서 주요한 인크레틴이지만, 당뇨환자에서는 GIP에 대한 저항성이 존재하여 이를 이용한 치료효과가 미미하였음
- 그러나 혈당이 조절되는 환자에서는 GIP에 대한 저항성이 낮아지는 것이 발견되어 최근 GLP-1과 GIP 수용체를 동시에 자극하는 방식의 치료제가 개발되고 있음

④ DDP-4 억제제

- DDP-4를 억제하여 GLP-1의 효과를 늘리는 방식(빌다글립틴 vildagliptin 등)

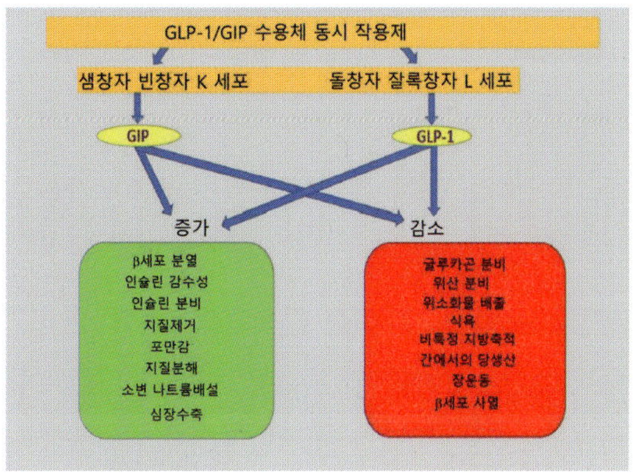

그림 4.32 티르제파타이드의 작용방식

(7) 신장 당 배설 촉진: 카나글리플로진(canagliflozin)

- 신장 근위세뇨관에서의 당흡수 운반체인 SGLUT2 억제
- 소변으로 당배출 촉진을 통한 혈당 강하효과
- 신장이 나쁜 환자에서는 쓸 수 없으며 3차 약제 정도로 사용가능

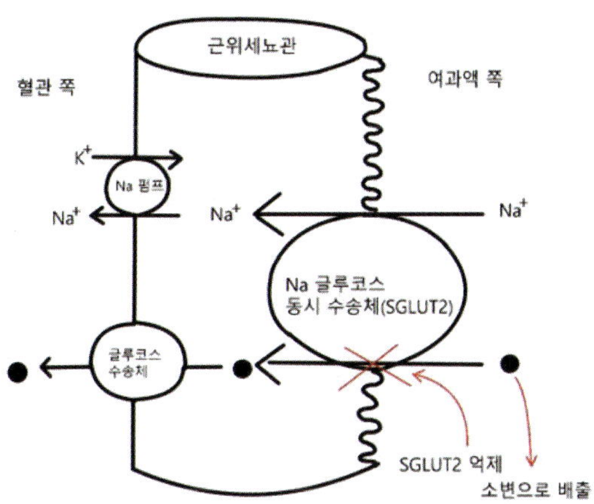

그림 4.33 카나글리플로진의 작용방식

3) 운동요법

운동지침

① 운동을 시작하기 전 금기사항이 없는지 의사에게 처방을 의뢰
② 유산소 운동은 중강도로 주당 150분 이상을 실시하며, 일주일에 적어도 3일 이상 실시. 또한 연속해서 2일 이상 쉬지 않도록 함
③ 저항운동은 주당 2회 이상 실시하며, 유산소 운동과 병행
④ 운동 전후 저혈당이나 고혈당 여부를 확인하기 위해 혈당을 측정
⑤ 앉아있는 시간을 최소화하고 가능한 많이 움직이도록 함

(1) 유산소 운동

당뇨병 환자들은 초기에 체력수준이 낮기 때문에 심혈관질환 위험감소와 심폐지구력 향상을 위해 주당 최소 150분의 중강도에서 고강도의 운동을 실시해야 한다.

- 중강도 유산소 운동 중 고강도의 인터벌 운동을 실시하면 운동 후 회복 초기의 혈당 저하를 둔화시키는데 효과적일 수 있음
- F : 주당 3~7일 실시하며, 활동없는 날이 2일 이상 연속되지 않도록 함
- I : 중강도(40~60% $\dot{V}O_2max$)~고강도(>60% $\dot{V}O_2max$); RPE: 힘들다(12)~매우 힘들다(16)
- T : 제1/2형 당뇨병 모두 중~고강도 운동 150분/주
- T : 대근육군을 이용한 지속적인 운동(걷기, 자전거타기, 수영) 또는 고강도 인터벌 트레이닝(HIIT)

※ FITT: 빈도, 강도, 시간, 형태

(2) 저항 운동

조절되지 않는 고혈압 중증 증식성 망막병증, 최근 레이저를 이용한 수술 치료와 같은 금기사항이 없는 당뇨병 환자나 당뇨병 전단계인 사람은 저항운동을 권장한다.

- F : 비연속적으로 최소 주당 2~3일
- I : 중강도(50% 1 RM)~고강도(70~85% 1RM)
- T : 최소 8~10가지 대근육군 운동, 10~15회 반복, 1~3세트
- T : 머신, 프리 웨이트, 탄성밴드, 체중부하 운동

※ FITT: 빈도, 강도, 시간, 형태

(3) 유연성/평형성 운동

유연성 운동을 당뇨병 환자한테 권고하지만 당뇨병 환자의 혈당이나 신체구성 및 인슐린 작용에 미치는 영향은 적으므로 다른 운동을 대체해서는 안된다.

- F : 유연성과 평형성 운동 주당 2~3일 이상

- I : 당기는 느낌이나 경미한 불편감이 느껴질 때까지 스트레칭하며, 평형성 운동은 저~중강도로 실시
- T : 정적 스트레칭을 10~30초 유지, 동작 당 2~3회 반복
- T : 정적, 동적 다양한 형태의 스트레칭, 요가

※ FITT: 빈도, 강도, 시간, 형태

(4) 운동효과

a. 급성운동 효과(acute exercise effect)

- 신체활동/운동은 간 포도당 생성의 균형을 이루고 움직이는 근육으로의 포도당 흡수를 증가시킴
- 운동 후 2시간에서 72시간 동안 전신 인슐린 민감성이 증가됨
- 운동강도가 증가함에 따라 근육 활동을 위한 에너지원으로 탄수화물의 사용이 증가하여 포도당 이동과 사용이 증가함
- 중강도의 유산소 운동은 혈당과 인슐린 작용을 향상시킴
- 외인성 인슐린이나 인슐린 분비 촉진제를 사용 시 운동으로 인한 저혈당을 위험이 있으므로 주의해야 함
- 유산소 운동과 저항운동을 같이 병행하는 것이 혈당 조절과 개선에 더 효과적임

b. 장기간 운동 효과(chronic exercise effect)

- 유산소와 저항 운동 모두 인슐린 작용, 혈당 조절, 지방 산화 및 근육의 포도당 저장을 증가시킴
- 저항운동은 골격근량을 증가시킴
- 체중감량이 이루어질 경우 더 많은 개선 효과가 나타남
- 체력수준이 증가할수록 모든 원인 및 심혈관 사망률이 낮아짐
- 운동과 체력수준의 증가는 2형 당뇨병 환자의 우울 증상을 개선시키고 삶의 질을 증가시킴
- 근육량 증가는 혈당조절을 개선시킴

(5) 주의사항

환자, 보호자, 및 운동 동료는 모두 저혈당 증상을 숙지해야 한다.

- 저혈당 증상: 단순당 섭취 필요
- 힘든 운동: 30분마다 15~30g 탄수화물 섭취 권장
- 아침에 복부에 인슐린 주사 후 오전 운동은 피하고 오후 점심 식사 후에 운동하는 것이 권장
- 속효성 인슐린 팔, 다리에 주사했다면 1시간 후 운동

표 4-9 새벽 공복 시 운동과 저녁 늦은 운동: 저혈당 유방

운동 전 혈당이 100mg/dl 이하 : 15~30g 탄수화물 섭취
식사 2~3시간 후 운동
운동 2~3시간 후에 가벼운 음식 보충

(6) 금기사항

운동 시작 전 심혈관질환 및 미세혈관 합병증 유무를 평가해야 한다.

- 심한 망막병증이 있는 경우 망막출혈과 망막박리의 위험이 높으므로 고강도의 운동은 피함
- 심한 말초신경병증이나 발질환이 있는 경우 체중부하가 많은 운동은 피함
- 심혈관질환이 있거나 위험이 높은 경우 고강도운동은 피함

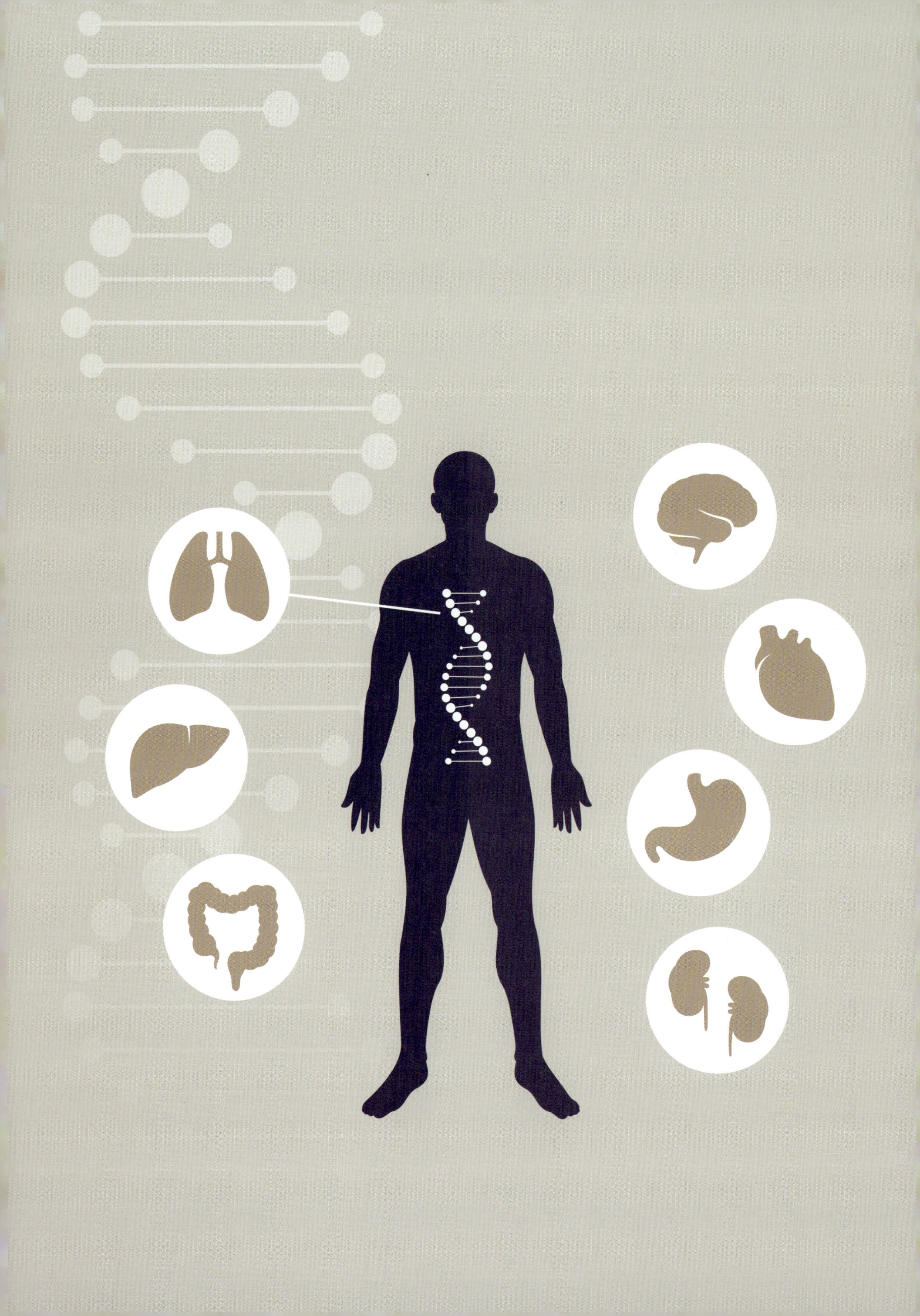

제5장

이상지질혈증

Dyslipidemia

1. 지질

동물성 또는 식물성 음식물로부터 얻는 지질이 몸에서 어떻게 변화되는지는 화학적 구조, 수용성 환경 속의 다른 지질과의 작용에 의해 정해진다.

- 에스터처럼 물과 전혀 어울리지 않는 것도 있고 인지질처럼 어느 정도 어울리는 것도 있음
- 보통 지방(fat)이라고 할 때는 중성지방(TG)을 지칭함
- 음식으로 섭취하는 지질의 대부분은 TG이고 인지질과 콜레스테롤이 그 다음임
- 담즙에서 유래한 지질, 탈락한 장 상피세포에서 유래한 지질, 장내 세균에서 유래한 지질 또한 존재함

1) 지질의 소화와 흡수

지질의 소화와 흡수는 입, 위와 작은창자에서 담당한다.

- 입, 위에서의 소화
  - 음식물을 잘게 부수는 기계적 소화가 주로 일어남. 화학적 소화도 되나 대부분 작은창자가 담당
- 작은창자에서의 소화
  - 입과 위에서 기계적, 화학적 소화를 거친 분해산물은 담즙산염과 결합하며 유화된 지질방울(emulsion droplet)이 됨
  - 지질방울은 췌장에서 분비된 지방분해효소 리파제(lipase)에 의해 더 분해되고 담즙산염과 함께 혼합미포(mixed micelle)를 형성
  - 혼합미포는 담즙염과 지질분해산물(지방산, 콜레스테롤, 라이소인지질, 모노아실글리세롤)로 구성
  - 혼합미포는 담즙산염 덕분에 친수성을 띠게 되어 상피세포로의 접근이 쉬워짐
- 작은창자 상피세포에서의 흡수
  - 상피세포로 접근한 혼합미포에서 떨어져 나온 지질 분해산물은 상피세포 내로 이동 후 상피세포 내에서 변화함
  - 상피세포 내로 들어온 지질 분해산물은 재합성 과정을 거침
  - 재합성된 지질들은 아포지단백(apolipoprotein)과 결합하여 암죽미립(chylomicron, CM)을 형성
  - CM은 림프관을 통해 혈류로 들어감

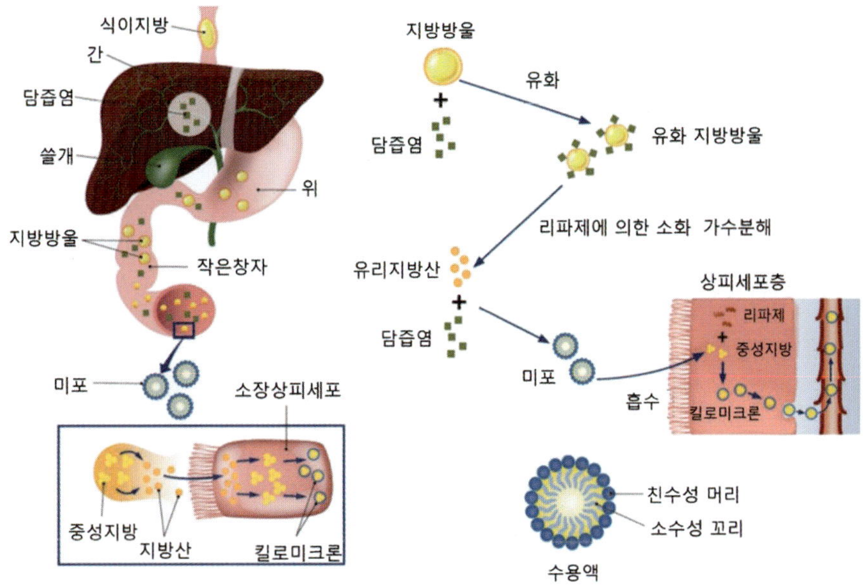

그림 5.1 지질의 소화와 흡수

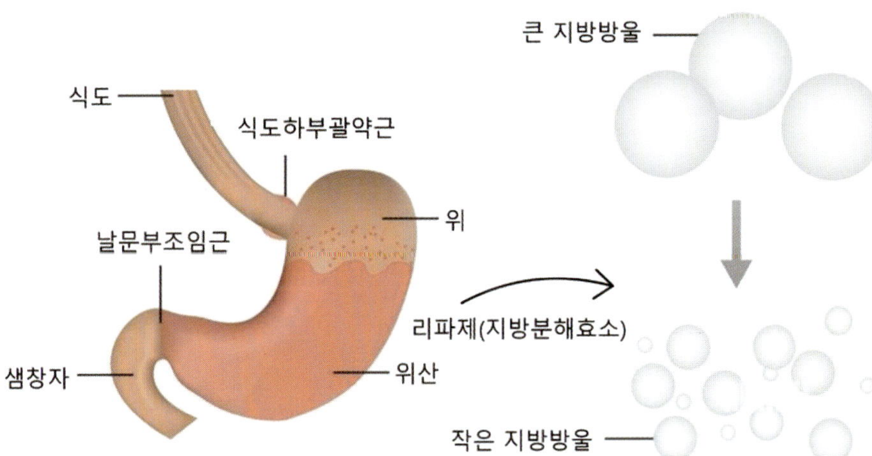

그림 5.2 위에서의 지방 소화(지방방울 형성)

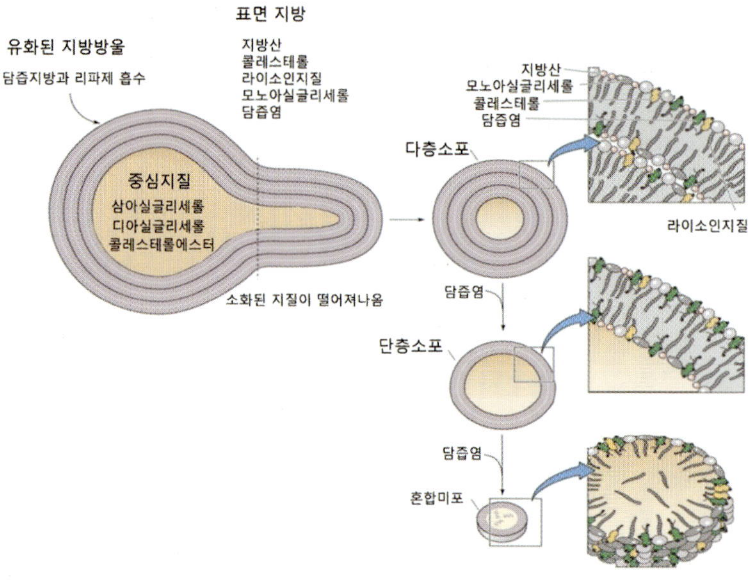

그림 5.3 담즙산염이 첨가된 유화된 지질방울 형성과 혼합미포 형성

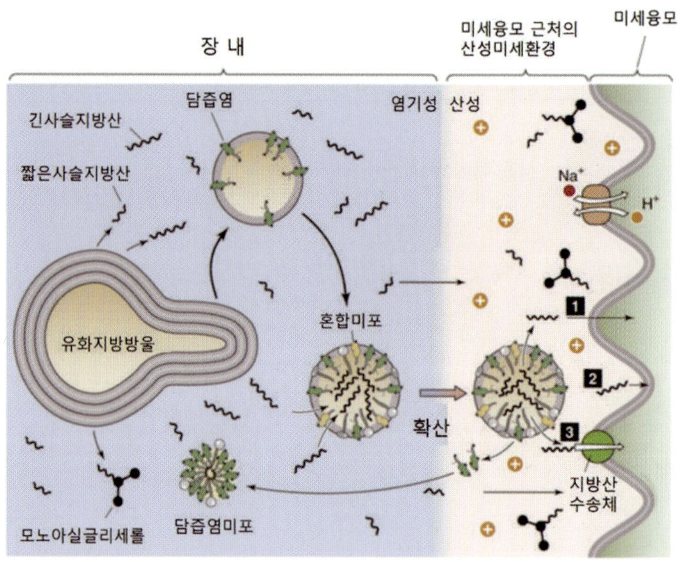

그림 5.4 혼합미포를 통한 지질분해산물의 상피세포 내 이동

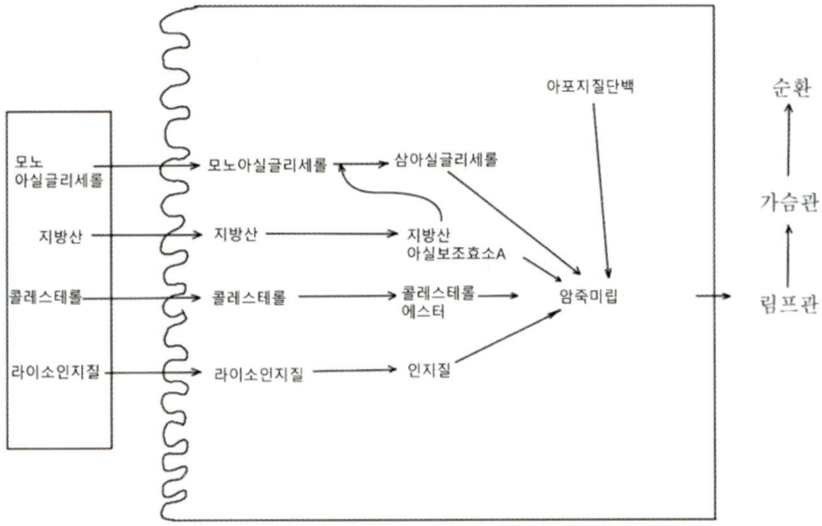

그림 5.5 소장상피세포에서 흡수된 지질분해산물의 재합성

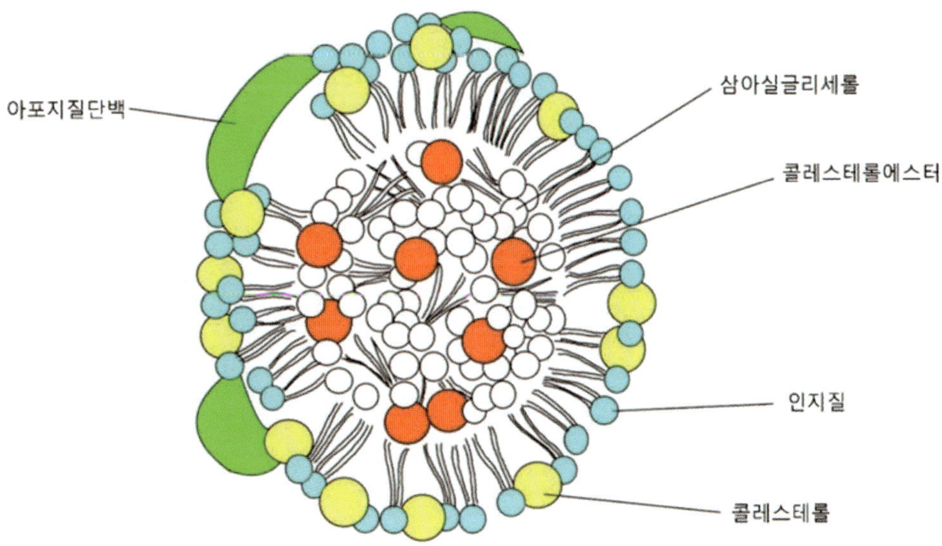

그림 5.6 암죽미립(Chylomicron)

2) 담즙산

- 담즙산은 지질흡수 시 혼합미포 계면활성제로 작용
- 콜레스테롤 대사의 마지막 종착지
- 간세포에서 콜레스테롤에 수산기(–OH)를 붙여 1차 담즙산인 콜산(cholic acid) 또는 키노디옥시콜산(chenodeoxycholic acid) 생성
- 1차 담즙산은 글리신(glycine), 타우린(taurine) 등과 결합하여 담즙염 형태로 배출(제일 아래 그림)
- 담즙염은 샘창자에서 이온화된 상태를 유지할 수 있어 수용성이 좋고 지질과도 쉽게 섞일 수 있어 지질 흡수에도 도움이 됨

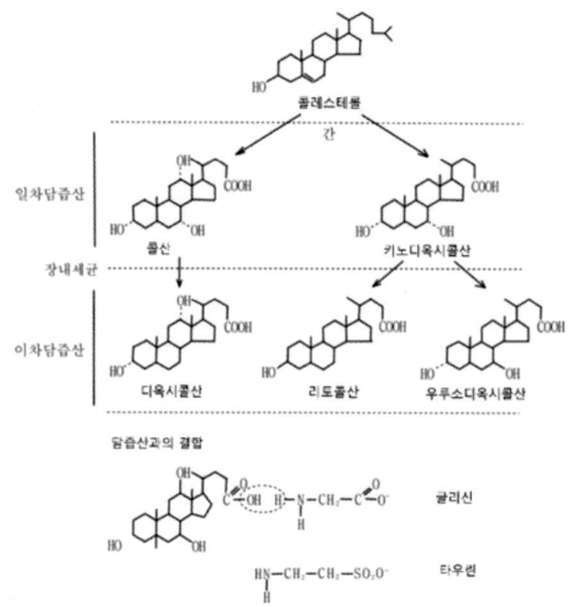

그림 5.7 담즙산

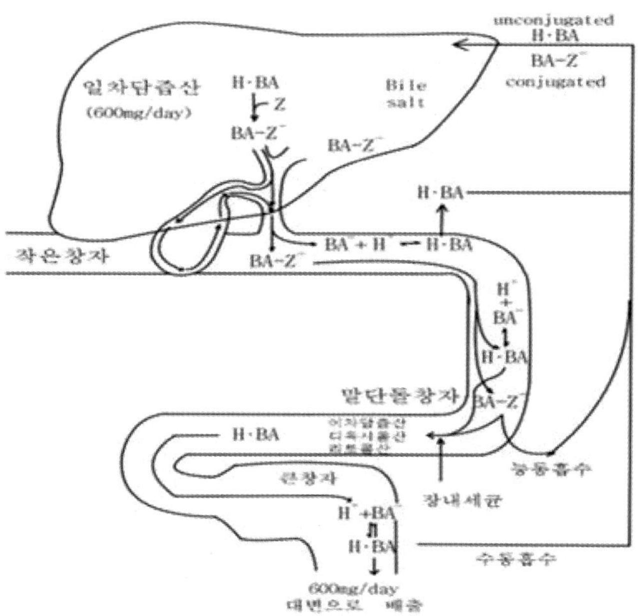

그림 5.8 담즙산의 장간순환

- 배출된 담즙염은 장내 세균에 의해 글리신, 타우린이 제거되면서 다시 1차 담즙산이 됨
- 이렇게 만들어진 1차 담즙산은 재흡수되거나 돌창자나 큰창자에서 2차 담즙산인 디옥시콜산(deoxycholic acid), 우르소디옥시콜산(ursodeoxycholic acid), 혹은 리토콜산(lithocolic acid)이 됨
- 리토콜산을 제외한 2차 담즙산의 대부분은 다시 장간순환(enterohepatic circulation)을 통해 간으로 재흡수
- 장간순환에 들어가지 못한 담즙산은 대변을 통해 배설

3) 작은창자에서의 지질 소화 흡수 후 진행과정

- 작은창자에서 소화, 흡수된 지방산, TG, 인지질, 콜레스테롤 등은 CM 형태로 포장되어 림프관을 거쳐 순환계로 진입
- 지방세포와 근육 혈관의 내피세포에 존재하는 지단백분해효소(lipoprotein lipase)는 CM을 분해하여 지방산과 글리세롤을 빙출하고 CM은 잔류 임죽미립(remnant chylomicron, R-CM)이 됨
- 방출된 지방산은 근육에서 ATP 생산에 쓰이고 지방세포에서는 TG 합성에 쓰임

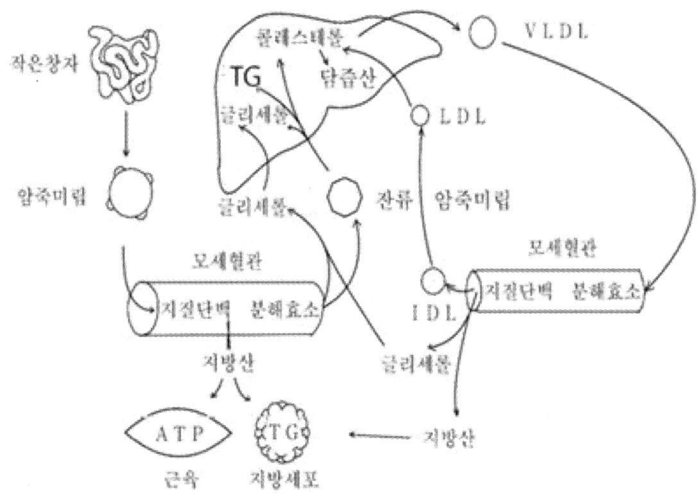

그림 5.9 작은창자에서의 지질 소화 흡수

4) 지단백

중성지방과 콜레스테롤 에스터는 물에 녹지 않아 운반체(단백질)를 필요로 한다. 지방과 단백질이 혼합된 형태를 지단백(lipoprotein)이라고 한다.

(1) 지단백의 구성

- 비극성인 중심부(non-polar core)
  - 중성지방(TG)
  - 콜레스테롤 에스터(CE)

- 극성 표면(polar surface)
  - 인지질(phospholipids)
  - 아포지단백(apoliproteins)
  - 자유 콜레스테롤(free cholesterol)

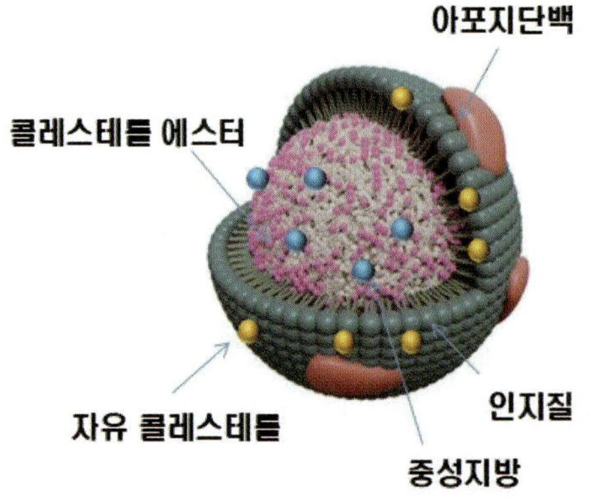

그림 5.10 지단백질의 구성

(2) 지단백의 종류와 특성

지단백질의 구성에 따른 크기와 밀도는 아래와 같다.

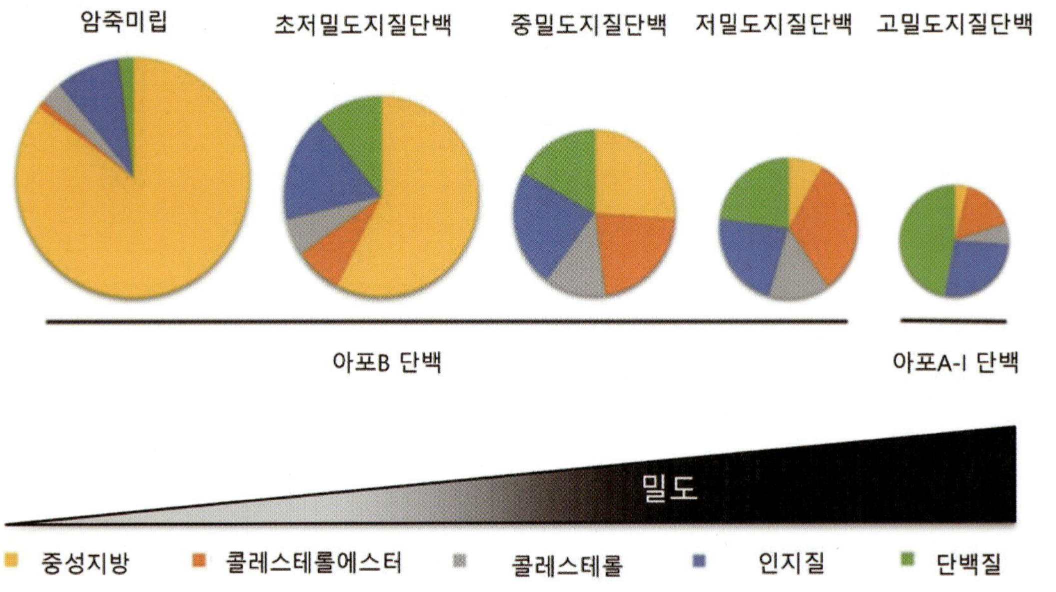

그림 5.11 지단백질의 구성, 크기, 밀도

표 5-1 지단백질의 종류와 특성

	암죽미립 (CM)	초저밀도지질단백 (VLDL)	중밀도지질단백 (IDL)	저밀도지질단백 (LDL)	고밀도지질단백 (HDL)
밀도(g/cm^3)	〈.095	〈1.006	1.006~1.019	1.019~1.064	1.064~1.210
직경(nm)	1,200	30~80	25~35	18~25	50~120
분자량(kDa)	400,000	10,000~80,000	5,000~10,000	2,300	175~360
표면단백함량(%)	1.5~2.5	5~10	15~20	20~25	40~55
표민인지질함량(%)	7~9	15~20	22	15~20	20'35
표면콜레스테롤 함량(%)	1~3	5~10	8	7~10	3~4
내부 TG 함량(%)	84~89	50~65	22	7~10	3~5
콜레스테롤 에스터 함량(%)	3~5	10~15	30	35~40	12
아포지질단백	A-I, A-II, B-48, C-I, C-II, C-III, E	B-100, C-I, C-II, C-III, E	B-100, C-III, E	B-100	A-I, A-II, C-I, C-II, C-III, D, E

① 킬로미크론(chylomicron, CM)

- 지질단백질 중에서 가장 크기가 크며(100~1,000nm), 밀도는 제일 낮음
- 소장에서 생성되며, 음식으로 섭취된 식이 지방을 간과 말초세포로 이동시키는 운반체 기능. 중성지방(80–90%)이 주성분이고 그 외에 인지질(2~7%), 콜레스테롤(3~8%),
- 아포지단백질(1~2%; Apo A-1, Apo B-48 등)로 구성

② 초저밀도 지단백(very low-density lipoprotein, VLDL)

- 구조 및 구성은 CM과 유사하나 크기가 작고(25~100nm) 중성지방량이 낮음(중성지방 50~60%, 인지질 15~20%, 콜레스테롤 20~25%, Apo B-100 5~10%)
- VLDL은 간에서 생성되며, 중성지방을 말초조직으로 이동시킴
- 혈액을 순환하는 동안 지질단백질 분해효소에 의해 VLDL 내 중성지방이 분해되어 함량이 감소하고 콜레스테롤 비율이 증가한 LDL로 전환

③ 저밀도 지단백(low density lipoprotein, LDL)

- LDL은 콜레스테롤 45%, TG 10%, 단백질 25%, 인지질 20% 등으로 구성되며 세포막 LDL 수용체와 결합해 세포내로 유입
- TG를 상대적으로 많이 함유한 LDL은 small dense LDL(sdLDL)로 변화되어 혈관벽에 쉽게 침투하여 동맥경화 등 여러 심혈관계 질환 유발 가능

④ 고밀도 지단백(high density lipoprotein, HDL)

- 주로 간에서 만들어지며 단백질 50%, 인지질 22%, 콜레스테롤 17%, TG 8% 등으로 구성
- 말초조직에서 에스터화 되지 않은 콜레스테롤을 받아들여 CE 형성
- 이 CE를 간으로 보내거나 다른 지단백으로 수송, LDL 수용체를 통한 세포내 이입과정을 통해 콜레스테롤을 순환에서 제거

5) 아포지단백

지단백의 구성성분, 지질대사에 관여하는 효소의 보조인자, 혹은 지단백 수용체의 리간드로 작용한다.

- ABC 명명법으로 분류되어 고밀도 지단백(high density lipoprotein, HDL)의 주요 아포지단백질은 A, 저밀도 지단백(low density lipoprotein, LDL)과 CM의 주요 아포지단백은 B로 명명함
- 아포지단백 C는 CM, VLDL 및 HDL에 모두 존재

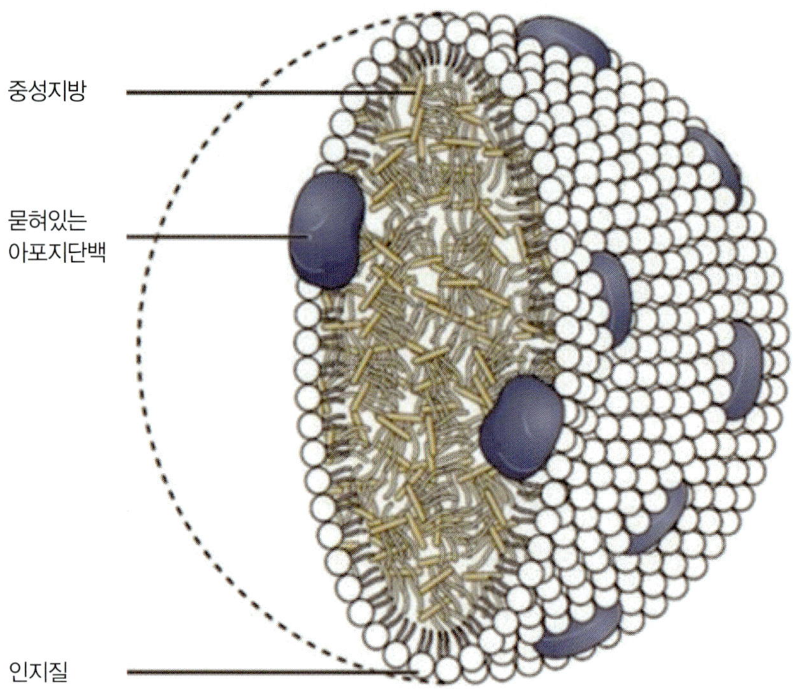

그림 5.12 아포지단백

표 5-2 아포지단백의 종류

아포지단백	기원	관련 지단백	기능
Apo A-I	작은창자, 간	HDL, CM	HDL구조단백 LCAT 활성화
Apo A-II	간	HDL, CM	HDL 구조단백
Apo A-IV	작은창자	HDL, CM	불명
Apo A-V	간	VLDL	불명
Apo B-48	작은창자	CM	CM 구조단백
Apo B-100	간	VLDL, IDL, LDL, Lp(a)	VLDL, IDL, LDL, Lp(a) 구조단백 LDL수용체 리간드
Apo C-I	간	CM, VLDL, HDL	불명
Apo C-II	간	CM, VLDL, HDL	LPL 조인자
Apo C-III	간	CM, VLDL, HDL	지단백의 수용체 결합억제
Apo D	비장, 뇌, 고환, 부신	HDL	불명
Apo E	간	CM 잔유물, IDL, HDL	LDL수용체의 리간드
Apo H	간	CM, VLDL, HDL	
Apo J	간	HDL	불명
Apo L	불명	HDL	불명
Apo(a)	간	Lp(a)	불명

6) 콜레스테롤

콜레스테롤은 세포막의 주요 구성 성분이며 각종 호르몬(성호르몬, 코티솔, 알도스테론 등)의 원료이다.

- 몸에서 콜레스테롤을 얻는 방법은 음식을 통한 섭취 또는 자체 생산
- 콜레스테롤은 담즙에 섞여 대변을 통해 배설되기도 하지만 인체에서 가장 중요한 제거 방법은 간에서 담즙산으로 전환되는 것임
- 담즙산은 지방의 소화, 흡수에 중요한 요소임
- 소화 흡수에 쓰인 담즙산은 장간순환을 통해 재사용됨

(1) 간에서의 콜레스테롤 대사

간에서의 콜레스테롤은 다음과 같다.

① R-CM을 통해 LDL을 통해 들어오거나

② 간에서 직접 생산

간으로 들어온 콜레스테롤은

③ TG, CE, 인지질을 만들어서 VLDL을 거쳐 배출하거나

④ 담즙산을 만들어 담즙을 통해 배출

⑤ 콜레스테롤 대사의 또다른 축은 HDL로 HDL은 VLDL에서 떨어져 나온 콜레스테롤을 받거나 말초조직에서 떨어져 나온 콜레스테롤을 받을 수 있음

⑥ HDL에 있는 효소(LCAT)는 콜레스테롤에 아실기(acyl group)를 붙여 CE를 만듦

⑦ 콜레스테롤 에스터가 풍부한 HDL은 간수용체를 통해 간으로 들어감

⑧ HDL은 CE를 다른 지단백(VLDL, IDL, LDL)으로 보낼 수도 있음

- 이처럼 말초조직에서 간으로 콜레스테롤을 보내어 담즙을 통해 배설시키는 것을 HDL의 콜레스테롤 역운반(reverse cholesterol transport)이라고 하여 콜레스테롤 농도를 낮추는 중요한 기전으로 생각하고 있음

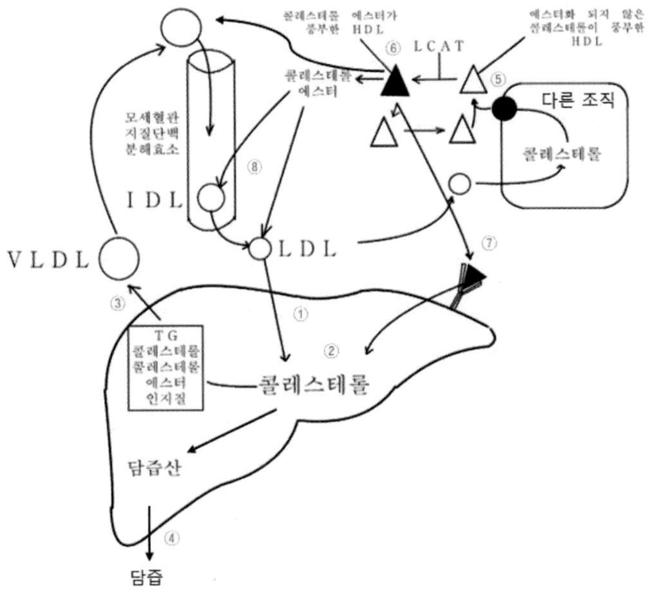

그림 5.13 간에서의 콜레스테롤 대사

(2) 지질대사 개요

① 소화흡수한 지질의 이동(외인성 경로)

소장에서 흡수되어 소장상피세포에서 CM과 함께 포장된 지질들이 순환계로 진입하는 경로이다.

- CM의 표면에는 아포지단백(Apo B-48, E, C-II)가 존재함
- 순환계를 거치면서 혈관에 존재하는 지단백분해효소(LPL)에 의해 CM 내 지질이 분해되면서 CM은 점점 작아져 CM 잔유물(R-CM)이 됨
- 이때 방출된 유리지방산은 근육이나 지방세포로 가서 에너지로 쓰이거나 TG로 재합성
- R-CM는 간에서 LDL 수용체를 통해 흡수되며 이때 R-CM 표면의 Apo E가 필요함

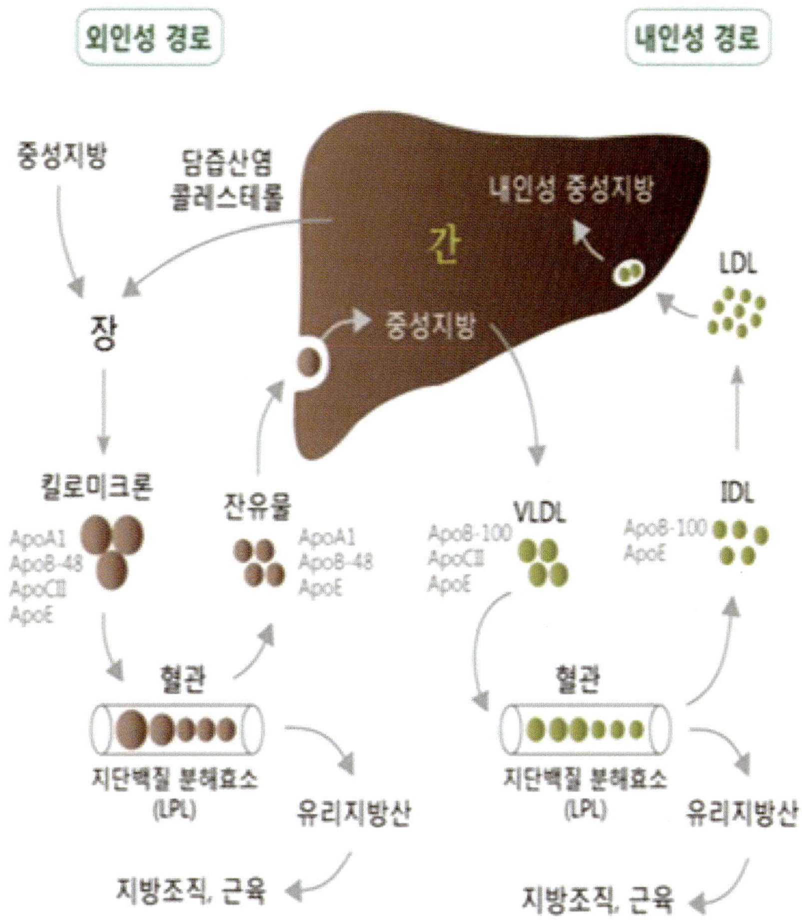

그림 5.14 지질의 이동

② 간에서 나온 지질의 이동(내인성 경로)

간으로부터의 지단백의 분비와 말초에서의 대사에 관한 경로이다.

- 간에서 분비되는 VLDL의 표면에는 Apo B-100이 존재하며 이 VLDL에는 TG에 비하여 콜레스테롤 비율이 높은 편임
- VLDL은 혈장으로 분비된 뒤 Apo E, C를 받아들임
- 혈관에서 LPL에 의해 분해되고 나면 콜레스테롤과 TG의 양이 비슷한 IDL이 됨
- 간은 IDL을 LDL 수용체를 통해 제거. 이때 Apo E가 필요함
- 간으로 들어가지 못한 IDL은 간 지방분해효소(hepatic lipase)에 의해 LDL로 변화되고 간에서 제거됨
- 이 과정 중 IDL 내 TG 대부분이 분해되고 Apo B-100을 제외한 나머지 Apo 단백질들은 다른 지단백으로 전달

2. 이상지질혈증의 정의

국민건강영양조사에서는 혈중 지질수준과 총콜레스테롤 수준이 ≥240mg/dL 이상인 경우 또는 약물 복용 중인 경우를 이용하여 이상지질혈증의 유병률 및 관리지표로 사용하고 있다. 많은 역학 조사에서 총콜레스테롤 수치가 심혈관질환과 관련이 있는 것으로 보고하였지만, 저밀도지단백콜레스테롤(LDL-C)이 더 강력한 위험요인인 것으로 보고하고 있다.

2002 National Cholesterol Education Program Adult Treatment Panel III (NCEP-ATP III)

- 고LDL콜레스테롤혈증
- 고중성지방혈증
- 저HDL혈증
- 과거의 의사진단이나 지질강하제를 복용하는 경우

1) 이상지질혈증의 진단기준

이상지질혈증의 진단은 혈중 지질수준별 적정, 정상, 경계, 높음 등으로 구분된다.

표 5-3 한국인의 이상지질혈증 진단 기준

지질	기준 범위	지질	기준범위
LDL-C(mg/dL)		HDL-C(mg/dL)	
매우높음	≥190	낮음	〈40
높음	160-189	높음	≥60
경계	130-159	중성지방(mg/dL)	
정상	100-129	매우 높음	≥500
적정	〈100	높음	200-499
총콜레스테롤(mg/dL)		경계	150-199
높음	≥240	적정	〈150
경계	200-239		
적정	〈200		

2) 이상지질혈증의 치료기준

이상지질혈증의 진단기준은 주로 약물치료 시작의 권장기준으로 사용된다. 2장에서 제시된 심혈관질환의 위험요인에 따른 위험등급 분류에 따라 분류한다.

- 주요 심혈관계 위험요인이 1개 이상인 저위험군 환자는 LDL-C 수준이 '높음' 기준의 경우 약물치료 시작 권장기준으로 사용할 수 있음
- 중등도 위험군의 경우에는 LDL-C 수준이 '경계'인 경우 약물치료 시작 권장기준으로 사용할 수 있으며, 고위험군의 경우에는 LDL-C 수준이 '정상' 기준에서도 약물치료를 시작하는 권장기준으로 사용할 수 있음
- 초고위험군의 경우에는 LDL-C 수준과 관계없이 약물치료 시작을 권장함

표 5-4 위험도 및 LDL-C 농도에 따른 치료의 기준

위험도	LDL-C농도(mg/dL)					
	〈70	70-99	100-129	130-159	160-189	≥190
초고위험군	생활습관 교정 및 투약고려	생활습관 교정 및 투약시작	생활습관 교정 및 투약시작	생활습관 교정 및 투약시작	생활습관 교정 및 투약시작	생활습관 교정 및 투약시작
고위험군	생활습관 교정	생활습관 교정 및 투약고려	생활습관 교정 및 투약시작			
중위험군	생활습관 교정	생활습관 교정	생활습관 교정 및 투약고려			
저위험군	생활습관 교정	생활습관 교정	생활습관 교정	생활습관 교정 및 투약고려		

- 초고위험군: 관상동맥질환, 죽상경화성 허혈뇌졸중 및 일과성, 뇌허혈발작, 말초동맥질환
- 고위험군: 경동맥질환, 복부동맥류, 당뇨병
- 중등도위험군: 주요 위험인자 2개 이상
- 저위험군: 주요 위험인자 1개 이하

3. 이상지질혈증의 발생요인

이상지질혈증의 발생요인은 1차적 요인과 2차적 요인으로 구분할 수 있다.

- 1차적 요인: 지질상승을 유발할 수 있는 위험요소가 없음에도 불구하고 혈중 지질농도를 병적으로 상승시킬 수 있는 유전적 요인
- 2차적 요인: 교정이 가능한 생활요인들(비만, 과도한 지방섭취, 음주, 불규칙한 생활, 운동부족 등), 여러가지 질환(갑상선기능저하증, 신증후군, 간경병증, 당뇨병 등), 약물 복용 등

1) 1차성 이상지질혈증

유전자 변이에 의한 고지단백혈증의 예는 다음과 같다.

표 5-5 고지단백혈증의 종류

유전질환	유전자 변이	증가 지단백	유전양식
지질단백지질분해효소결핍	LPL	CM	상염색체 열성
가족성 아포지질단백 C-II 결핍	Apo C-II	CM	상염색체 열성
가족성 간 지질분해효소 결핍	Hepatic lipase	VLDL remnants	상염색체 열성
가족성 이상베타 지질단백혈증	Apo E	CM and VLDL remnants	상염색체 우성 상염색체 열성
가족성 고콜레스테롤 혈증	LDL receptor	LDL	상염색체 우성
가족성 아포B-100 결손	Apo B-100	LDL	상염색체 우성
상염색체열성고콜레스테롤혈증	ARH	LDL	상염색체 열성
시토스테롤혈증	ABCG5 or ABCG8	LDL	상염색체 열성

(1) 간에서의 과도한 VLDL 분비에 의한 이상지질혈증

① 가족성 복합지질혈증(familial mixed hyperlipidemia)

- 상염색체 우성 유전질환. 다양한 유전자 이상이 병과 관련되었을 것으로 추정
- 가장 흔한 지질이상으로 200명 중 1명 정도의 빈도
- 60세 이전에 심혈관 질환이 발생한 환자의 20% 정도를 담당함
- TG, 콜레스테롤의 증가, HDL의 감소가 특징임
- 소아에서부터 나타날 수 있으나 대개 성인에서 완전히 발현됨
- 내장비만, 인슐린 저항성, 고혈압, 고요산혈증 등이 나타남

② 지방이영양증(lipodystrophy)

- 상염색체 열성(선천성, 전신성일 경우) 또는 우성(부분적으로 나타나는 경우) 유전질환
- 피하지방은 거의 없지만 다른 조직, 예를 들면 간, 골격근, 심장, 얼굴, 몸통, 엉덩이 등에 지방이 쌓이는 경우
- 지방산과 VLDL 분비가 늘어나면서 혈중 VLDL, CM, TG 농도 증가
- TG, 콜레스테롤의 증가, HDL의 감소가 특징임
- 인슐린 저항성과 당뇨, 심혈관질환이 조기에 나타남

(2) 지질단백질 분해가 잘 되지 않는 경우

① 가족성 킬로미크론혈증 증후군(familial chylomicronemia syndrome)

- 지단백분해효소 결핍(lipoprotein lipase deficiency): LPL 기능저하나 결핍은 혈중 CM 증가유발. 상염색체성 열성유전
- Apo C-II 결핍: Apo C-II는 LPL 보조인자임. Apo C-2 유전자 돌연변이에 의함. 상염색체 열성유전. CM, VLDL 증가
- Apo A-V 결핍: VLDL, CM과 LPL의 결합과 TG의 분해를 돕는 Apo A-V의 유전자 Apo A5의 변이에 의함. CM, VLDL 증가
- GPIHBP1 결핍(글리코실포스파티딜이노시톨 고정 고밀도지단백 결합 단백질 1(glycosylphosphatidylinositol anchored high density lipoprotein binding protein 1): 혈관내피세포 표면에 발현되어 LPL의 지질분해와 지질의 세포내 이동에 관여하는 단백질로 상염색체성 열성유전. CM 증가
- 소아기부터 급성췌장염에 의한 복통이 자주 발생, 망막혈관의 혼탁이나 황색종 출현, 간비장 비대

② 가족성 고중성지방혈증(familial hypertriglyceridemia)

- 상염색체 우성유전이나 관련유전자가 정확히 밝혀지지는 않음
- 공복 중에도 TG가 증가되어 있으며 HDL은 낮음. LDL로의 변환이 낮아 LDL은 그리 높지 않음
- 2차 요인에 의해 혈중 TG가 증가하면 췌장염으로 발전할 수도 있음

(3) 간에서 Apo B 함유 지단백을 받아들이지 못하는 경우

① 가족성 고콜레스테롤혈증(familial hypercholesterolemia)

- 상염색체성 우성유전에 의함
- LDL-C 수용체 변이로 인해 세포 내로 LDL-C가 들어오지 못하여 혈중 농도 증가
- LDL-C 수용체를 결정하는 상염색체 쌍의 한쪽 또는 양쪽 모두 변이가 생기는 경우로 나뉘고 양쪽 모두 변이가 있는 경우 더 중증임
- 양쪽 모두 변이가 있는 경우 소아일 때부터 피부 황색종 등의 증상이 나오며 조기에 죽상경화증으로 발전하여 치료하지 않는 경우 20세 이전에 사망

② 상염색체 열성 고콜레스테롤혈증(autosomal recessive hypercholesterolemia)

- 상염색체 열성유전, LDL 수용체 Adaptor 단백질 관련 유전자 변이에 의해 LDL을 세포 내로 받아들이지 못해 발병
- LDL 증가, 고콜레스테롤혈증, 건의 황색종(tendon xanthoma), 심혈관계 질환 조기발생

③ 시토스테롤혈증(sitosterolemia)

- 상염색체 열성유전, 장과 간에서 콜레스테롤을 담즙과 장내로 운반하는데 관여하는 단백질인 ABCG5, ABCG8 단백질 변이에 의함 → 콜레스테롤 배출 장애
- 이러한 장애는 LDL 수용체 발현억제로 이어져 간에서의 LDL 흡수가 줄어듦. LDL 증가, 고콜레스테롤혈증, 건의 황색종, 심혈관계 질환 조기발생 외에도 크기가 다른 적혈구나 변형 적혈구가 증가하여 용혈로 이어짐에 따라 비장 종대가 발생하기도 함

④ 리소좀 지질분해효소 결핍(lysosomal acid lipase deficiency)

- 상염색체 열성유전, cholesteryl ester storage disease로 불리기도 함
- 간에서 받아들인 LDL내 콜레스테롤 에스터와 중성지방은 리소좀에서 분해되는데 지질분해효소가 없는 경우 간세포에 이들이 쌓이면서 간종대, 지방간, 간섬유화, 간부전으로 이어짐
- 이 형태의 질환 중 가장 심한 경우로 알려진 월만병(Wolman's disease)은 아기 때 발병하여 사망에 이를 수 있음
- 이 경우에 혈중 LDL이 증가할 수 있는데 이는 LDL이 대사되지 않기 때문임

⑤ 가족성 이상베타지단백혈증(familial dysbetalipoproteinemia)

- 상염색체 우성 또는 열성 유전
- Apo E 지질단백유전자의 변이로 간에서의 Apo E를 매개로 한 CM, VLDL remnant 이동이 어려워짐
- 그 결과 CM과 VLDL remnant의 혈중 농도가 상승함

⑥ 간 지질분해효소 결핍(hepatic lipase deficiency)

- 간지질분해효소는 간세포나 간 내 혈관 내피세포에 존재하며 R-CM, IDL, HDL 내 TG와 콜레스테롤 분해
- 상염색체성 열성 질환
- 혈장 콜레스테롤과 TG 증가
-

2) 2차성 이상지질혈증

생활습관이나 다른 질환에 의해 발생한다.

- 알코올: 간에서의 지방산 산화를 억제하여 TG 합성과 VLDL 분비를 촉진함
- 비만, 인슐린 저항성: 비만과 인슐린 저항성은 이상지질혈증과 동반되는 경우가 많음.
- 지방조직과 인슐린 저항성의 증가: 지질대사에 영향을 끼쳐 간에서의 VLDL 생산을 촉진하게 됨. 인슐린 저항성은 지질분해효소 활성을 감소시키기도 해서 CM과 VLDL 분해가 감소하여 TG 혈중 농도가 더 올라가게 됨
- 신증후군: 기전은 정확히 밝혀져 있지 않으나 신장을 통해 단백질이 빠져나가면 간에서의 단백질 생성이 늘

어남과 동시에 VLDL 생성도 증가함

- 만성 신질환: 신부전에 빠지면 중성지방 분해와 제거가 저하되면서 혈중 TG 농도가 증가함
- 간질환: 간은 지단백을 생산하고 지질을 제거하는 기관이므로 간의 질환은 여러 형태로 혈중 지질 농도에 영향을 줌. 가벼운 간염이 있으면 혈중 VLDL이 증가하기도 하지만 심한 간염인 경우 간에서의 지단백 생산이 감소하고 담즙 정체가 일어나 콜레스테롤이 장으로 빠져나가지 못하여 다시 순환계로 흡수되고 피부에 침착됨
- 쿠싱 증후군(Cushing syndrome): 혈중 당류코티코이드가 증가하면 VLDL 생성과 분비가 늘어나고 TG, LDL 농도가 증가함
- 갑상샘기능저하증(hypothyroidism): 간 LDL 수용체 기능이 떨어지면서 LDL을 빨리 제거하지 못하며 발생
- 여성 호르몬제: 에스트로겐은 혈중 VLDL과 HDL을 동시에 증가시킴. 피임약이나 폐경 후 에스트로겐을 처방할 때 VLDL 증가 가능성을 고려하여야 함

표 5-6 고지혈증의 원인

LDL		HDL	
증가	감소	증가	감소
갑상샘기능저하 신증후군 담즙정체 급성 포피리아 섭식장애 간암 약: 타이아자이드, 사이클로스포린, 테그레톨	심한 간질환 영양실조 흡수장애 고셔병 만성 감염 갑상샘기능항진증 약: 나이아신독성	알코올 운동 염화탄화수소 약:여성호르몬	담배 2형 당뇨병 비만 영양실조 고셔병 약: 스테로이드 제제, 베타블록커
VLDL 증가		IDL 증가	CM 증가
비만/ 2형 당뇨/ 임신 글리코겐 저장 질환 간염/ 알콜 신부전/ 스트레스 패혈증 쿠싱증후군 말초거대증 약: 여성호르몬, 베타블록커, 퓨로세마이드, 당류코티코이드, 레티노익산		골수종 단클론성감마글로뷸린증 자가면역질환 갑상선기능항진증	자가면역질환 약: 이소트레티노인

4. 이상지질혈증의 치료

1) 치료 목표

(1) 급성췌장염 방지

① 생활방식의 변화

- 금주, 식이요법(과도한 탄수화물, 지방섭취 제한)
- 체중감량, 유산소운동
- 꼭 필요할 경우 외과적 수술요법

② 약물요법

식이요법이나 운동을 통한 개선 노력에도 불구하고 공복 중성지방 농도가 500mg/dL를 넘는 경우 약물요법을 시도할 수 있다.

- 흔히 쓰는 약물은 피브레이트(fibrate)와 오메가 3(omega 3) 지방산(어유)이나 혈중 TG 농도가 심하게 높고 심혈관계 질환의 위험이 클 경우 스타틴(Statin) 계열의 약물을 쓸 수 있음

(2) 심혈관계 질환 방지

① 생활방식의 변화

- 금주, 식이요법(과도한 탄수화물, 지방섭취 제한)
- 체중감량, 유산소운동

② 약물요법

약을 쓸 것인가 하는 문제는 LDL 농도와 심혈관계 질환의 발생 가능성을 따져서 결정한다.

- 유전적인 이상지질혈증을 보이는 경우라면 되도록 일찍 약물요법을 시작하는 것이 좋음. 그렇지 않다면 심혈관계질환 발생 위험도를 평가하여 위험도가 일정 수준을 넘어서면 스타틴을 1차 약으로 하는 치료를 권하고 있음

2) 이상지질혈증에 쓸 수 있는 약

- HMG-CoA 억제제(statin): 콜레스테롤 합성에 관여하는 주요 효소인 HMG-CoA를 억제하는 약. 간에서의 LDL 수용체 활성을 증가시켜 혈중 LDL 농도도 낮춤
- 콜레스테롤 흡수 억제제: 장상피세포에서의 콜레스테롤 흡수는 특정운반체(NPC1L1)를 통하는데 에제티미브(eezetimibe)는 이 과정을 억제함

- 담즙산 차단제: 담즙은 콜레스테롤 운반에 꼭 필요. 담즙은 장간순환을 통해 재순환되는데 담즙흡수 억제제(cholestyramine 등)는 담즙과 결합하여 장간순환에 들어가지 못하게 막아 콜레스테롤을 배출함. 간에서의 콜레스테롤 함량이 감소하면 이를 유지하기 위해 간은 LDL을 더 받아들이게 되고 이 과정을 통해 혈중 LDL 농도를 낮춤
- PCSK9 억제제: PCSK9(proprotein convertase subtilisin/kexin type 9)는 LDL 수용체의 리소좀에 의한 세포내 분해과정에 관여하는 효소로서 에볼로쿠맙(evolocumab) 등에 의해 이 효소가 억제되면 LDL 수용체의 재활용이 증가하여 혈중 LDL을 더 많이 제거할 수 있게 된다. 억제제는 LDL 수용체에 대한 항체로 작용
- LDL 혈장교환술: 여러 방법을 통한 치료가 효과가 없는 경우 환자의 혈장을 체외로 돌려 LDL과 결합할 수 있는 장치에서 LDL을 제거한 뒤 다시 혈장을 환자에게 넣어주는 방법
- 기타 약제: VLDL의 생성과 관련된 단백질(microsomal triglyceride transfer protein)을 억제하는 로미타피드(lomitapide)나 LDL이나 VLDL의 주요 구성성분인 Apo B-100 생성을 억제하는 미포메르센(mipomersen) 등을 쓰기도 함

피브릭산 유도체(fibrates)의 효과

- 피브릭산은 핵 안에서 PPAR(peroxisome proliferator-activated receptor)과 결합 후 레티놀산과 결합한 RXR(레티노익산 X 수용체, Retinoic acid X receptor)와 이중체를 형성
- 이렇게 형성된 이중체는 PPRE(퍼옥시좀증식기반응요소, peroxysome proliferator response element)라는 DNA의 특징 부위와 결합하여 특정 유전자 발현을 조절
- 지단백 지질분해효소(lipoprotein lipase, LPL) 발현 촉진, Apo A-V 활성 증가를 통한 LPL 활성 촉진, LPL 억제제인 Apo C-III 생성 억제 등을 통해 LPL 반응을 증가시킴
- CM과 VLDL 내 TG 감소, HDL 콜레스테롤 증가로 이어짐

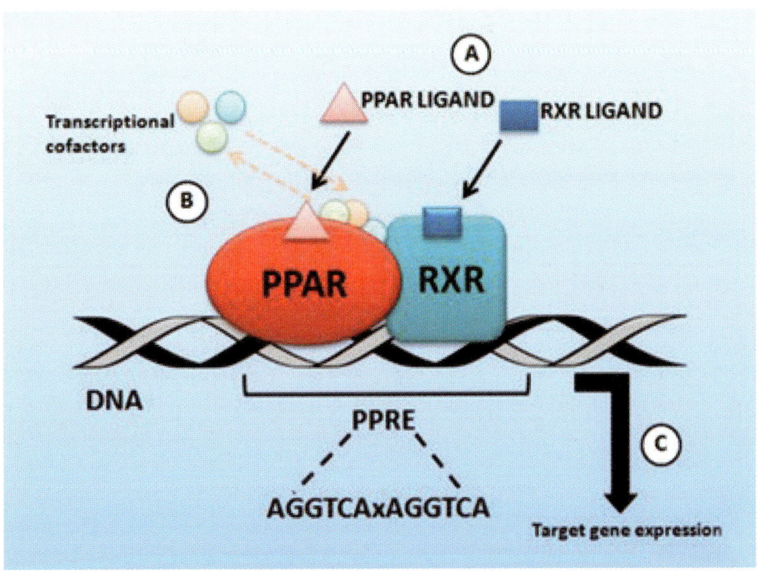

그림 5.15 피브릭산 유도체 작용

오메가3 어유(fish oil)의 효과

- PPAR-α 활성 등의 작용을 통해 지방산과 TG 합성 억제, 지방산 산화 촉진
- 이러한 과정을 통해 간 TG 저장량을 낮추고 Apo B 분해 촉진 → VLDL 분비 낮춤

3) 식이요법

(1) 식이지방 유형

- 포화지방이 많은 식단은 LPL 수준과 골격근의 LPL 활성을 감소시키고 지방조직의 LPL은 증가시킴
- 탄수화물과 포화지방산이 적은 단일불포화지방산(mono-unsaturated fatty acids)의 섭취는 식후 TG 수준을 27~46% 감소시킴

(2) 식이 탄수화물 유형

- 저항성 전분(resistant starch)
  - 영양소 흡수와 인슐린 저항성을 개선시킴
  - 공복 시 FFA 수준을 감소시키고, 골격근의 FFA 흡수를 증가시킴
  - LPL 유전자 발현을 증가시켜 TG 분해를 증가시킴

4) 운동요법

동반질환이 없는 이상지질혈증 환자의 운동처방은 건강한 성인을 위한 FITT 원칙과 유사하다.

- 신체활동과 운동을 통한 개선효과를 위해서는 체중감소가 동반되어야 함
- 체중감량을 위해 주당 250~300분의 운동량이 권고됨
- 저항운동과 유연성 운동보다 유산소 운동이 효과적
- 지질강화제를 복용하는 환자는 직접적으로 심각한 근손상으로 근육통(myalgia)과 같은 근육약화와 통증이 수반될 수 있으므로 운동 시 지속적인 근육통이 나타나는 경우 상담이 필요

(1) 유산소 운동

- F : 주당 5일 이상 실시하며, 에너지 소비를 최대화 함
- I : 중~고강도(40~75% $\dot{V}O_2R$ 또는 HRR) ; RPE: 힘들다(12)~매우 힘들다(16)
- T : 1일 30~60분, 체중감량을 지속하기 위해 매일 50~60분 이상 권고
- T : 대근육군을 이용한 지속적이고 율동적인 운동(걷기, 자전거타기, 수영)

※ FITT: 빈도, 강도, 시간, 형태

(2) 저항운동

저항운동은 이상지질혈증이 있는 사람에게 일관되지 않는 결과를 보고하므로 유산소 운동과 같이 병행하여 실시할 것을 권장한다.

- **F** : 비연속적으로 최소 주당 2~3일
- **I** : 중강도(50~69% 1RM)–고강도(70~85% 1RM)
- **T** : 근력증가를 위한 2~4세트, 8~12회 반복, 또는 근지구력을 위한 2세트 이하의 12~20회 반복 운동
- **T** : 머신, 프리 웨이트, 탄성밴드, 체중부하 운동

※ FITT: 빈도, 강도, 시간, 형태

(3) 유연성/평형성 운동

- **F** : 주당 2~3일 이상
- **I** : 당기는 느낌이나 경미한 불편감이 느껴질 때까지 실시
- **T** : 정적 스트레칭을 10~30초 유지, 동작 당 2~4회 반복
- **T** : 정적, 동적, PNF, 요가 등

※ FITT: 빈도, 강도, 시간, 형태

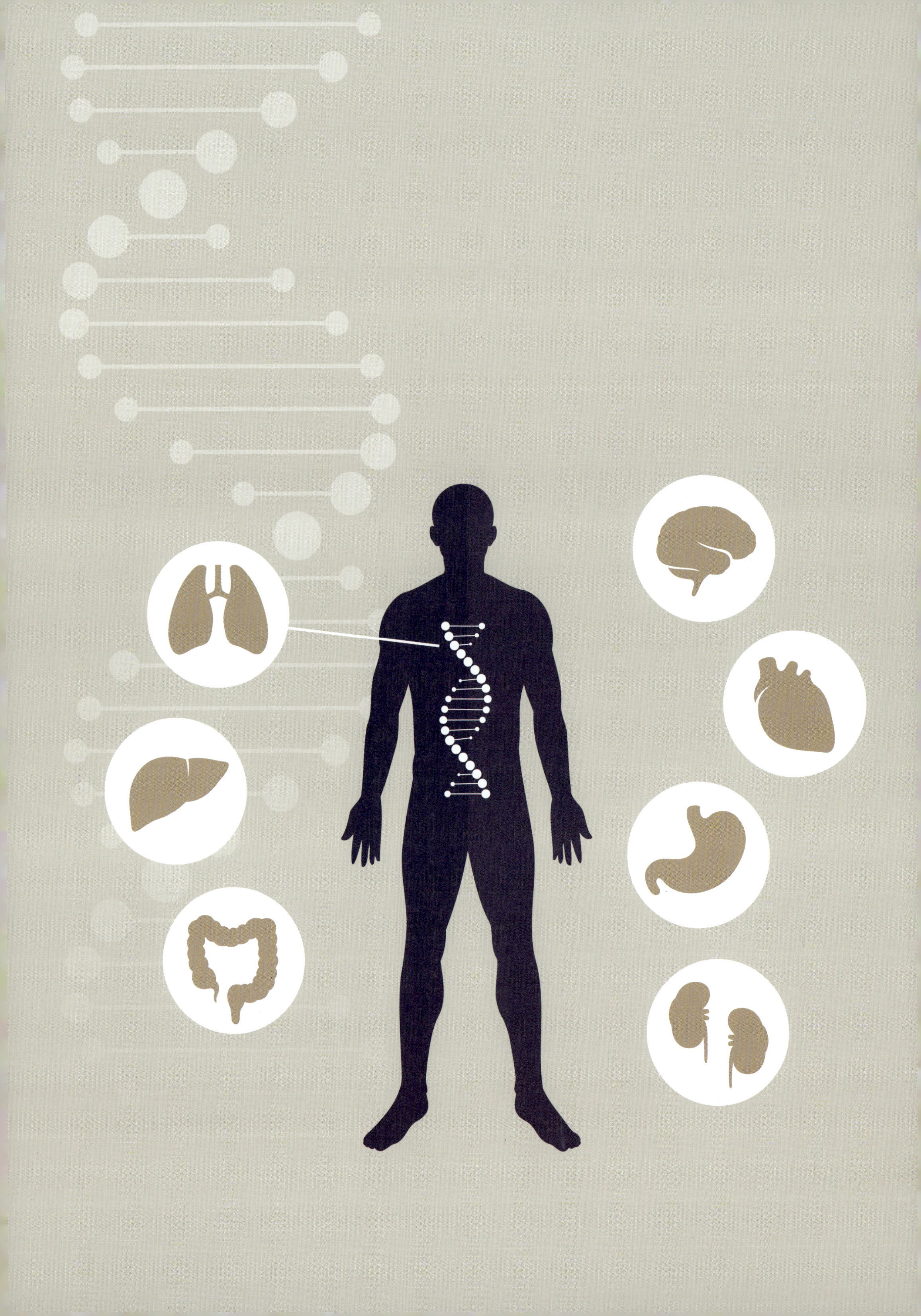

제6장

대사증후군

Metabolic syndrome

1. 대사증후군의 정의

대사증후군이란 심혈관질환, 당뇨, 뇌졸중과 같은 심각한 질환을 유발할 수 있는 조건들이 함께 모인 경우를 말한다.

- 이러한 조건으로는 복부비만, 고혈압, 고혈당, 고중성지방혈증, 저HDL콜레스테롤혈증 등이 있으며 이들 중 3가지 이상의 조건을 가지고 있으면 대사증후군이라 정의함
- 대사증후군은 인슐린저항증후군(insulin resistance syndrome)이라고도 불려 이 증후군과 제 2형 당뇨병의 관계를 보여주고 있음

다음의 5가지 지표 중 3개 또는 그 이상의 위험요인을 가지고 있을 때 대사증후군으로 진단한다.

표 6-1 대사증후군 위험요인과 기준

위험요인	NCEP(National Cholesterol Education Program) (2005)	IDF(International Diabetes Federation) (2006)
허리둘레	남성: 〉90cm (서양인 102cm) 여성: 〉85cm (서양인88cm)	남성: 〉95cm 여성: 〉80cm
혈압(BP)	≥130mmHg (수축기혈압) 또는 ≥85mmHg (이완기혈압) 일 때	
공복혈당	≥100mg/dl	
중성지방	≥150mg/dl	
고밀도지단백질	남성: 〈40mg/dl	
콜레스테롤(HDL-C)	여성: 〈50mg/dl	

1) 대사증후군의 위험요인

- 비만: 허리둘레로 대변되는 중심부 지방축적
- 좌식 생활습관 및 운동부족
- 유전: 여러 유전자가 관여할 것으로 추정
- 노화/ 당뇨
- 심혈관질환
- 지방이영양증

2) 발생원인

(1) 인슐린 저항성

대사증후군 발생의 가장 중요한 원인이다.

- 인슐린저항성 발생의 초기 기여요인은 혈중 지방산의 증가
- 인슐린은 지방조직에서 지방분해를 억제하는 작용이 있는데 인슐린 저항성이 발생하면 지방분해가 억제되지 않아 혈중 지방산이 증가하게 되고 이것이 인슐린 저항성을 더 높임
- 인슐린 저항성이 증가함에 따라 당의 흡수는 더 어려워지고 증가된 지방산은 근육이나 심장에서 TG로 변환되어 쌓이게 됨

(2) 렙틴(leptin) 저항성

렙틴은 식욕을 줄이고 에너지 소비를 늘리고 인슐린 감수성을 증가시키며 심혈관 기능을 증진시키는 물질이다.

- 비만이 되면 렙틴에 대한 저항성, 인슐린저항성이 발생하며 고지혈증과 심혈관계 질환 발생이 증가함

(3) 허리둘레 증가

- 허리둘레 증가는 피하지방 혹은 내장지방의 증가에 기인함
- 피하지방보다는 내장지방이 대사증후군의 발생에 기여함
- 허리둘레 증가에 내장지방 기여도가 높은 아시아인에게서 대사증후군이 많이 발생하는 이유임

(4) 이상지질혈증

- 비만으로 혈중 TG가 올라가면 간에서는 Apo C-III를 함유한 VLDL 등이 많이 배출되는데 Apo C-III는 지질단백질분해효소인 LPL을 억제함. 그 결과 혈중 TG는 더욱 증가하게 됨
- 혈중 TG 증가는 HDL의 감소로 이어짐. 이는 지질단백의 중심부에 있는 콜레스테롤 에스터(cholesteryl ester) 함량이 작아지는 것과 관계가 있으며 이러한 변화가 일어난 HDL은 피에서 더 잘 제거되기 때문임
- 혈중 TG가 증가하면 LDL은 작고 조밀한(small dense) LDL 형태로 변하게 되는데 이 형태는 심혈관계질환을 유발할 가능성이 높다고 알려져 있음

(5) 당내성

- 대사증후군에서 볼 수 있는 인슐린저항성은 간에서의 당생성 억제 장애와 조직에서의 당흡수장애로 이어져 혈당이 증가하게 됨. 이러한 혈당 증가는 결국 인슐린 분비의 증가로 이어지지만 결국에는 인슐린 분비가 줄어들면서 2형 당뇨병으로 발전

(6) 고혈압

- 인슐린은 당을 흡수하는 것 외에 혈압에도 영향을 미침. 인슐린저항성에 의해 인슐린 분비가 증가하면 교감신경계, 신장에서의 Na^+ 흡수, 안지오텐시노겐(angiotensinogen) 유전자 활성화 등을 통해 혈압을 증가시킴

(7) 염증유발형 사이토카인(pro-inflammatory cytokines)

- 비만에 의해 지방조직이 늘어나면 지방조직의 대식세포에 의해 염증유발형 사이토카인들이 분비되어 혈중 농도가 늘어남. 이들에 의해 인슐린저항성이 증가하는 것으로 추정되나 어느 정도인지 그 기전은 무엇인지는 명확하지 않음

(8) 아디포넥틴(adiponectin)

- 아디포넥틴은 지방조직에서 분비되어 염증작용을 줄여주고 인슐린 감수성을 높여주는 물질임. 그러나 대사증후군이 발생하면 아디포넥틴의 생성이 감소하여 대사증후군 악화에 기여함

2. 대사증후군의 치료

대사증후군의 치료를 위해서는 적극적인 생활습관의 개선과 함께 질환관리가 필요하다.

- 체중조절: 적정체중의 유지를 강조하는 적극적인 생활습관 개선 필요
- 금연과 음주관리
- 식이요법: 포화지방산 섭취 감소
- 운동: 운동의 종류와 관계없이 운동강도가 가장 중요하며 운동량이 증가할수록 효과가 명확(150분 이상의 중강도 운동 또는 75분 이상의 고강도 운동 권장)
- 인지행동치료: 행동양식 변화와 동기 유발
- 치매 예방 및 관리
- 혈압, 혈당, 이상지질혈증 관리

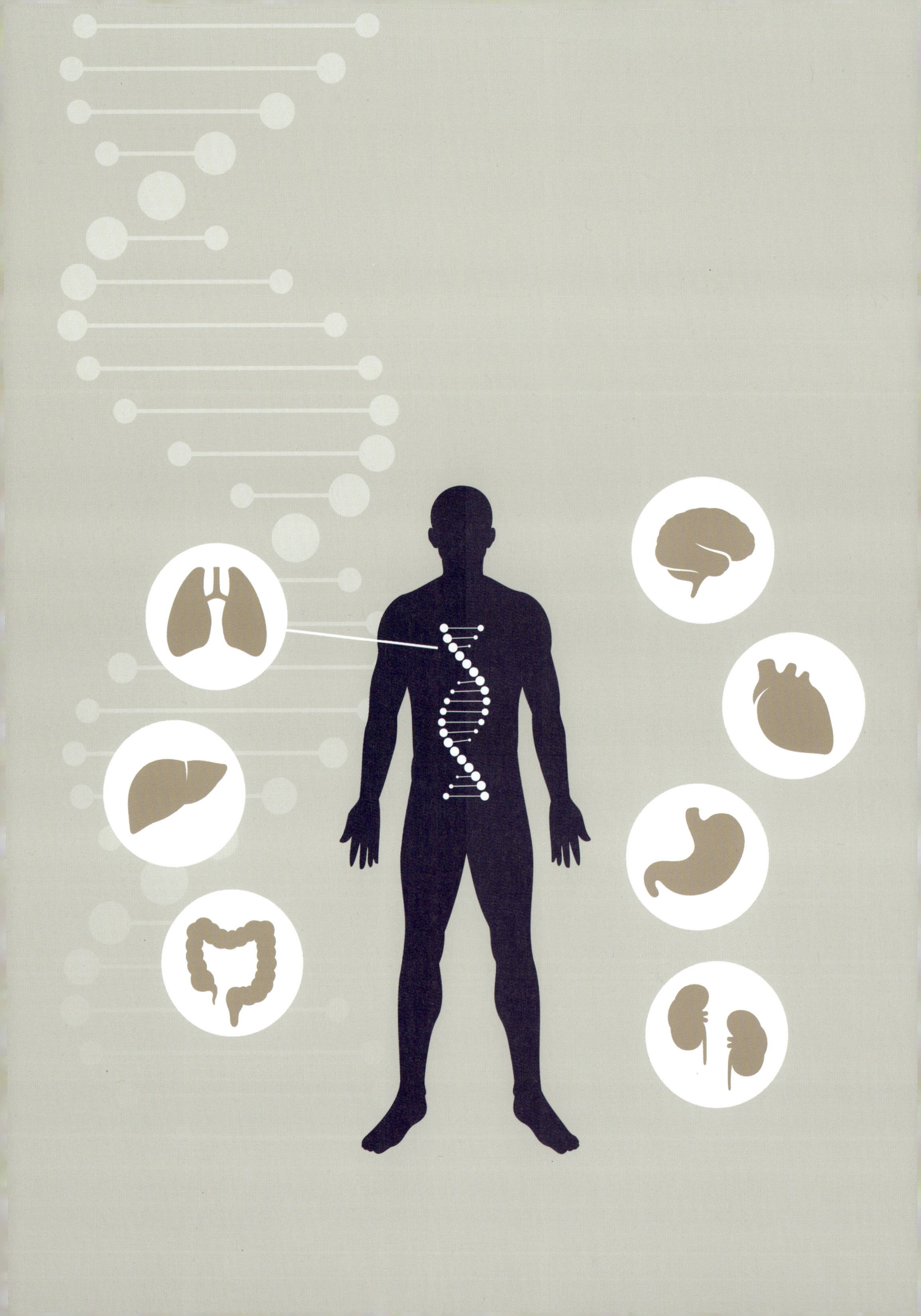

제 7 장

폐질환

Pulmonary disease

1. 호흡기계

1) 호흡기계의 구조

호흡기계는 구강, 비강(코), 인두(pharynx), 후두(larynx), 기관(trachea), 기관지(bronchi), 세기관지(bronchioles), 폐포(alveoli)로 구성되며 세기관지 일부와 폐포에서 산소와 이산화탄소의 교환이 이뤄진다.

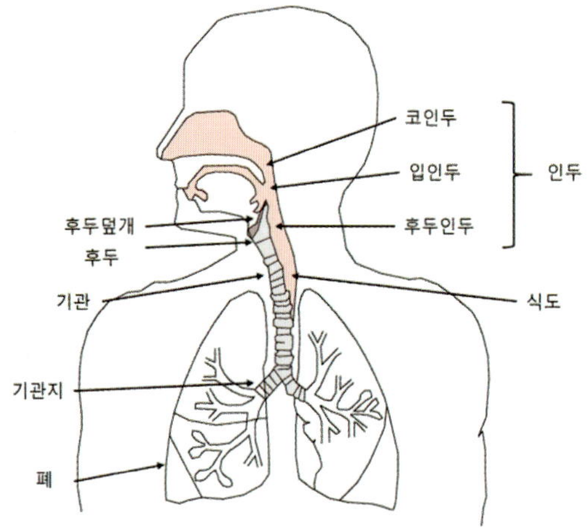

그림 7.1 호흡기계의 구성

기관에서 종말세기관지까지는 가스교환 없이 공기의 이동통로로만 작용하여 사강(dead space)이라 불린다.

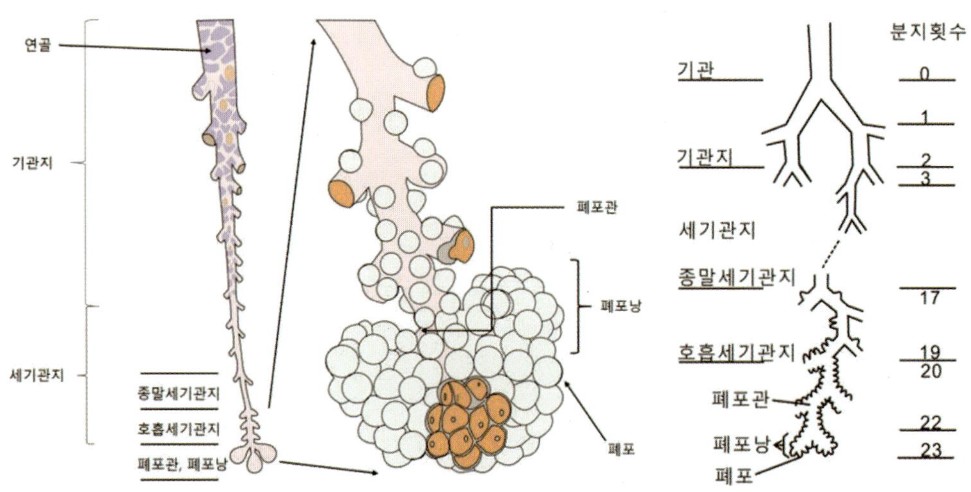

그림 7.2 기관지, 세기관지, 폐포

- 기관지에는 평활근이 존재하여 수축과 확장이 가능함
- 교감신경에 의해 확장(β_2)되며 부교감신경에 의해 수축(acetylcholine– muscarinic 수용체)됨

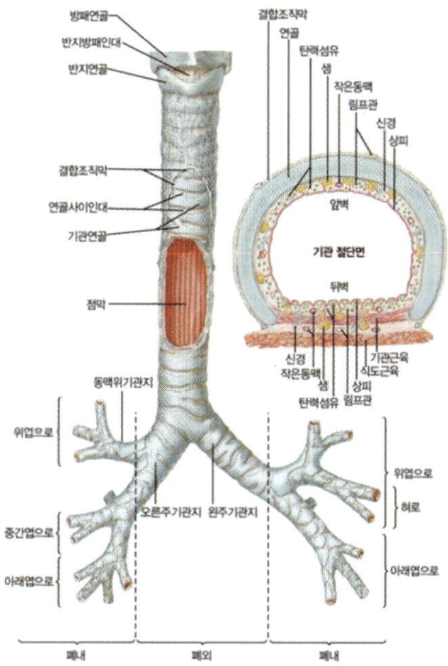

그림 7.3 기관의 해부학

2) 폐에서의 혈액순환과 가스교환

- 폐순환: 우심실에서 산소가 부족한 혈액은 폐동맥(pulmonary artery)을 통해 폐로 들어가 폐모세혈관으로 이어지며, 여기서 가스교환이 일어남.가스교환에 의해 산소가 풍부한 혈액은 폐정맥(pulmonary veins)을 통해 좌심방으로 운반됨

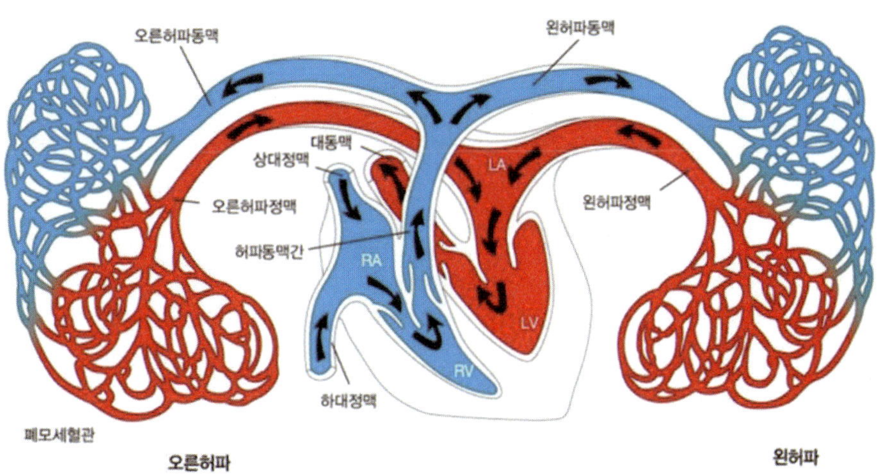

그림 7.4 폐의 혈관 분포

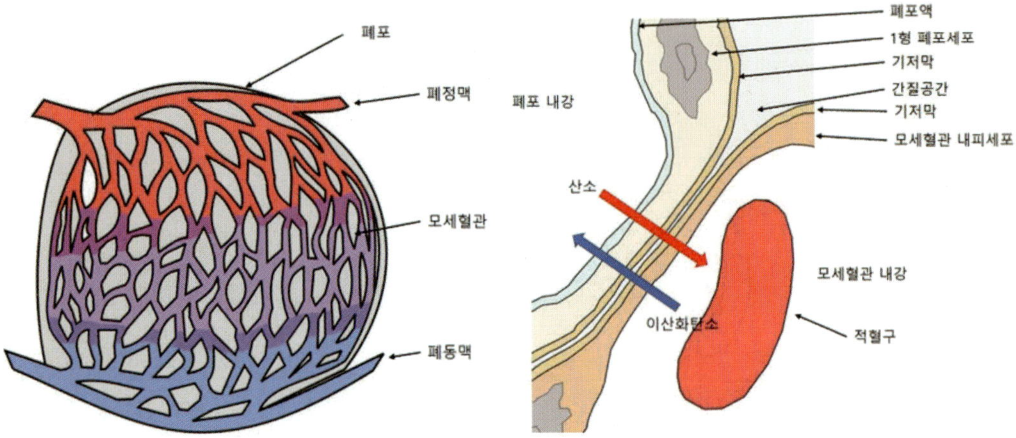

그림 7.5 폐포에 분포한 혈관과 폐포 단면

- 가스교환은 한 층의 내피세포로 둘러싸인 모세혈관과 한 층의 폐포세포 사이에서 일어남
- 폐대식세포(pulmonary macrophage): 외부로부터 들어오는 미생물, 먼지, 기타 유해물질을 제거하여 폐의 건강을 유지
- 폐포세포(alveolar cell): 폐의 구조적 완전성을 유지하고, 가스교환을 촉진하며 폐를 보호하는 역할을 함. 두 가지 유형이 존재
- 1형 폐포세포: 폐포를 덮고 있는 평평하고 얇은 세포로 산소와 이산화탄소가 폐포와 혈액 사이를 통과할 수 있도록 하는 가스 교환을 담당함. 폐포 표면적의 95%를 구성함
- 2형 폐포세포: 둥글고 크며, 계면활성제(surfactant)를 분비하여 폐포가 확장되고 폐쇄되지 않도록 도움

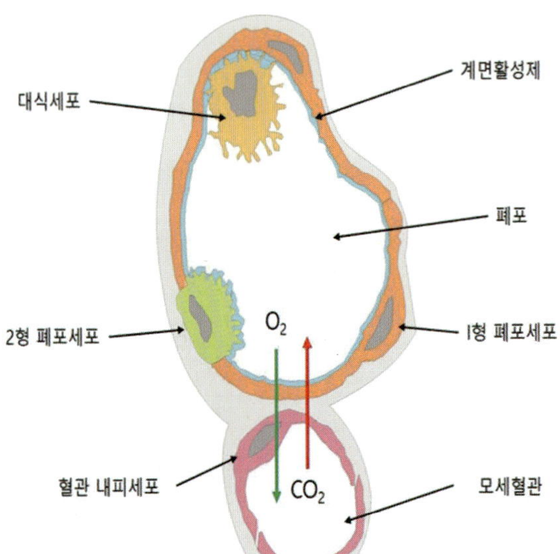

그림 7.6 가스교환이 일어나는 폐포와 모세혈관의 단면도

3) 들숨과 날숨

(1) 들숨

- 가로막이 아래로 내려가 평평해지면 흉강이 수직 방향으로 넓어짐
- 흉골부늑간근과 외늑간근이 수축하여 흉곽이 위로 올라가면서 용적이 외측으로 커짐
- 흉곽용적의 상승은 폐내압을 감소시켜(대기압보다 −3mmHg) 공기가 폐로 들어오게 됨

(2) 날숨

- 수동적 과정으로 일어남
- 횡격막과 흉곽근이 수축으로 늘어난 후 호흡근이 이완할 때 탄성 장력으로 흉곽과 폐가 원래 위치로 되돌아옴
- 폐용적의 감소는 폐포 내 압력을 대기압 이상으로 높여 (+3mmHg) 공기를 내보냄

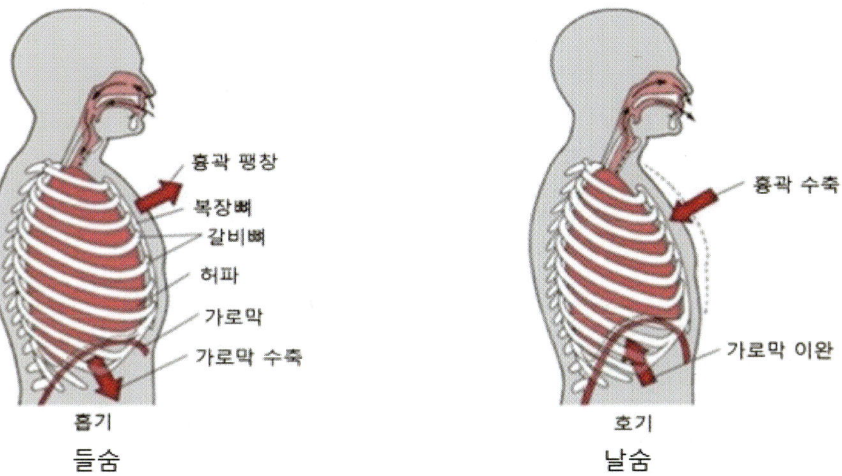

그림 7.7 들숨과 날숨 시 흉곽의 움직임

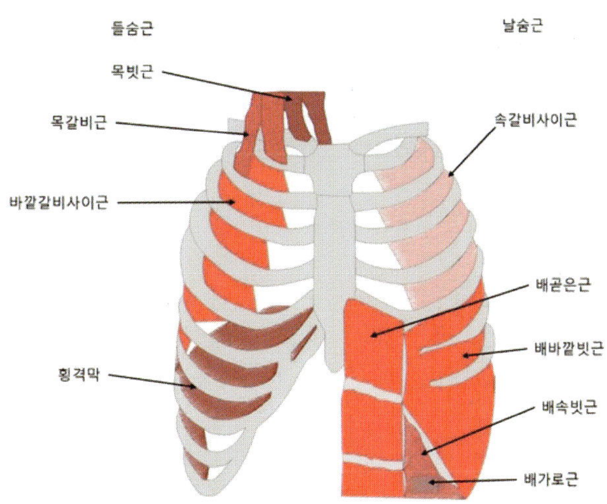

그림 7.8 들숨근, 날숨근

	들숨	날숨
편안한 호흡	가로막과 바깥갈비사이근	가로막, 바깥갈비사이근 이완
힘을 들인 호흡	가로막, 바깥갈비사이근외 목빗근, 목갈비근 동원	배의 근육과 속갈비사이근 수축

- 들숨 시 호흡근의 수축으로 흉곽이 커지는데 이 때 흉곽은 폐에서 멀어지는 쪽으로 힘을 받음
- 폐는 자체 탄성에 의해 들숨 후 다시 원래상태로 복귀함
- 밀폐된 상태의 흉막강 내압은 대기압보다 낮으며 들숨 시 흉막강 부피가 늘어나면 흉막강 내 압력은 더 감소하여 흉벽이나 폐를 흉막에 밀착시킴

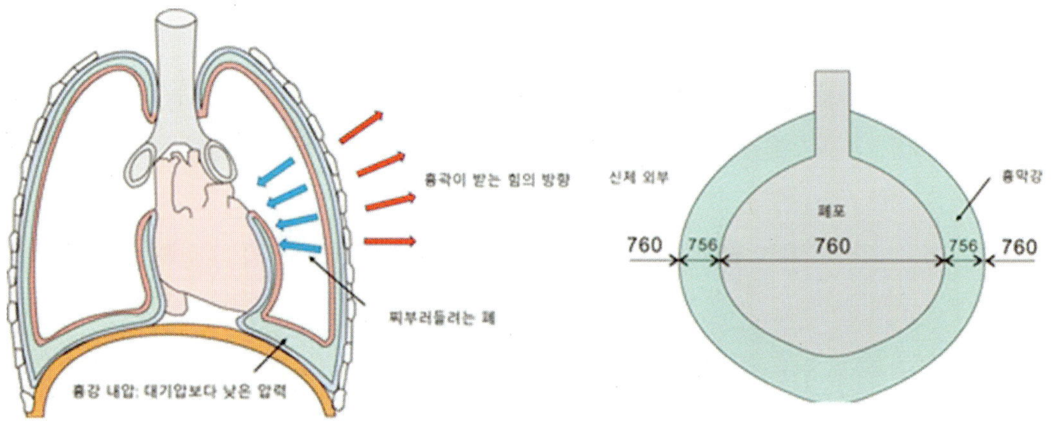

그림 7.9 들숨 시 폐가 받는 힘과 흉막의 역할

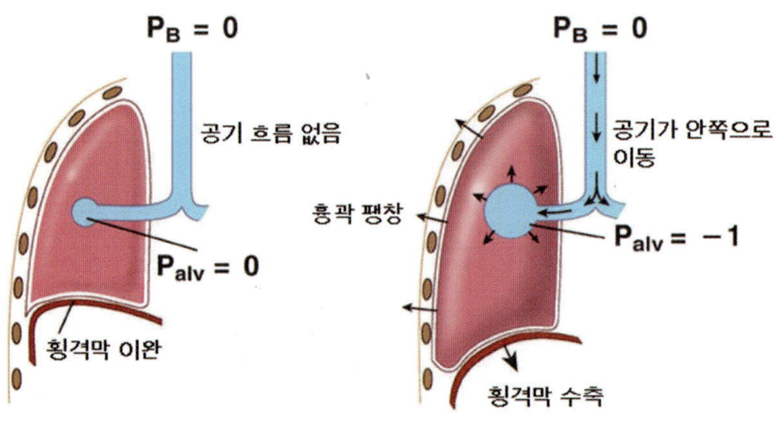

날숨이 끝났을 때 들숨 시

그림 7.10 들숨 때의 공기의 이동

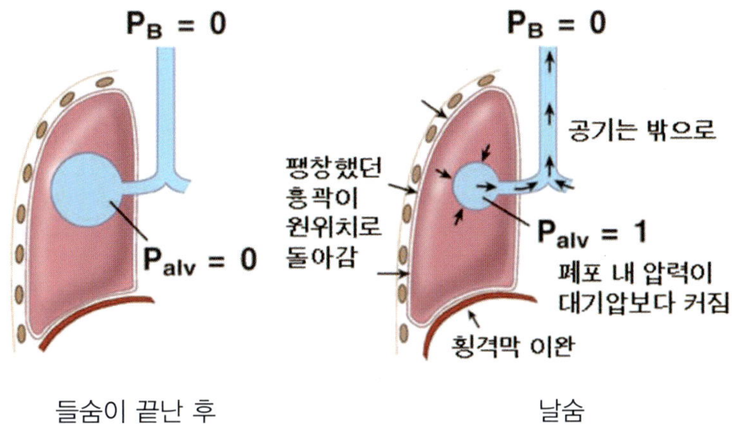

그림 7.11 날숨 때의 공기의 이동

공기의 이동은 폐포와 대기압의 압력차에 의해 정해진다.

- 들숨: 폐포 내 압력 〈 대기압
- 날숨: 폐포 내 압력 〉 대기압

4) 폐포 환기

일회호흡용적(tidal volume: 500ml) 중 해부학적 무효공간에 해당하는 150ml을 제외한 나머지 350ml에 의한 환기량을 말한다.

- 350ml x 12회/분 = 4200ml

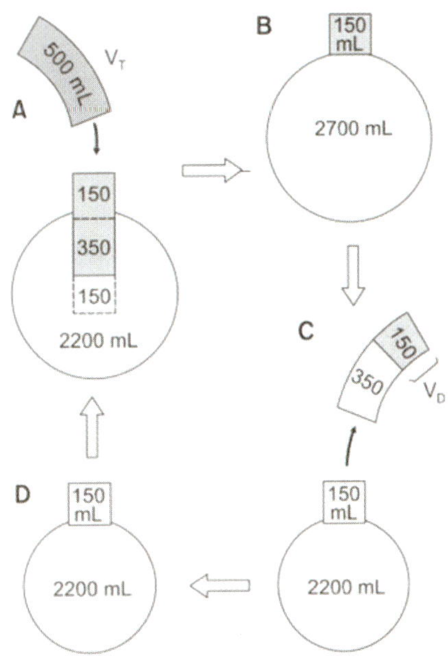

그림 7.12 폐포 환기

표 7-1 흡기의 구성과 분압

	흡기	허파꽈리 내 공기
물	가변적	47 mmHg
이산화탄소	0.3 mmHg	40 mmHg
산소	159 mmHg	105 mmHg
질소	601 mmHg	568 mmHg
전체 압력	760 mmHg	760 mmHg

- 폐에서는 산소를 받아들이고 이산화탄소를 배출
- 폐를 거쳐 좌심방으로 들어온 혈액의 산소분압은 100mmHg, 이산화탄소의 분압은 40mmHg
- 좌심실에서 대동맥을 거쳐 말초에 산소를 전달하고 이산화탄소를 받으면 혈액의 산소분압은 40mmHg, 이산화탄소의 분압은 46mmHg가 됨

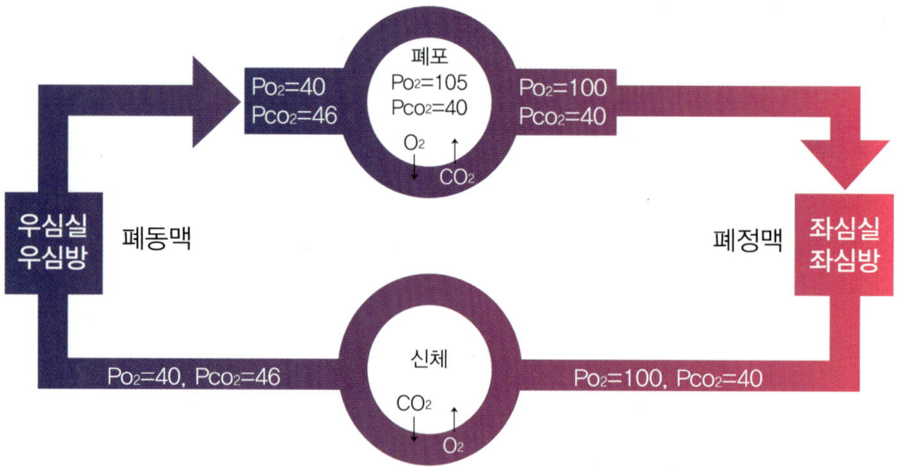

그림 7.13 혈중 산소 및 이산화탄소 분압

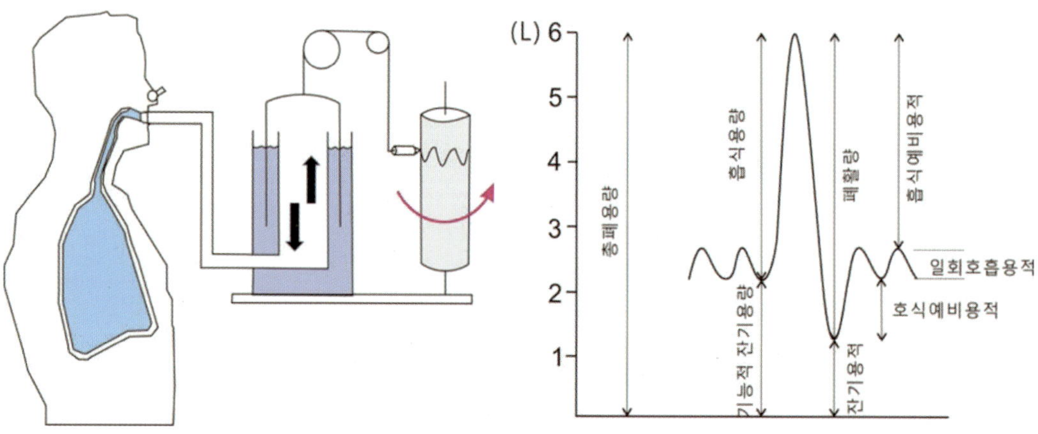

그림 7.14 폐기능 검사와 정상 수치

표 7-2 폐기능 검사의 종류

일회호흡용적 (tidal volume, TV)	안정 상태에서 정상인의 호흡량 (약 500 ml)	흡식용량 (inspiratory capacity, IC)	TV + IRV
흡식예비용적(inspiratory reserve volume, IRV)	정상 흡식후 최대한 더 흡식할수 있는 부피(2500~3500 ml)	기능적 잔기용량(functional residual capacity, FRC)	ERV + RV
호식예비용적(expiratory reserve volume, ERV)	정상호식 후 최대한 더 호식할 수 있는 부피(약 1200 ml)	폐활량 (vital capacity, VC)	TV+IRV+ERV, 최대흡식후 최대호식할수 있는 공기량 (약 4.8L)
잔기용적 (residual volume, RV)	최대 호식 후에도 여전히 폐에 남아있는 용적(약 1200 ml)	총 폐용량 (total lung capacity, TLC)	VC + RV

2. 폐기능 검사

1) 단순 폐기능 검사(simple spirometry)

(1) 단순 폐기능 검사

폐활량계를 이용하여 호기와 흡기를 통한 측정 검사이다.

- 노력성 폐활량(forced vital capacity, FVC): 최대로 숨을 들이 쉬게 한 다음 최대의 노력으로 숨을 끝까지 내쉬게 하여 측정
- 1초간 노력성 호기량(forced expiratory volume in one second, FEV1): 숨을 최대로 들이 쉰 다음에 최대로 내쉴 때 첫 1초간 내쉰 량
  - 노력상 폐활량이 같은 4L라도 환자에 따라서 FEV1은 차이가 날 수 있음
  - FEV1은 첫 1초간 얼마나 빨리 숨을 내쉴 수 있는냐를 보는 지표
  - FEV1/FVC 비율: 보통 정상인은 자기 노력성 폐활량의 70% 이상을 첫 1초에 내쉼
  - 즉, FEV1/FVC 〉 0.7이 됨
  - 반면에 노력성 폐활량에 비교하여 첫 1초에 내쉬는 양이 적다면(FEV1/FVC< 0.7) 내쉬는데 장애가 있음을 의미(기관지폐쇄 유무를 확인하는 지표)

표 7-3 노력성 폐활량 검사의 결과 해석

항목	정의	설명
FVC	노력성폐활량	최대한 들이마신 뒤 최대 노력으로 내뱉을 수 있는 공기의 총량
FEV1	1초간 노력성호기량	측정된 FVC에서 초반 1초간 나간 공기의 양

FEV1/FVC	폐쇄비율	최대 내뱉은 공기의 총량에 대한 초반 1초간 나간 공기의 비율
PEF	최고 유속	공기를 최대 불어낼 때 최고 속도

① 폐쇄성 환기장애

FEV1이 주로 감소되는 형태로 첫 1초간 빨리 숨을 내쉬는데 장애가 있는 것으로 기관지의 폐쇄가 있음을 의미한다.

② 제한성 환기장애

FVC가 감소된 것으로 흉곽의 이상이나 폐 자체의 손상 등으로 발생한다.

③ 혼합형

폐쇄성 환기장애와 제한성 환기장애가 같이 있는 상태로 두 가지 질환의 특성이 모두 나타난다.

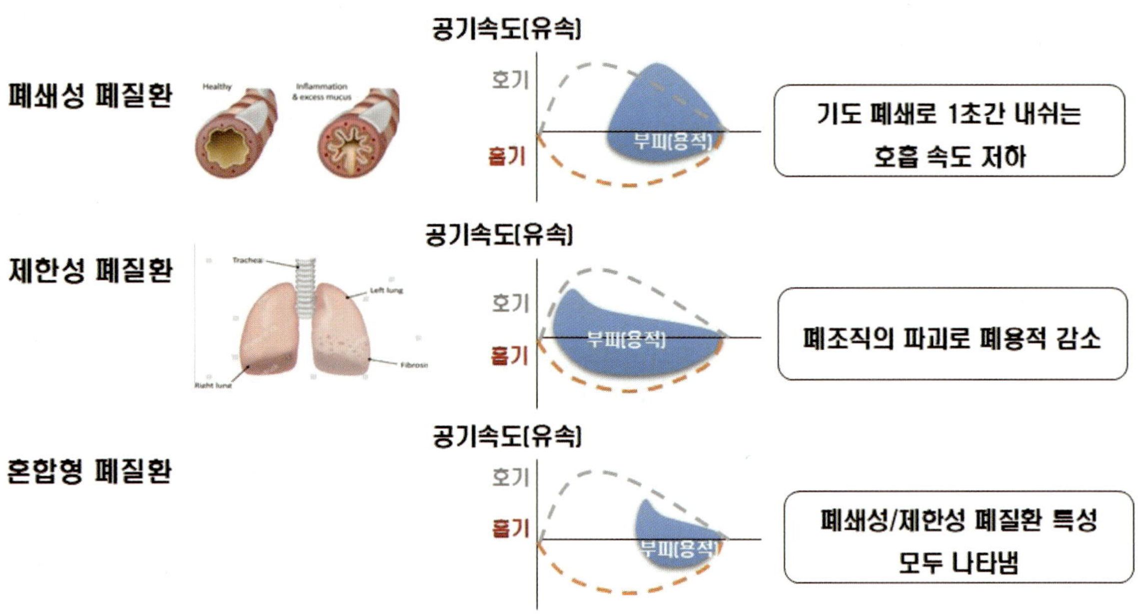

	폐쇄성 환기장애	제한성 환기장애	혼합형 환기장애
FEV1	감소	감소 또는 정상	감소
FVC	감소 또는 정상	감소	감소
FEV1/FVC	감소	정상 또는 증가	감소

그림 7.15 폐질환에 따른 폐기능 검사 결과

2) 기관지 수축 유발검사(bronchial provocation test)

기관지 천식을 진단할 때 쓰이는 검사방법이다.

- 기관지 천식은 기관지에 어떤 약물이나 자극이 주어졌을 때 정상 기관지와 달리 그 자극에 대해 과도한 기관지 수축이 발생함
- 약물을 흡입하게 하고 폐활량계를 통하여 기관지 수축을 정량 계측하는 검사
- 인위적으로 기관지 수축을 유발하여 검사하므로 기관지 수축 유발검사라 함
- 기관지 수축물질: 메타콜린(methacholine)

(1) 수축유발 검사방법

① 메티콜린 흡인

② 폐기능 측정

- 메타콜린이 0.443mg/ml의 농도에서 FEV1이 20% 이상 감소하기 시작하면 유발 검사 양성으로 기관지 천식이 있는 환자로 판정

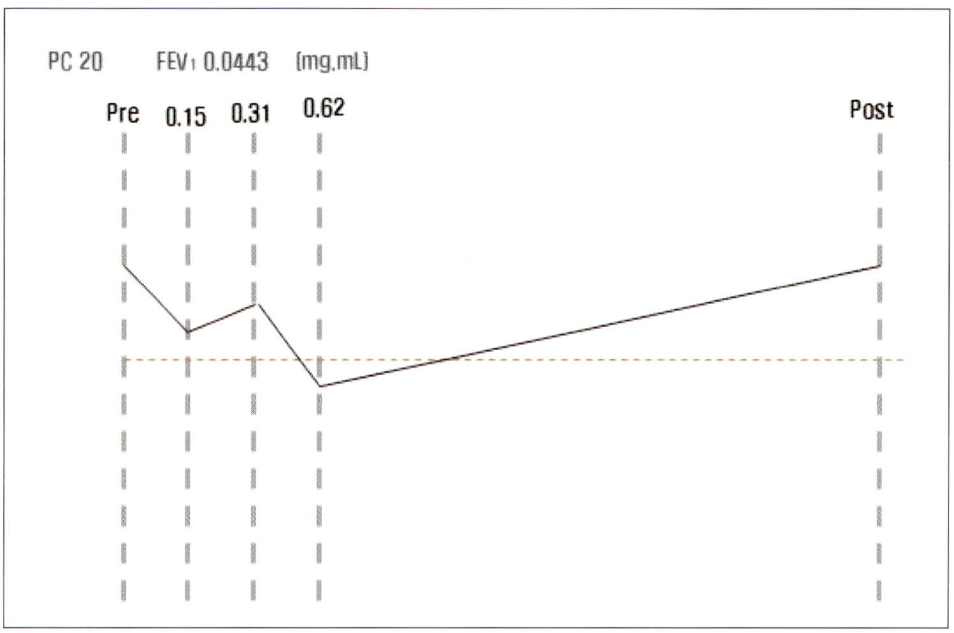

FEV1이 정상예측치의 40% 미만이면 3급, 30% 미만이면 2급, 25% 미만이면 호흡기 장애 1급의 조건에 해당함

그림 7.16 메틸콜린 기관지 수축 유발검사에 따른 결과

3) 기관지 확장제 반응 검사(postbronchodilator test)

폐기능 검사가 이미 감소하여 기관지 수축을 유발이 어려울 때는 기관지 확장제를 투여한 후에 하는 폐기능 검사이다.

- 기관지 확장제에 반응이 있다고 평가할 수 있는 기준은 FEV1이 기관지 확장제 투여 후에 200ml 이상 증가하고 비율로도 12% 이상 증가할 때
- 반응이 있는 것으로 확인되면 '가역적 기도폐쇄'로 진단함
- 이는 환자가 천식이 있거나 가역성이 있는 만성폐쇄성폐질환이 있다는 의미로 해석

3. 폐질환의 분류

폐질환의 병리학적 분류는 다음과 같으며, 여기서는 폐쇄성, 제한성 폐질환을 다룰 것이다.

- 무기폐(atelectasis)
- 급성 호흡기 증후군
- 폐쇄성과 제한성 폐질환
- 폐혈관질환
- 감염
- 암

1) 폐쇄성과 제한성 폐질환

(1) 만성폐쇄성폐질환(chronic obstructive pulmonary disease, COPD)

기도의 부분적 혹은 전체 폐쇄에 의해 기도를 통한 공기 흐름의 저항이 증가하는 질환이다.

- 폐기종(emphysema), 만성기관지염(chronic bronchitis), 천식(asthma), 기관지확장증(bronchiectasis)이 대표적

(2) 제한성폐질환(restrictive lung disease, RLD)

폐 확장이 제한되고 총폐용량이 감소하는 질환이다.

- 급성호흡기증후군(acute respiratory distress syndrome), 진폐증(pneumoconiosis), 폐섬유화(interstitial fibrosis), 폐침윤증(infiltrative conditions: sarcoidosis) 등

(3) 폐질환의 유형과 발생기전

폐쇄성과 제한성 폐질환의 종류는 다음과 같다.

표 7-4 폐쇄성과 제한성 폐질환의 종류

폐쇄성 폐질환	제한성 폐질환
– 폐기종(emphysema) – 만성기관지염(chronic bronchitis) – 천식(asthma) – 기관지 확장증(bronchiectasis) – 난포성 섬유종(cystic fibrosis)	– 폐섬유화(interstitial fibrosis) – 진폐증(pneumoconiosis) – 육아종성 질환(granulomatous disease) – 호산구성(eosinophilic) – 방사선 치료, 투약, 흡연 등과 관련된 폐질환

2) 폐쇄성 폐질환: 폐기종

말단 세기관지 이하 호흡세기관지, 허파꽈리관, 꽈리주머니, 허파꽈리 등이 커지고 그 벽들이 부서지는 질환으로, 파괴되는 부위에 따라 중심꽈리형(가장 흔하며 말단부위는 영향받지 않음: 흡연과 관련), 전꽈리형(α1 antitrypsin 결핍과 관련), 말단꽈리형(원인불명, 젊은이에서 자주 발생하는 기흉과 관련), 불규칙형 등으로 구분한다.

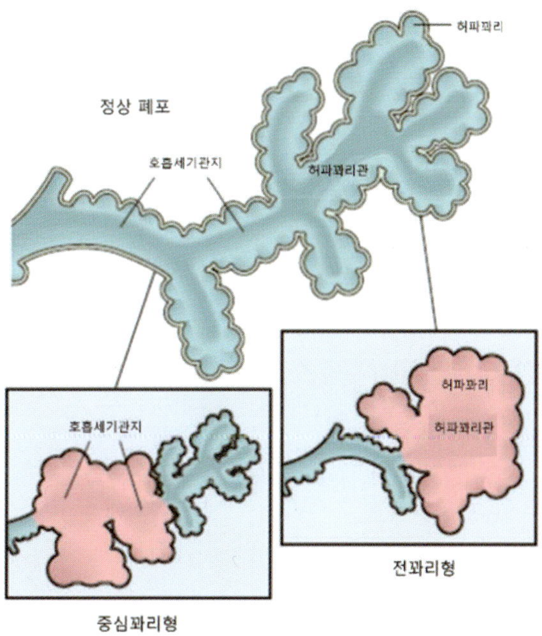

그림 7.17 폐기종의 종류

(1) 폐기종의 발병원인

공기 중 부유물과 담배에서 나온 물질이 유전적 소인이 있는 사람에게서 폐손상과 염증을 유발하면 폐기종으로 발전한다.

- 염증세포와 매개물: 염증이 발생한 곳에 모여든 중성구, 대식세포, T 림프구 등에서 분비된 매개물(leukotriene, Interleukin-8, TNF 등)이 허파꽈리 벽을 손상시킴

- 산화 스트레스(oxidative stress): 활성산소계가 흡연 또는 염증세포에서 만들어지면서 허파꽈리에 손상을 줌
- 단백분해효소–항단백분해효소 불균형: 염증세포에서는 단백분해효소가 많이 분비되는데 폐기종 환자의 경우 이에 대항하는 항단백분해효소 분비가 덜 일어나는 것으로 알려져 있음

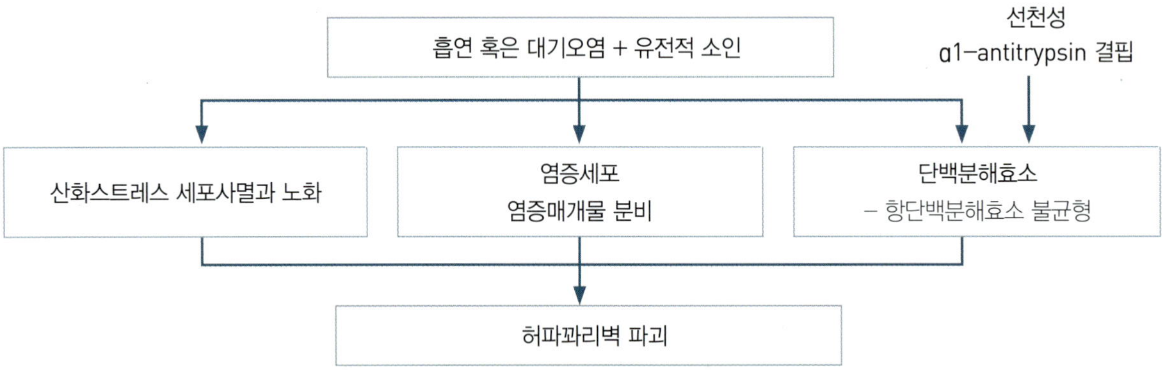

그림 7.18 폐기종의 발병기전

③ 알파1–안티트립신(α1–antitrypsin) 결핍 이론

- α1–antitrypsin: 항단백분해효소(항프로테아제)로 조직이 손상되는 것을 방지하는 물질
- 폐염증, 담배 연기 → α1–antitrypsin 억제
- 유전적인 α1–antitrypsin 부족 → 단백분해효소 → 폐조직 탄력섬유(elastin) 분해→ 탄력조직(폐포와 중막) 파괴 → 폐포의 탄력성(팽창한 폐가 축소하는 힘) 상실 → 정상 폐포가 기관지 벽을 지지하는 힘 상실 → 호기 어려워짐, 과도 팽창

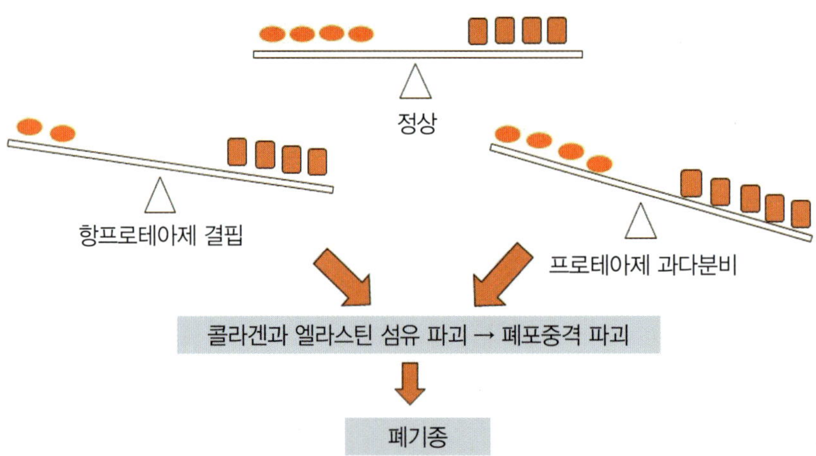

※ 프로테아제(protease): 폐의 탄성섬유(elastic fiber)를 파괴하는 효소

※ 항프로테아제(antiprotease) 결핍 또는 과도한 프로테아제가 원인

※ 흡연: 항프로테아제(antiprotease)의 산화 → 프로테아제 활동 증가

그림 7.19 안티트립신 결핍에 의한 폐기종 발생기전

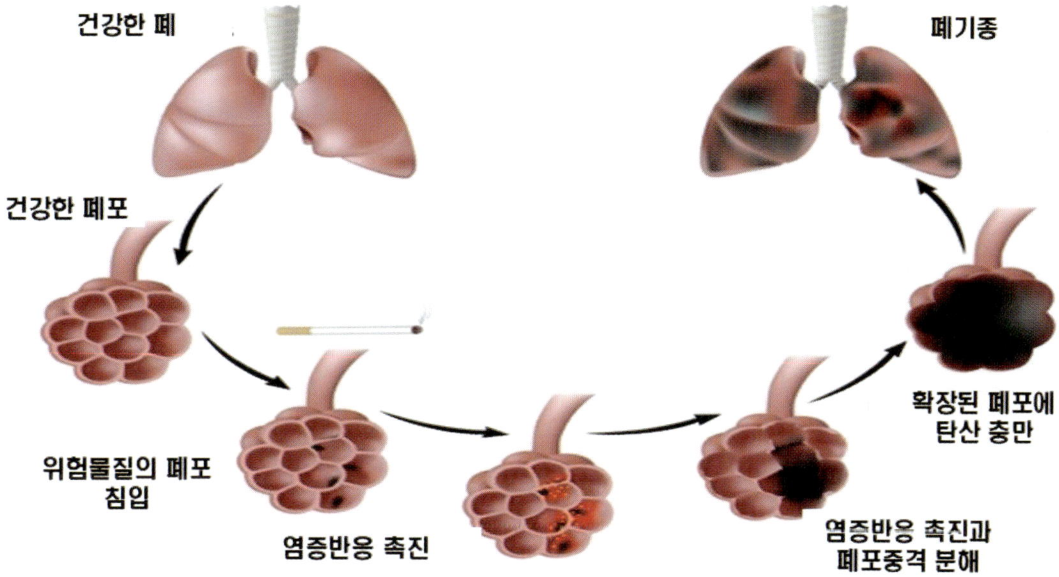

흡연, 공해, 감염 등 → 기관지의 만성 자극, 감염 → 상피화생 촉진 → 점액질의 과다 분비 → 염증반응 → 단백질분해효소 활성화 → 폐조직탄력성 상실 → 폐포가 공기로 확장 → 폐포중격 파괴, 기도 불안정 → 폐조직 파괴로 공기 흐름 막힘 → 산소포화 저하

그림 7.20 흡연에 의한 폐기종 발생 기전

(2) 폐기종에 따른 기능 변화

① 가스 교환을 위한 표면적의 감소

② 관류와 가스 확산에 영향을 주는 폐 모세혈관의 감소

③ 호기와 관련된 폐의 탄력섬유의 감소로 탄성력 감소

④ 환기와 관류의 비율 변화로 인한 산소 포화도 저하

⑤ 기관지 벽의 탄력성 감소로 호기 시 공기흐름이 폐색되고 산소화 부족현상 발생

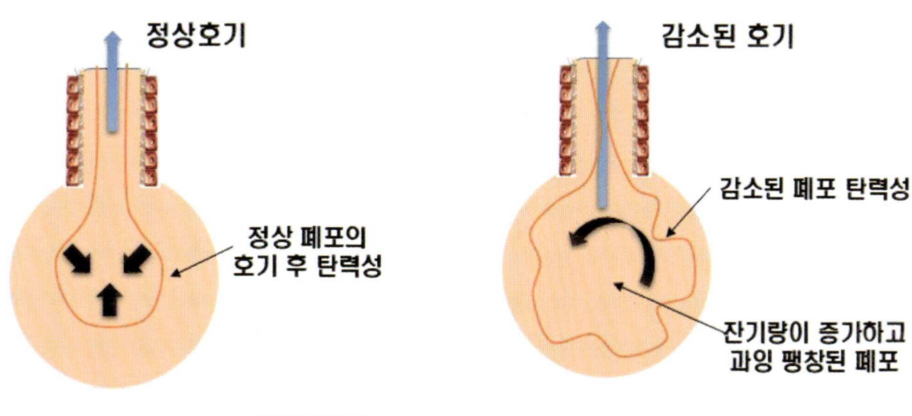

그림 7.21 폐기종에 따른 기능변화

(3) 증상/징후

폐포 중격이 파괴되면 공기가 있는 공간이 커지면서 가스교환을 할 수 있는 모세혈관의 수가 감소된다.

- 정상적인 폐포보다 많은 공기를 포함하지만 모세혈관이 상대적으로 작게 분포하여 가스교환이 충분히 일어나지 못함 → 산소 공급 부족
- 폐포 중격 파괴에 의한 탄성 감소로 호기 시 수동적인 수축 불가
- 들이마신 공기 배출을 위해 날숨근의 수축이 더 필요하며 이때 더 많은 산소를 필요로 함
- 또한 이러한 날숨근의 작용에 의해 폐 내 압력이 증가하여 다음과 같은 증상을 유발함

① 호흡곤란

- 운동 시 호흡곤란 → 안정 시 호흡곤란에 따라 부속근육 사용
- 입술을 모아 힘들여서 호흡을 하는 것이 보임(pursed lip breathing)
- 호흡 시 어깨와 가슴을 지지하기 위해 대개 팔을 무릎 위에 올린 채 약간 앞으로 숙여 호흡
- 모순성 내측복부운동(호흡기능이 저하되어 횡격막 기능장애를 암시하는 비동시성 호흡을 하는 것): 흡기시에 횡격막이 내려가지 않고 오히려 올라감

② 술통형 가슴(barrel chest)

- 폐 내에 공기가 고이며 폐가 과팽창되기 때문에 발생
- 초기 기침은 흔하지 않음 → 만성: 점액성 객담 배출하는 기침
- 식욕부진, 체중감소, 허약, 활동 저하 발생(대부분 말랐음)
- 타진 시 과도한 공명음

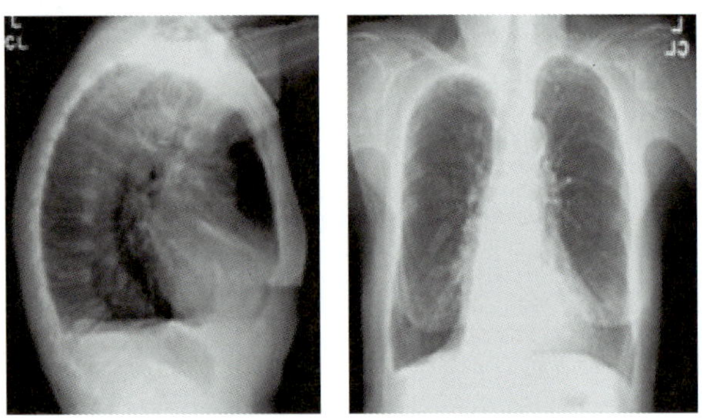

그림 7.22 폐기종 환자의 폐 과팽창과 횡격막 높이 감소(X-ray)

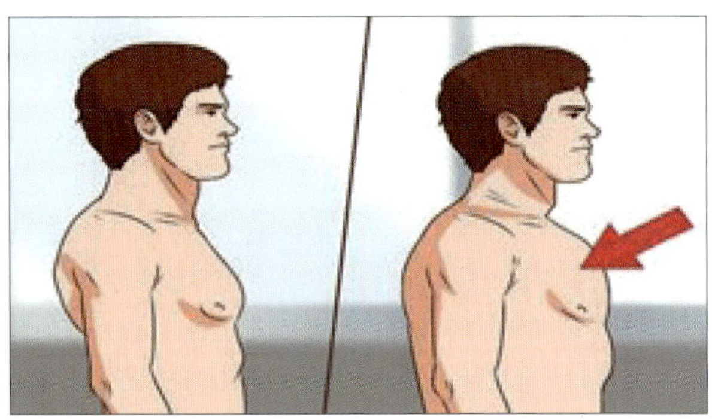

그림 7.23 폐기종 환자의 술통형 가슴

(4) 폐기종의 임상양상

① 폐기종이 있으면서 기관지염을 동반하지 않는 경우

- 환자는 앞으로 몸을 기울여 숨을 힘들여 길게 쉬는 경향이 있음
- 숨차하지만 과호흡 덕분에 비교적 정상적 혈액가스교환이 이뤄져 피부색은 정상으로 보임. 환자는 대체적으로 마른 편임

② 폐기종이 있으면서 기관지염이 동반하는 경우

- 숨찬 것은 오히려 덜해서 환자가 숨을 적극적으로 쉬려고 하지 않기 때문에 이산화탄소가 축적되고 그로 인해 피부가 청색을 띔
- 환자는 체중감소가 심하지 않음
- 대부분의 경우 폐기종 환자는 이 두 극단적 환사의 사이에 있나고 보면 됨

3) 폐쇄성 폐질환: 만성 기관지염

2년 안에 객담을 동반한 기침이 3개월 이상 지속되는 경우이다.

- 흡연자와 공기오염이 심한 도시 거주자에서 흔함
- 담배나 공기 내 자극원이 기관, 기관지의 점액 분비 세포를 과다 증식하게 만들고 염증을 유발하여 염증세포들의 침윤을 유도함
- 세기관지 내 점액 과다분비와 염증에 의한 기관지벽의 섬유화로 공기통로가 막힘. 동반된 폐기종 또한 기도폐쇄에 기여함
- 세균에 의한 감염도 흔히 발견되지만 발생의 원인이라기 보다는 기관지염의 유지에 기여할 것으로 생각함
- 호흡곤란없이 기침과 객담생산만 이어지는 경우도 있고 폐쇄성 폐질환으로 발전하는 경우도 있음

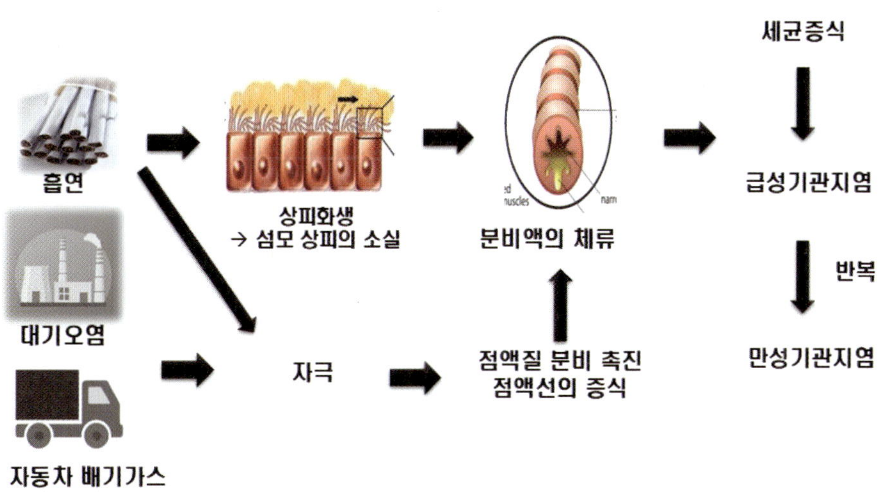

그림 7.24 기관지염 발생기전

4) 폐쇄성 폐질환: 천식

밤 혹은 새벽에 가슴조임, 쌕쌕하는 소리, 숨이 차는 증상이 반복되는 기도의 만성 염증성 질환이다

- 반복적이고 사이가 뜨는 기관지 폐쇄가 나타나며 산성구(eosinophil)의 침윤이 특징적임
- 기관지의 폐쇄는 기관지 평활근이 특정 물질에 민감하게 반응하기 때문이며 기관지 내로 과도하게 분비된 점액도 이에 기여함
- 천식은 단일 질환이 아니며 크게 아토피성(atopic, 외부 항원에 감작되어 발생), 비아토피성(non-atopic), 약물에 의한 것, 직업과 관련된 것, 운동과 관련된 것 등으로 나눔

(1) 천식 발생의 위험요인

천식은 발생과 관련된 위험요인이 있는 상태에서 특정한 자극이 유발요인으로 작용하여 발생할 것으로 생각된다.

- 알레르기 항원(allergens): 꽃가루(pollen), 곰팡이(mold), 동물 비듬(animal dander), 먼지 진드기(dust mites), 식품(foods), 바퀴벌레(cockroaches) 등

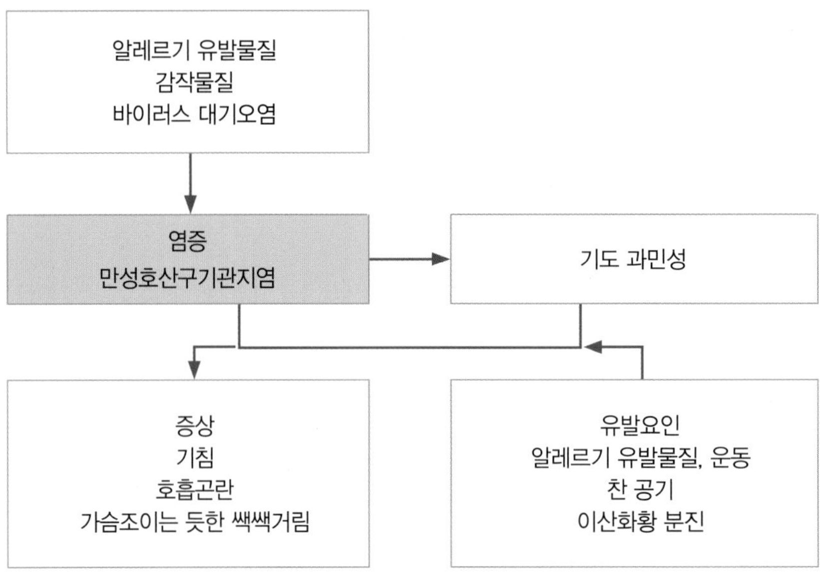

그림 7.25 천식 발생의 위험 요인

(2) 발생기전

① 알르레기 항원 침입

② 상피조직의 비만세포 IgE와 결합

③ 비만세포의 과립이 깨지면서 히스타민(histamin), 키닌(kinin), 프로스타글라딘(prostaglandin) 방출

④ 염증반응 및 화학주성인자와 사이토카인이 분비되어 백혈구 유도

⑤ 평활근 수축, 점액분비, 혈관 투과도 증가에 따른 부종 발생

⑥ 부분적 기도 폐색과 저산소증 발생

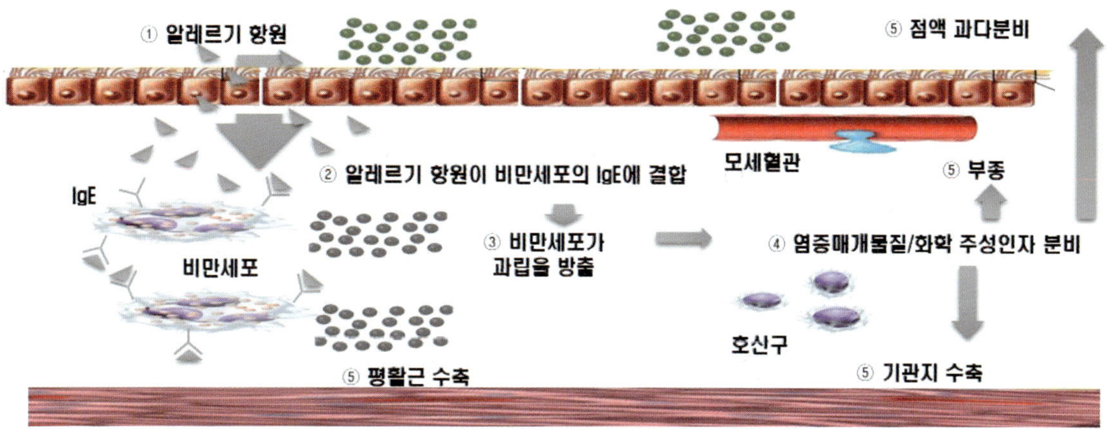

그림 7.26 기관지 천식 발생기전(급성)

(3) 천식발생 중 기관지의 변화

- 점막 염증으로 인한 부종
- 기관지근육(평활근)의 수축
- 기도내 점액질생성 증가
- 세기관지 폐색

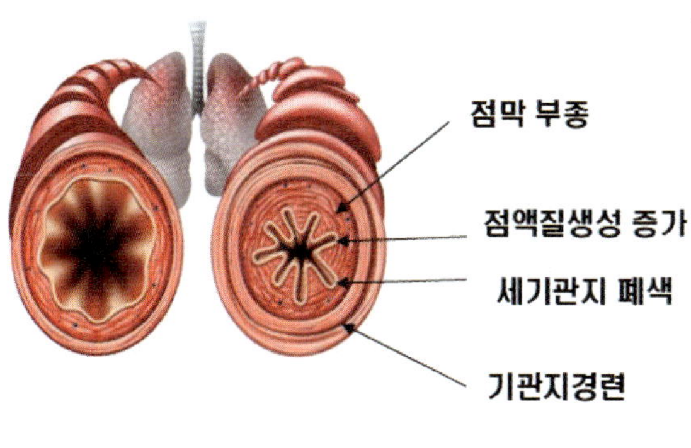

그림 7.27 기관지 천식-급성발작

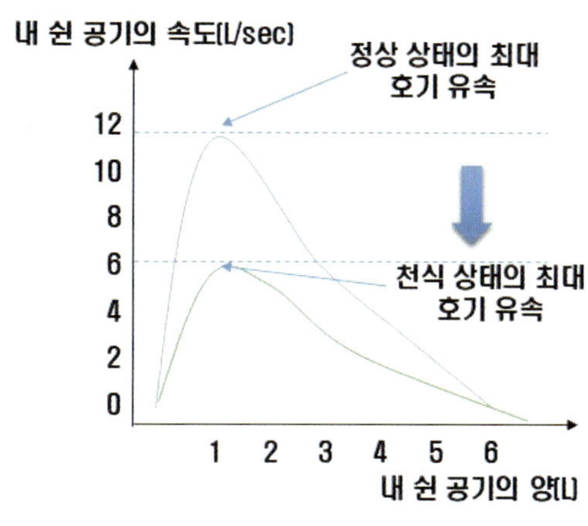

그림 7.28 천식에 따른 유속변화

(4) 증상

- 기도폐쇄로 인한 천명(숨쉴 때 쌕쌕거림)
- 호흡곤란(부속근육 사용)
- 기침–낮보다 밤에 심해지는 경향
- 과도한 가래형성으로 인한 숨을 내쉴 때 호흡 곤란

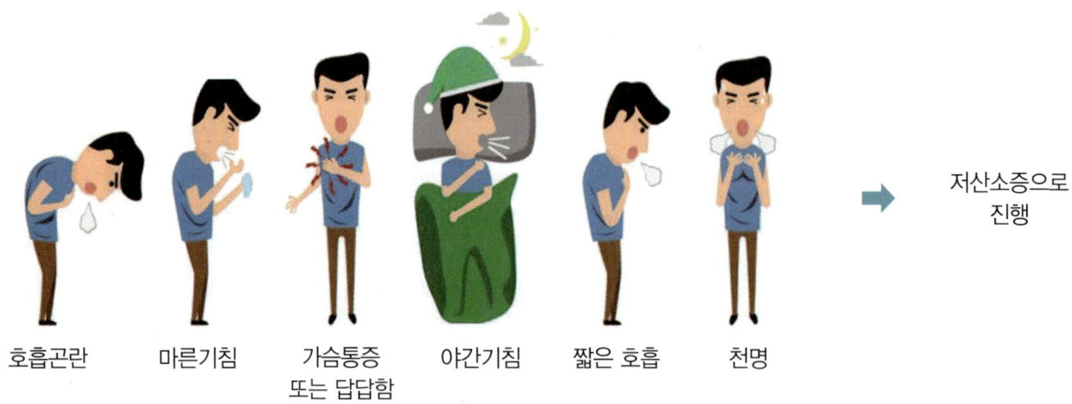
호흡곤란
마른기침
가슴통증
또는 답답함
야간기침
짧은 호흡
천명
저산소증으로
진행

그림 7.29 천식 발생의 위험 요인

(5) 천식의 유형과 특징

① 아토피성(atopic): IgE를 매개로 한 과민반응. 가족력이 있고 천식 외에 아토피와 관련된 질환(아토피 피부염, 아토피성 비염 등)을 가지고 있는 경우가 많음

② 비아토피성(non–atopic): 알레르기를 유발하는 항원(allergen)에 의한 감작이 유발 원인이 아님. 가족력도 없음. 바이러스 등에 의한 기도감염이 자극원에 대한 기관지 미주신경의 민감도를 높여 천식을 유발할 것으로 생각함

③ 운동유발(exercise–induced): 아이들에게 있어 운동 자체가 천식을 유발하는 경우가 많이 보고되어 있음. 운동 시 과호흡 때문에 기도 내 점액이 진해져 발생할 것으로 생각함. 운동이 끝난 후 시작하여 30분 이내 자연적으로 종료되며 춥고 건조한 경우 더 잘 발생함.

④ 약물유발(drug–induced): 특정 약(아스피린)에 의해 천식이 유발되는 것이 보고됨

⑤ 직업관련(occupation–related): 직장 내 특정 화학물이나 부유물에 의해 천식이 유발되는 경우임. 주말과 공휴일에는 천식이 나아지는 특징이 있음

표 7-5 만성폐쇄성 폐질환의 비교

질환특성	만성기관지염	천식-급성	폐기종
원인	자동차 배기가스, 바이러스, 세균과 같은 자극성 물질	알레르기 항원 감염, 흡연, 운동	유전적 항단백질분해효소 결핍, 흡연
부위	기도, 기관지	기관지, 세기관지	종말 세기관지, 폐포
증상	흉통, 호흡곤란, 기침, 발열 및 일시적 오열	호흡곤란, 마른기침과 야간기침, 짧은 호흡, 천명	폐포벽파괴, 호기 감소, 고탄산혈증, 호흡곤란, 술통형 가슴
기침	2년 이상 지속적인 기침	기침, 천명	일부 기침
질환	폐고혈압과 폐심장증	대사성산증	폐고혈압과 폐심장증 및 심실 부전 초래

5) 폐쇄성 폐질환: 기관지 확장증

기관지를 구성하고 있는 평활근과 탄력섬유가 파괴되면서 기관지가 늘어나는 질환이다.

- 유발요인
  - 기관지 폐쇄: 암, 외부물질, 점액 등에 의한 폐쇄
  - 유전적 소인: 낭포성 섬유증, 기관지 섬모이상운동증
  - 폐렴
- 발생기전: 어떤 요인에 의해 기관지가 막히면(암, 점액, 외부물질 등) 점액이 빠져나가지 못해 감염이 잘 일어날 조건을 갖추게 되고 거기에 이차 감염이 발생하면 감염에 의해 기관지 구조물이 손상되면서 기관지가 확장된다.

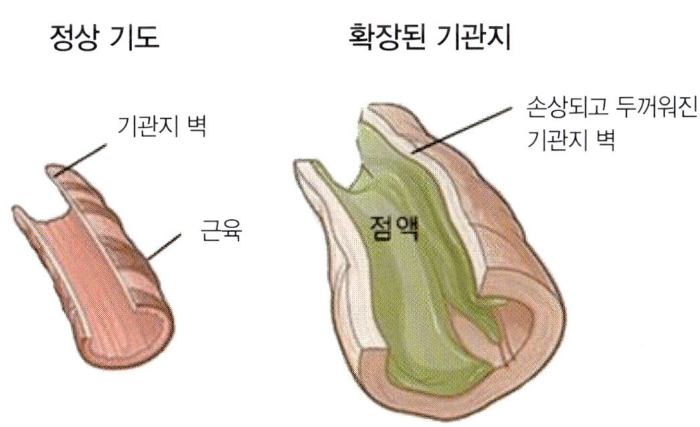

그림 7.30 기관지 확장증의 발생기전

6) 폐쇄성 폐질환: 낭포성 섬유증

(1) 낭포성 섬유종

상염색체 열성 질환으로 염소이온(Cl^-) 중탄산염이온(HCO_3^-)의 세포막을 통한 이동에 관여하는 이온통로를 조절하는 단백질(cystic fibrosis transmembrane conductance regulator: CFTR)의 이상으로 위 음이온들의 이동이 어려워진다.

- 음이온이 이동하면 물이 따라 이동하며 분비물을 희석시켜 분비물의 배출을 용이하게 함
- 만약 이 음이온의 이동에 이상이 있으면 섬모의 작용이 일어나지 않아 점액의 배출이 어려워짐
- 기도 상피에서 정체된 점액은 이차 감염을 쉽게 일어나게 하고 점액에 의해 기도가 막히면 세포가 손상됨
- CFTR은 기도 외에 신체의 여러 곳에 있어 이들의 기능이상은 여러 장애를 유발함

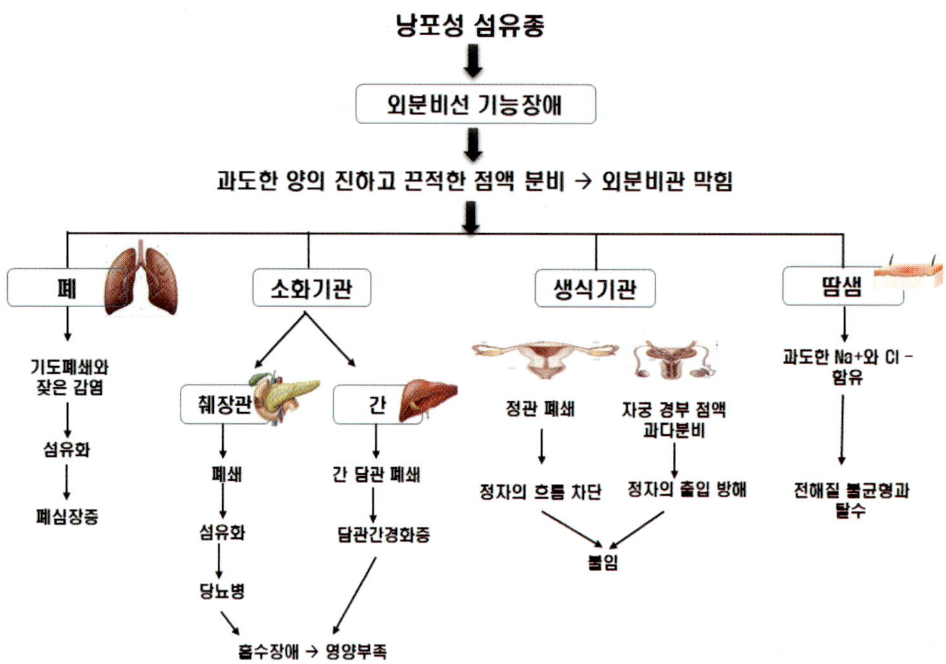

그림 7.31 낭포성 섬유증 병태 기전

7) 제한성 폐질환

폐의 순응도가 떨어져 팽창이 어려워지고 굳어 숨쉬기가 어려워지는 질환을 말한다.

- 폐 외의 요인(신경, 골격, 비만)에 의해서도 발생할 수 있지만 여기서는 폐에서의 병변으로만 국한하여 다룸

표 7-6 제한성 폐질환의 유형

섬유화	호산구성
• 간질성폐렴 • 잠복 기질화 폐렴 • 교원혈관병 연관 • 진폐증 • 치료와 연관된(약, 방사선)	• 뢰플러증후군(Löffler syndrome) • 약 알레르기 • 만성 호산구성폐렴
육아종성	**흡연과 연관된 유형**
• 사코이드증(sarcoidosis) • 과민성 폐렴	• 박리간질폐렴 • 세기관지염

(1) 제한성 폐질환: 섬유화

특발성으로 나타나며 원인불명이다. 50세 이상에서 양쪽 폐에 진행성의 섬유화가 나타나는 질환이다.

- 유전적으로 민감한 환자에서 허파꽈리에 반복적인 손상이 가해지고 제대로 복구가 일어나지 않으면서 섬유화가 진행된다고 봄
- 객담을 동반하지 않는 기침과 점점 심해지는 호흡곤란을 특징으로 함

(2) 제한성 폐질환: 진폐증

처음에는 미네랄 분진을 흡입하여 발생하는 질환만으로 한정했으나 최근에는 화학물의 증기를 흡입하여 발생하는 폐질환도 포함시키고 있다.

- 직경 1~5㎛ 크기의 미네랄(석탄분진, 실리카, 베릴륨 등)이 기관지에 쌓이면 대식세포가 탐식한 후 염증반응이 일어남
- 이 과정에서 대식세포에서 분비된 사이토카인이 섬유아세포의 분화를 촉진하여 콜라겐 분비와 침착이 발생하게 됨

① 탄광부진폐증(coal worker's pneumoconiosis)

- 증상이 없는 경우부터 섬유화와 폐기능 감소가 나타나는 것까지 스펙트럼이 넓음

② 규폐증(silicosis)

- 규소(silica) 흡입에 의한 진폐증. 기도 상피세포나 대식세포가 탐식 후 사이토카인을 분비하면 섬유화가 발생함
- 다른 원소와 함께 흡입하면 섬유화의 정도는 약함
- 대부분 정기검사 가슴 X-ray에서 발견되는 경우가 많음
- 아주 심해지기 전에는 증상이 없는 경우가 많음

- 규폐증이 있는 경우 결핵이 동반되는 경우가 많은데 이는 규폐증이 T 세포를 통한 면역을 약화시키기 때문일 것으로 생각하고 있음

③ 석면증(asbestosis)

- 석면증은 폐실질의 섬유화 외에도 폐암과 관계가 있는 것으로 알려져 있음
- 석면을 탐식한 대식세포의 리소좀이 파괴되면서 섬유화와 관련된 매개물들이 분비되어 섬유화가 진행됨
- 석면은 그 자체가 발암물질임
- 석면에 노출된 후 10~20년 후부터 기침과 객담을 동반한 진행성 호흡곤란이 나타남. 나중에는 심부전으로 발전하고 사망에 이름
- 폐암은 그렇지 않은 사람에 비해 5배 이상의 발병률을 보이고 매우 드문 중피종(mesothelioma)의 발병률은 일반인에 비해 1,000배 이상 높음

(3) 제한성 폐질환: 육아종성 질환

① 사코이드증(sarcoidosis)

폐를 포함한 여러 조직에서 비건락육아종성(noncaseating granulomatous) 염증을 보이는 질환이며 폐에서는 제한성 폐질환의 특징을 보인다.

- 가슴 x-ray에서 폐문 림프절 종창(hilar lymphadenopathy)으로 발견되는 경우가 많음. 원인은 잘 모르지만 유전적 소인이 있는 사람이 특정 환경 요소에 노출되어 발생할 것으로 생각하고 있음
- 면역과 관련되어서는 helper T 세포가 관련되어 있다고 제시됨
- 1/3 정도는 호흡기 증상 없이 정기검사에서 가슴 x-ray에서 발견되는 경우가 많으나 간과 비장 종대, 피부의 병변, 눈의 병변 등이 동반되는 경우가 많음
- 2/3 정도에서는 기침이나 숨참, 답답함 등의 폐증상이 나타남
- 이 질환을 앓고 있는 10~15% 정도에서 영구적인 폐섬유화가 나타날 수 있음

② 과민성 폐렴(hypersensitivity pneumonitis)

- 면역에 의해 매개될 것으로 생각하며 주로 허파꽈리를 침범함
- 항원으로 거론되는 것들: 박테리아, 곰팡이, 새의 분비물, 화학물들
- 항원에 노출된 후 4~8시간 이내에 열, 기침, 호흡곤란 등으로 나타나거나 체중감소, 열, 호흡기 증상을 동반한 만성질환으로 발전할 수 있음
- 항원에 노출된 후 항원으로부터 멀어지면 더 이상 발전하지 않고 끝날 수도 있음

(4) 제한성 폐질환: 호산구성

- 특정 질환에서 폐 실질로의 호산구 침윤이 특징인 경우가 있음
- 대부분이 면역에 의한 것이며 원인을 잘 모르는 경우가 많음
- 아래와 같은 질환들이 알려져 있음
  - 호흡부전을 동반한 급성 호산구 침윤 폐렴(acute eosinophilic pneumonitis with respiratory failure)
  - 단순 폐 호산구증(simple pulmonary eosinophilia: Löffler syndrome)
  - 열대성 호산구증(tropical eosinophilia)
  - 이차성 호산구증(secondary eosinophilia)
  - 특발성 만성 호산구성 폐렴(idiopathic chronic eosinophilic pneumonia)

(5) 제한성 폐질환: 방사선 치료나 투약에 의한

항암제인 블레오마이신(bleomycin)이나 부정맥제인 아미오다론(amiodaron) 등은 폐렴과 폐섬유화를 유발할 수 있다.

- 방사선: 항암 방사선 치료 1~6개월 후 약 20%에서 급성 폐렴이 나타날 수 있음
- 스테로이드 치료로 완화되지 않으면 일부는 폐섬유화를 동반한 만성으로 발전함

(6) 제한성 폐질환: 흡연과 관련된

- 흡연은 폐쇄성 폐질환뿐 아니라 제한성 폐질환과도 관련이 있으며 다음과 같은 질환이 알려져 있음
  - 박리성 간질폐렴(desquamative interstitial pneumonia)
  - 세기관지염(respiratory bronchiolitis)
- 조직학적으로는 먼지를 탐식한 대식세포들의 침윤이 특징적임
- 허파꽈리의 벽은 두꺼워지고 제한성 폐질환의 특성은 약하게 나타남
- 스테로이드 치료에 잘 반응하고 금연 시 빨리 좋아짐

8) 그 외의 질환들: 폐혈관 고혈압, 기흉

(1) 폐고혈압(pulmonary hypertension)

- 여러가지 원인에 의해 폐동맥압이 25mmHg 이상 올라가는 경우를 말함
- 흔한 원인은 아래와 같음

① 선천성 혹은 후천성 심장 질환으로 폐동맥이 영향을 받는 경우

- 예를 들면 좌측 심장의 심방-심실 판막인 승모판 협착이 발생하는 경우 압력이 폐 쪽으로 전달되어 폐동맥 고혈압이 발생할 수 있음
- 선천적인 심방 중격 결손증으로 인해 우측 심장으로 빠져나가는 혈액의 양이 많아진 경우도 마찬가지 경우임

② 반복적인 폐색전에 의해 폐 모세혈관의 총단면적이 감소하여 총저항이 증가한 경우

③ 폐쇄성 혹은 제한성 폐질환 등으로 허파꽈리에 분포한 모세혈관이 없어지면서 폐 혈관 전반적으로 압력이 높아진 경우

④ 자가면역질환 중 폐를 침범하는 경우

⑤ 수면무호흡 증후군을 보이는 환자에서 흔하게 볼 수 있음

⑥ 특발성 폐동맥 고혈압: 특별한 원인이 없이 발생하는 경우에 해당하나 최근 이 경우라도 유전적 소인이 있는 것으로 판단하고 있음

- 병태생리

  폐동맥 조직 안의 압력은 혈류가 증가하거나 높아진 혈관의 저항에 의해 상승할 수 있으며, 어떤 원인이든 상승된 폐동맥압은 폐의 형태학적 이상을 야기하게 된다.

1. 폐동맥근육과 폐쇄동맥의 평활근 중간부 비대

↓

2. 증가한 중간부 비대로 내막 증식

↓

3. 폐색을 일으킬 수 있는 폐동맥과 세동맥 근육의 내막 섬유화

↓

4. 확장증과 얇아진 폐동맥에 의한 그물모양의 병흔 형성 → 폐순환 폐색 야기

↓

5. 확장증과 함께 나타나는 그물모양의 병흔 형성 혹은 유혈관종 병변 → 폐동맥 파열

↓

6. 동맥과 세동맥의 섬유모양 괴사 → 폐동맥 죽상동맥경화증 발생 → 우심실 비대증

그림 7.32 폐동맥 압력 상승에 따른 폐조직의 가역적 변화

(2) 기흉(공기가슴증, pneumothorax)

흉막강 내에 공기가 차서 폐를 눌러 호흡곤란을 유발하는 경우를 기흉이라고 한다.

① 특징

- 기흉이 일어난 쪽 폐에서 갑작스런 호흡곤란이 일어나는 것이 특징임
- 공기가 흉강으로 들어가게 되면 흡기를 돕는 흉막강 내의 음압이 상실되어 흡기가 어려워지고 폐의 탄성조직에 의해 폐가 수축됨
- 공기가 흉강으로 들어가게 하는 모든 손상 및 폐질환이 원인이 됨

② 기흉의 구분

- 일차적 자연발생적(primary spontaneous) 기흉: 특정한 원인없이 발생하는 경우를 말함. 원인불명이나 마른 체형의 젊은 남자에서 잘 일어나며 가족력이 있음
- 이차적 자연발생적(secondary spontaneous) 기흉: 폐의 기저질환이 (폐쇄성 폐질환, 천식, 결핵 등) 있는 상태에서 발생하는 기흉을 말함
- 외상(traumatic)에 의한 기흉: 흉벽에 가해지는 어떠한 충격 또는 시술에 의한 흉막 손상에 의한 경우
- 기흉이 발생한 후 긴장성 기흉으로 발전하기도 하는데 이는 구조적인 이유로 인해 공기가 흉막강 안으로 계속 들어가기만 하고 나오지는 못하는 경우를 말함

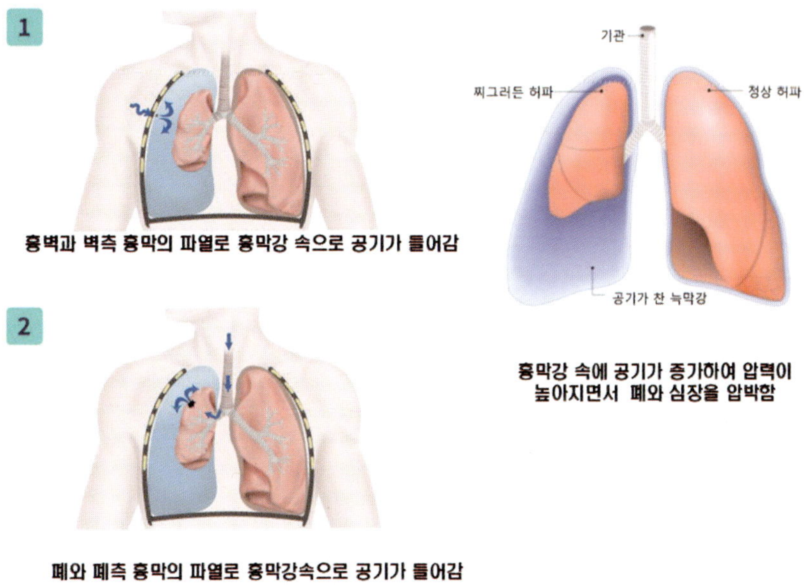

그림 7.33 기흉

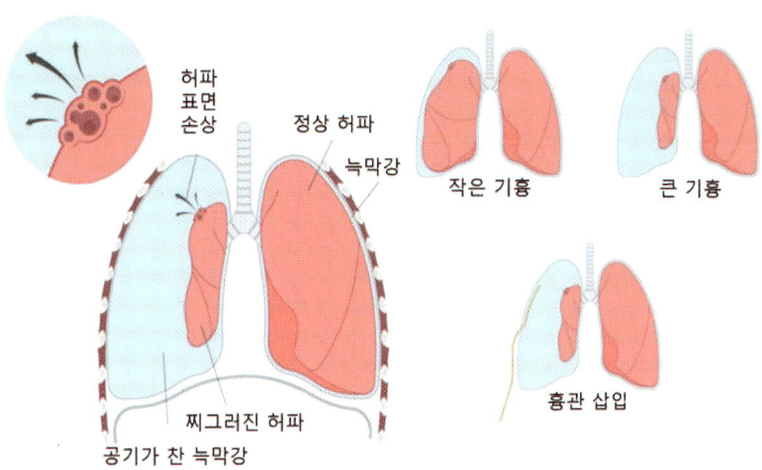

그림 7.34 자발성(자연) 기흉

- 긴장성 기흉(tension pneumothorax): 손상 부위를 조직이 덮어(판막 효과) 흡기 시 공기가 흉막강 내로 이동하지만 호기 시 공기가 나가지 못함 → 흡기마다 공기가 증가하여 압력이 증가 → 반대 편 폐와 하대정맥 압박 → 저산소증과 호흡부전으로 급속히 진행

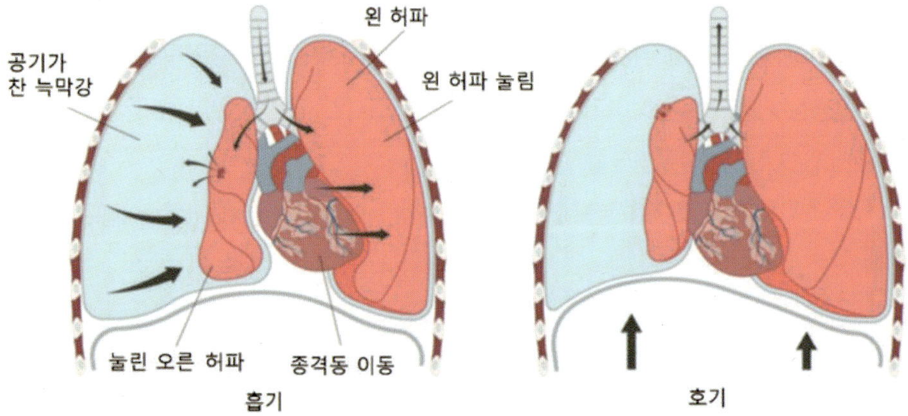

그림 7.35 긴장성 기흉

(3) 증상

- 무기폐
- 호흡곤란
- 기침, 흉통
- 무기폐 부위의 호흡 감소
- 가슴 움직임 시 비대칭적 확장
- 기흉의 종류에 따른 다양한 중격 이동
- 저산소증, 불안, 빈맥, 창백과 같은 교감신경계 반응
- 정맥혈 회귀 장애로 인한 저혈압
- 흡인성 상처(sucking wound)가 있는 경우
  - 흉벽의 구멍을 의미
  - 들어오고 나가는 공기의 이동소리에서 빨아들이는 소리(sucking sound)가 남

4. 치료 및 재활

1) 폐질환의 치료

(1) 위험인자의 제거

- 금연: 가장 큰 원인으로 폐질환의 예방과 진행을 감소시키기 위해서는 반드시 금연(직업성 위험인자: 오염 물질의 법적 규제, 노출된 사람들의 교육과 노출 예방, 마스크)
- 대기오염: 공기 오염의 위험도가 높은 지역을 피하고 오염 시 실내활동
- 환경조절: 적절한 습도 유지와 충분한 수분 섭취는 가래를 묽게 하여 뱉기 쉽게 해줌. 적절한 습도를 유지할 것. 적절한 습도를 유지함. 추운 공기에 노출될 때도 기도 경련이 생길 수 있으므로 주의
- 감염예방: 독감예방 주사를 미리 맞아 중증 감염을 미리 예방

(2) 영양관리

- 만성폐쇄성 폐질환자는 에너지 소모가 많고 면역력이 저하되어 있어 충분한 영양공급이 요구됨
- 가래와 호흡곤란, 피로 등으로 식욕이 저하되기 쉽고 에너지 과다 소모로 체중이 미달되는 경우가 많으며 근육량 감소도 충분한 영양공급이 필요한 이유임

(3) 호흡 재활치료

- 숨이 찰 때는 속효성 기관지 확장제를 사용한 후 머리와 가슴을 높인 자세를 취해 숨이 덜 차도록 함
- 기도 폐쇄와 흉곽의 변형이 있어 복식 호흡이 편하므로 복식호흡 훈련을 함
  - 위 가슴과 허리 아래 배에 손을 올려놓음
  - 코로 천천히 숨을 들이마시면서 배가 나오도록 공기를 흡입하고 복부를 수축하면서 입을 통해 공기를 내보냄

(4) 약물치료

- 약물치료는 만성폐쇄성 폐질환자의 폐기능을 호전시키지는 못하지만 현재의 증상을 개선시키고 이차적으로 발생하는 합병증을 예방하여 환자의 삶의 질을 향상시키기 위한 목적으로 사용됨

① 기관지확장제

- 효과: 만성폐질환 환자의 증상을 완화시키는데 가장 중요한 역할을 하는 약물
- 종류: 경구보다 흡입제 사용 시 효과가 즉각적이고 부작용이 적으므로 흡입약제 사용 추천
- 약물: β_2 작용제, 항콜린제, 테오필린(theophylline) 등을 단독 또는 병행하여 사용

② 스테로이드

- 효과: 기관지의 염증을 완화시켜 증상을 호전함. 주로 호흡기를 통해 흡식하는 방식으로 투여하는 경우가 많음
- 적용환자: 중증 만성폐쇄성 폐질환자(기관제확장제 투여 후 FEV_1이 60% 미만), 잦은 급성 악화(1년에 2회 이상)를 나타내는 환자, 천식이 있는 환자, 말초혈액 호산구가 증가된 환자

(5) 운동치료

- 폐 질환자들은 운동 시 가스교환 감소, 저환기, 저산소증, 호흡곤란 등 다양한 제한요소를 가지고 있음
- 폐 질환자들의 이러한 제한요소들을 이해한 후 운동 프로그램을 계획하도록 함

① 폐 질환자의 운동을 제한하는 요인

a. 환기 반응의 저하(blunting)

b. 기도의 물리적인 제한

c. 호흡근 기능이상

d. 가스교환 장애

- $\dot{V}/\dot{Q}$ 불균형(mismatch)
- 단락(shunting)
- 확산 제한

a. 환기 반응의 저하

- 저환기 신드롬(hypoventilation syndrome)
  - 저환기 신드롬: 주로 병적인 비만환자에서 많이 발생
  - 근신경질병, 호흡기 감압(depressants)
  - 젖산과 이산화탄소의 축적 증가

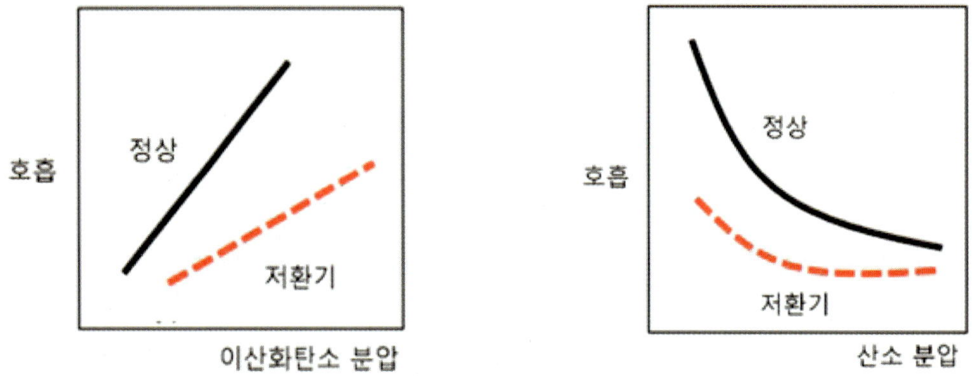

그림 7.36 COPD의 저환기증

• 저산소증(hypoxia)
  – 부적절한 환기반응으로 저산소증 야기
  – PCO_2 & PO_2 대한 환기(ventilation) 비율: 정상보다 낮음
  – $PaCO_2$ 증가: PaO_2 & pH 감소

b. 기도의 물리적인(mechanical) 제한

• 환기역학의 변화(alteration in respiratory mechanism)
  – 기도 순환 제한(airway limitation)
  – 호흡에 참여하는 폐의 용적(lung volume) 감소
  – 기도 저항(airway resistance) 증가

i) 기도 순환 제한

• 동적인 기도 압박(dynamic airway compression): 탄성섬유의 파괴로 기도의 탄성 감소 → 기도의 직경이 좁아지고 공기의 순환이 제한됨

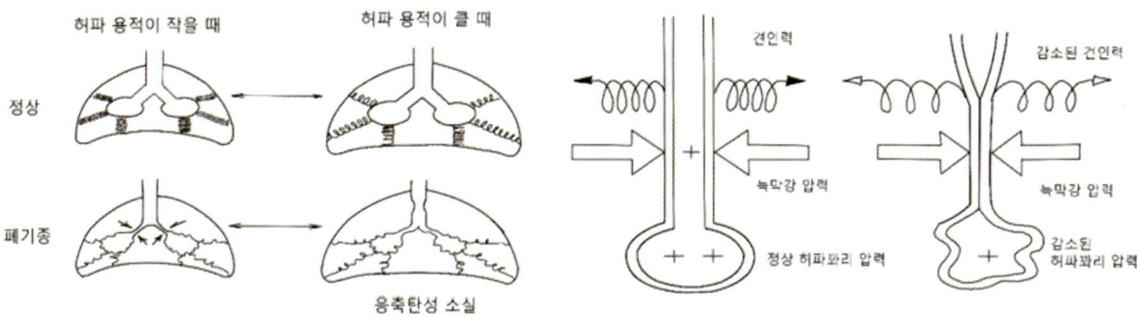

그림 7.37 COPD의 기도제한

ii) 호흡에 참여하는 폐 용적 감소

• 기관지벽의 부종, 평활근의 수축, 염증세포 침윤 → 탄성섬유(recoil fiber)의 탄성력감소 → 호흡에 참여하지 않는 폐용적 증가 → 잔기량(RV) 증가 → 기능적 잔기량(FRC) 증가

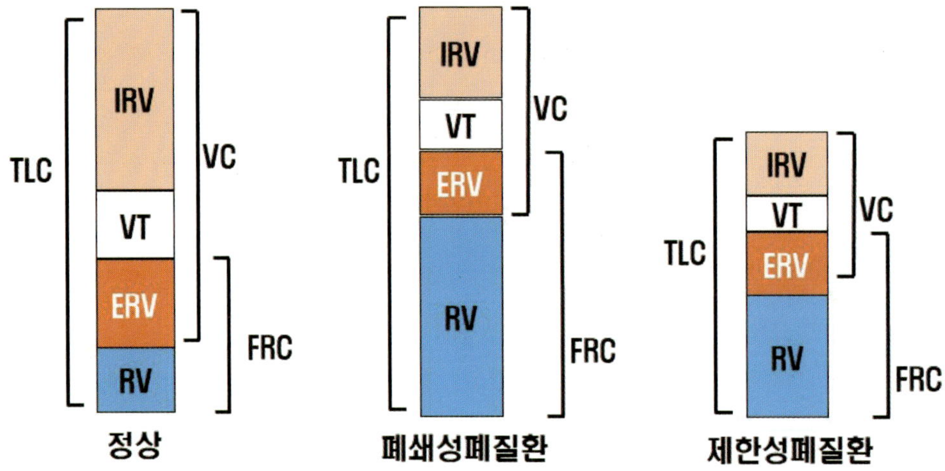

그림 7.38 폐질환의 폐용적 변화

- 기도 저항: 기도의 직경과 관련되며 기도의 직경이 좁아질수록 저항이 증가됨
  - 폐기종: 소기도의 염증세포 침윤으로 벽이 두꺼워지지만 정상과 유사한 폐기능을 보이는 경우가 많음. 그러나 호기시간이 감소하면서 공기 배출이 어려워짐
  - 만성기관지염 & 천식: 평활근 수축 기관지벽 부종, 점액의 과도한 분비 → 기도 좁아짐

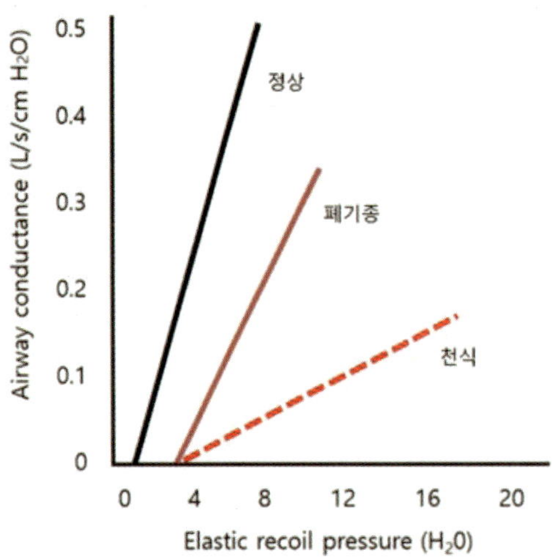

그림 7.39 폐질환자의 기도 전도 변화

c. 호흡근 기능의 제한

- COPD환자의 두드러진 특징: 폐의 탄성력 감소로 폐포 내 압력이 높아져 흡기를 위한 역치압력(inspiratory threshold load)이 증가되고 과확장이 일어나 기도가 좁아지며 호흡근이 피로하게 됨
- 가스교환의 저하로 산소 결핍이 발생하고 더 많은 공기를 요구하는 폐의 과잉호흡에 의해 호흡빈도가 증가

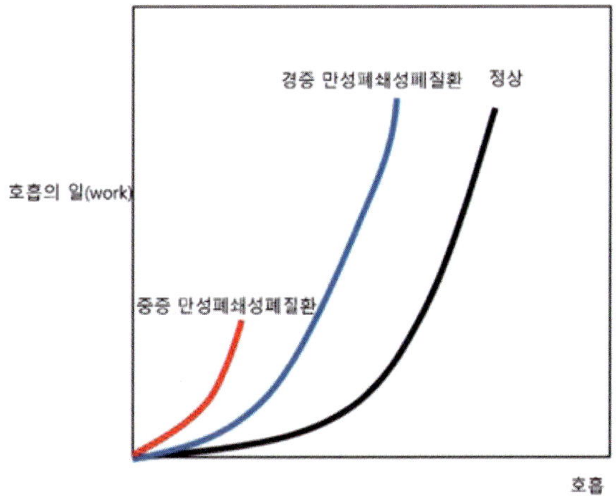

그림 7.40 폐질환자의 호흡량 변화

d. 폐질환자의 운동 시 환기반응

- 환기이상: 사강 증가, 호흡근 피로, 환기부전
- 가스교환의 이상: 폐포-모세혈관 막의 파괴, 환기-관류의 불균형, 문합
- 심혈관의 이상: 심혈관 기능 저하(deconditioning), 폐혈관의 확산능력 감소
- 근육의 이상: 말초근육의 기능 저하, 젖산 산독증, 근육염,
- 심리적 장애: 만성 불안, 우울증

i) 환기이상

- 환기 비효율
  - 사강(dead space)의 증가로 생리학적 사강/1회 호흡량(DV/TV)이 큼
  - DV/TV: 안정 시(0.45), AT(0.33), 최대운동(0.30)
- 호흡근의 피로
  - 호흡량의 증가, 호흡근의 약화, 환기의 비효율, 이들의 결합
- 환기 부전
  - 부적절한 폐포환기, 저산소증, 탄산과잉증(hypercarbia)
  - 만성적인 폐질환의 마지막 단계

ii) 가스교환의 이상

- 폐포-모세혈관 막의 파괴
  - 폐부종(emphysema)과 폐섬유증(pulmonary fibrosis)에서 발생
  - 확산의 장애는 운동동안 저산소증을 야기
  - 증상이 진행되면 안정 시에도 나타남

- 환기-관류의 불균형($\dot{V}/\dot{Q}$ mismatch): $\dot{V}$, 폐포의 분당 환기량; $\dot{Q}$, 분당 심박출량
  - 만성폐쇄성 폐질환(COPD)과 폐색전증(pulmonary embolism)에서 발생
  - 운동을 방해하는 저산소증을 야기
  - 국부적인 환기와 관류의 불일치가 나타나(ventilation-perfusion mismatch) 산소화(oxygenation)와 폐포 환기에 영향을 줌
  - 환기가 잘 되지 않는 부위의 관류(perfusion)는 동맥 산소화를 감소시키고, 관류가 잘 되지 않는 부위의 과환기(overventilation)는 CO_2 배출을 감소시킴
- 단락(shunting)
  - 단락: 혈관간의 통로 또는 문합. 생리적으로 형성(측부로) 또는 구조적 기형
  - 정맥혈이 산소화 없이 동맥혈로 직접적으로 들어가는 것으로 환기-관류의 비율이 낮은 부분에서 주로 발생
  - 운동 시 문합부위로 정맥혈이 들어가서 PO_2가 감소하여 저산소증을 악화시킴

iii) 심혈관의 이상

- 심혈관의 기능 저하(deconditioning)
  - 지속적인 신체활동의 감소 야기
  - 낮은 강도에서도 젖산의 축적을 야기
  - 폐질환자들은 환기 제한 또는 다리의 피로 때문에 정상적인 최대 심박수를 얻지 못함 → 낮은 최대심박수

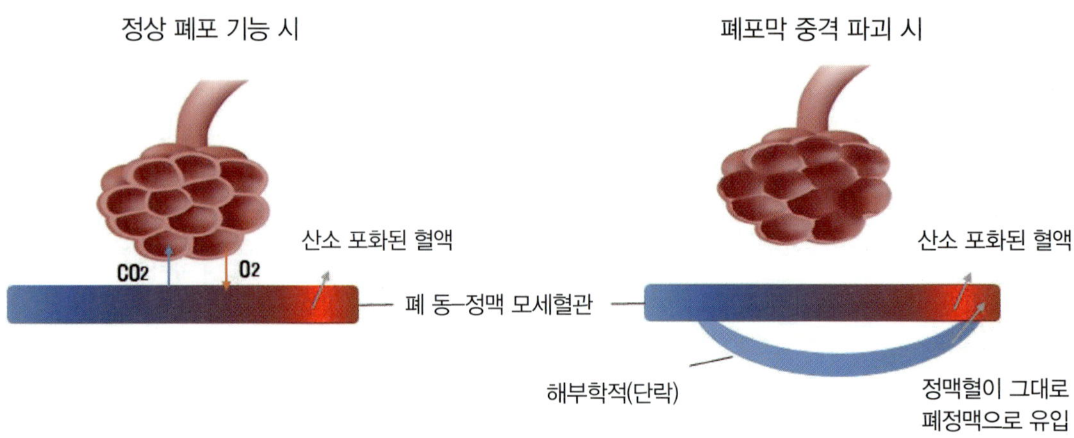

그림 7.41 문합

- 폐혈관의 확산능력 감소
  - 만성적인 저산소증, 혈전색전증(thromboembolism), 폐기종 야기

iv) 근육의 이상

- 말초근육의 기능 저하
  - 근육량과 근력 감소: 지속적인 신체활동의 감소 야기
- 젖산 산독증
  - 근육의 유산소 효소와 폐모세혈관을 이용한 가스확산의 제대로 이루어지지 않아 젖산이 축적됨
- 골격근의 근육염(myopathy)
  - 만성호흡부전(chronic respiratory failure, CRF), 울혈성 심부전(congestive heart failure, CHF) 환자 등에서 볼 수 있음
  - 코르티코스테로이드: 대부분의 COPD환자가 복용 → 근육염 야기
  - 저산소증(hypoxia), 과탄산혈증(hypercapnia), 염증매개체 발현
- 동화(anabolic) 호르몬 감소 – 근육의 성장과 발달에 영향을 주는 성장(growth) 호르몬과 안드로제닉 스테로이드(androgenic steroid) 호르몬의 수준이 낮음
  - 근육에서 성장 호르몬의 합성작용을 하는 매개체 역할을 하는 인슐린 유사 성장인자(insulin like growth factor 1, IGF-1)의 수준 감소
  - 테스토스테론(testosterone) 감소: 성기능감소, 근육약화, 근위축, 골감소증 야기
  - 안드로젠 보충(androgen supplement): 체지방량 및 근력 증가에 도움

v) 심리적 장애

- 만성 불안
  - 징후의 특징과 싸워야 하기 때문에 많이 겪음
- 우울증
  - 사회적 고독감, 외로움, 절망
- 운동치료는 운동능력을 향상시키고 폐질환의 증상을 감소시켜 환자의 삶의 질을 개선시키는 효과가 있으므로 병원 또는 자택에서 폐 재활 프로그램을 3개월 이상 장기적으로 실시할 수 있도록 권고

2) 만성폐쇄성 폐질환(chronic obstructive pulmonary disease, COPD)의 운동

- COPD 환자는 호흡곤란, 만성적인 기침, 가래가 공통적인 증상
- 체중감소, 영양불량, 근육소실과 근기능 이상과 같은 증상을 동반
- 운동성 호흡곤란은 신체활동을 제한시켜 신체를 약화시키는 원인이 됨
- 신체활동이 저하되면 환기제한과 호흡곤란이 악화되어 신체활동을 제한하는 악순환이 반복됨
- 근육소실은 근력, 파워, 지구력과 함께 기능적 수행능력을 감소시키는 원인이 되므로 운동을 지속할 수 있도록 격려

(1) COPD 환자의 운동효과

- 환자의 중증도와 관련없이 증상 개선
- 기능손상과 장애 수준 약화
- 삶의 질 증가
- 근골격계와 신혈관계의 적응을 통해 호흡계 부담 감소

(2) 유산소 운동

COPD 환자의 임상병리 단계에서 유산소 운동이 가능한 개인들에게 권장된다.

- **F** : 주당 최소 3일, 가능하면 5일 실시하도록 권장
- **I** : 중강도(40~60% $\dot{V}O_2max$), 고강도(>60% $\dot{V}O_2max$), RPE(12~16, 힘들다~매우힘들다) 수준에서 실시
- **T** : 1일 중~고강도에서 20~60분
  - 지속하기 어려울경우 인터벌(20분 이상의 저강도와 휴식 배치) 운동 실시
- **T** : 대근육군을 이용한 지속적인 운동(걷기, 자전거타기, 수영)

※ FITT: 빈도, 강도, 시간, 형태

(3) 저항 운동

COPD 환자의 근기능 이상을 해결하는 가장 효과적인 방법으로 운동처방에 필수적으로 포함되어야 한다.

- 저항운동이 폐기능에 미치는 효과는 명확하지 않지만 FVC, FEV1, PEFT를 향상시키는 것으로 보고됨
- COPD 환자의 근력약화와 보행 및 균형장애는 낙상의 원인이 되므로 다리근육 강화와 균형 트레이닝을 병행하는 것이 권장됨
- **F** : 주당 최소 2일
- **I** : 근력 증진: 초보자 60~70% 1 RM, 숙련자 ≥85% 1RM 근지구력 증진: <50% 1RM
- **T** : 근력 증진: 8~12회 반복, 2~4세트 근지구력 증진: 15~20회 반복, 2세트 이하
- **T** : 머신, 프리 웨이트, 탄성밴드, 체중부하 운동

※ FITT: 빈도, 강도, 시간, 형태

(4) 유연성 운동

유연성 운동은 흉보 가동성을 제한시키는 근골격계 문제로 인한 자세를 개선시켜 폐기능을 향상시키는데 도움이 된다.

- **F** : 주당 2~3일 이상
- **I** : 당기는 느낌이나 경미한 불편감이 느껴질 때까지 스트레칭

- T : 정적 스트레칭을 10~30초 유지, 동작 당 2~3회 반복
- T : 정적, 동적 스트레칭, PNF 운동

※ FITT: 빈도, 강도, 시간, 형태

3) 만성제한성 폐질환(chronic restrictive pulmonary disease, CRPD)의 운동

CRPD 환자는 폐 또는 흉부의 순응도가 감소되어 폐를 팽창하는데 더 많은 기도의 압력이 필요하므로 호흡근의 작용이 많아지게 된다. 이는 호흡량을 감소시키고 1회 호흡량이 줄어들어 필요한 산소섭취량을 유지하기 위한 호흡활동이 더 증가하게 한다. 따라서 사지근육이 사용할 수 있는 산소의 양이 감소하여 운동 시 젖산의 생성이 증가하게 되므로 컨디셔닝 관리에 주의해야 하므로, CRPD 환자의 운동처방은 COPD 환자의 운동처방을 근거로 환자의 상태로 맞게 수정하여 사용해야 한다.

(1) CRPD 환자의 운동효과

- 최대하 운동지속 능력 향상
- 초기 체력 수준에 따른 최대산소섭취량 개선
- 환기능력, 효율성, 환기-관류 일치도 개선
- 심혈관 컨디션 개선
- 최대 심박출량 증가
- 산소 운반 향상으로 골격근의 근지구력 및 효율성 향상
- 호흡근의 산소 및 혈류 요구량 감소
- 사지 근육이 사용할 수 있는 산소량 증가
- 호흡곤란과 운동 두려움에 대한 인식 개선으로 기능 개선과 삶의 질 향상

(2) CRPD 환자의 운동 시 주의사항

- CRPD 환자가 복용하는 약물에 따라 운동반응은 일반인과 차이가 있으므로 운동 시 환자의 반응을 살펴보면서 운동 프로그램을 실시

① 기관지확장제: 환기반응, 환기-재관류 일치 및 운동능력 개선에 도움

② 항고혈압제: 베타차단제는 운동 중 심박수 반응을 둔화시키므로 운동강도의 처방 시 운동자각도를 사용함

③ 전신 코르티코스테로이드 치료: 혈압을 상승시키고 근육 약화를 유발할 수 있음

4) 천식 환자의 운동

규칙적인 운동은 천식의 증상을 감소시키고 천식이 발생하는 운동강도의 수준을 증가시킬 수 있다. 운동이 일반적으로 삶의 질을 높이고 천식 증상을 감소시키며 천식 조절 약물의 사용량을 감소시킬 수 있지만 운동만으로 기도의 염증과 메타콜린에 대한 반응 및 폐활량을 개선시키지는 못한다. 특히, 천식환자는 대기오염이 심한 날 실외에서의 운동 시, 그리고 수영장의 염소의 분산물인 트리콜로라민(삼염화질소, trichloramine)과 같은 환경적 요인에 의해 운동유발성 수축을 유발할 수도 있으므로 약물요법을 같이 시행하면서 운동을 병행해야 한다.

(1) 천식 환자의 운동효과

- 약물 사용량 감소
- 증상악화의 정도를 감소
- 운동 후 폐기능 저하의 감소
- 증상이 없는 날의 증가

(2) 천식환자의 증상 완화제

- 속효성 β_2 작용제: 교감신경에 작용하여 기도를 확장시킴
- 항콜린제: 부교감신경을 억제시켜 기도의 수축을 억제함
- 경구 및 주사용 스테로이드: 부신피질 호르몬(코르티코스테로이드)은 기도의 염증을 가라앉히는 역할을 함
- 항히스타민제: 알레르기를 일으키는 반응의 민감도를 낮춤

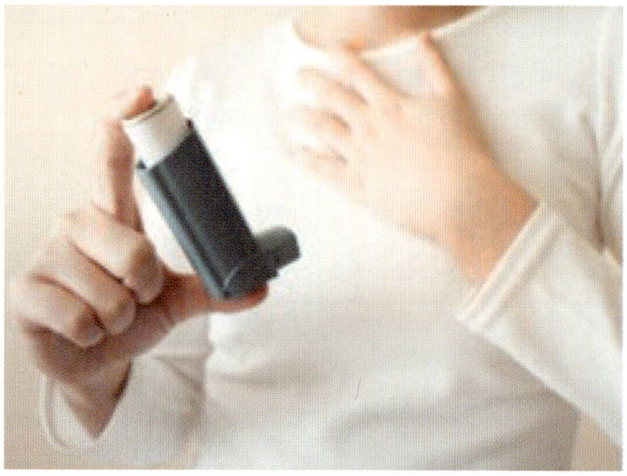

흡입기(Inhaler)

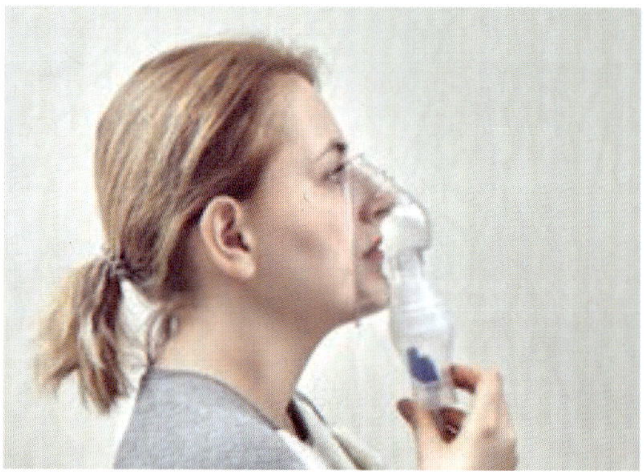

분무기(Nebulizer)

그림 7.42 천식환자의 흡입기

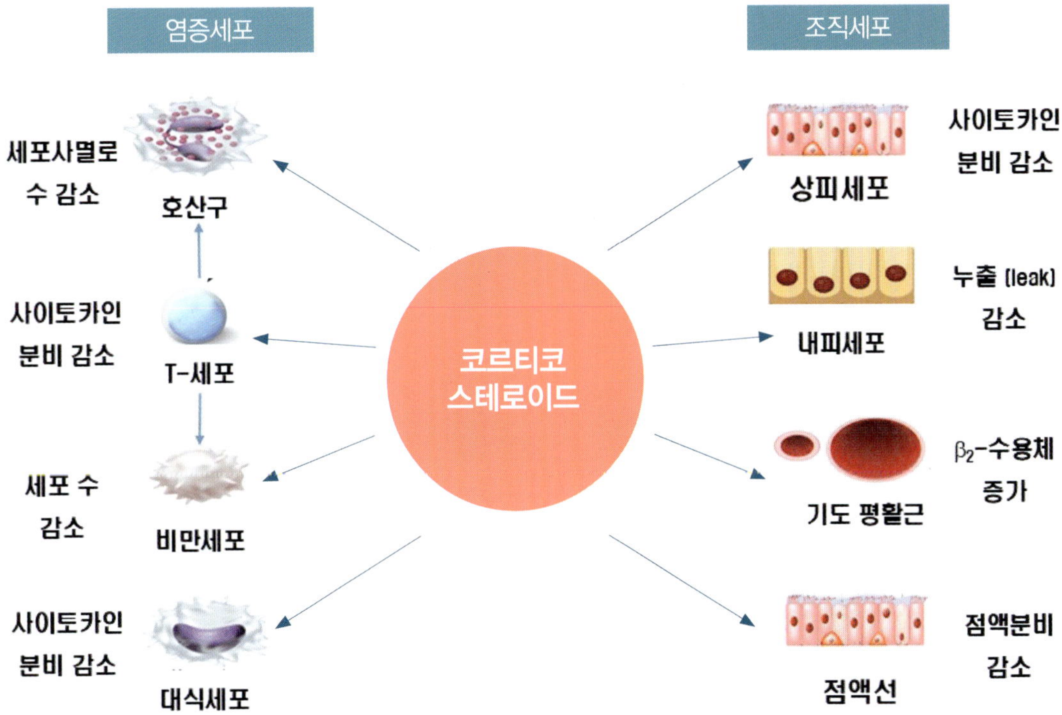

그림 7.43 코르티코스테로이드 작용

(3) 유산소 운동

운동을 시작하기 전 준비운동을 충분히 실시하는 것이 운동유발성 수축을 예방할 수 있으므로 권장된다.

- F : 주당 최소 3일, 가능하면 5일 실시하도록 권장
- I : 중강도(40~59% $\dot{V}O_2max$)에서 시작
  - 적응되면 1개월 후 고강도(60~70% $\dot{V}O_2max$)로 증가
  - RPE: 힘들다(12) ~ 매우 힘들다(16)
- T : 1일 중-고강도에서 30~40분, 점진적으로 운동시간을 증가
- T : 대근육군을 이용한 지속적인 운동(걷기, 자전거타기, 아쿠아 운동)

※ FITT: 빈도, 강도, 시간, 형태

(4) 저항 운동

경구스테로이드제를 장기적으로 처방 받아 복용하는 천식환자는 근육소실이 발생할 수 있으므로 저항 운동이 도움이 될 수 있다.

- **F** : 주당 최소 2일, 운동일이 연속되지 않도록 주의
- **I** : 근력증진(초보자 60~70% 1 RM, 숙련자 ≥85% 1RM), 근지구력 증진(<50% 1RM)
- **T** : 근력증진(8~12회 반복, 2~4세트), 근지구력증진(15~20회 반복, 2세트 이하)
- **T** : 머신, 프리 웨이트, 탄성밴드, 체중부하 운동

※ FITT: 빈도, 강도, 시간, 형태

(5) 유연성 운동

유연성 운동은 흉보 가동성을 제한시키는 근골격계 문제로 인한 자세를 개선시켜 폐기능을 향상시키는데 도움을 줄 수 있다.

- **F** : 주당 2~3일 이상, 매일 실시하는 것이 효과적
- **I** : 당기는 느낌이나 경미한 불편감이 느껴질 때까지 스트레칭
- **T** : 정적 스트레칭을 10~30초 유지, 동작 당 2~4회 반복
- **T** : 정적, 동적 스트레칭, PNF 운동

※ FITT: 빈도, 강도, 시간, 형태

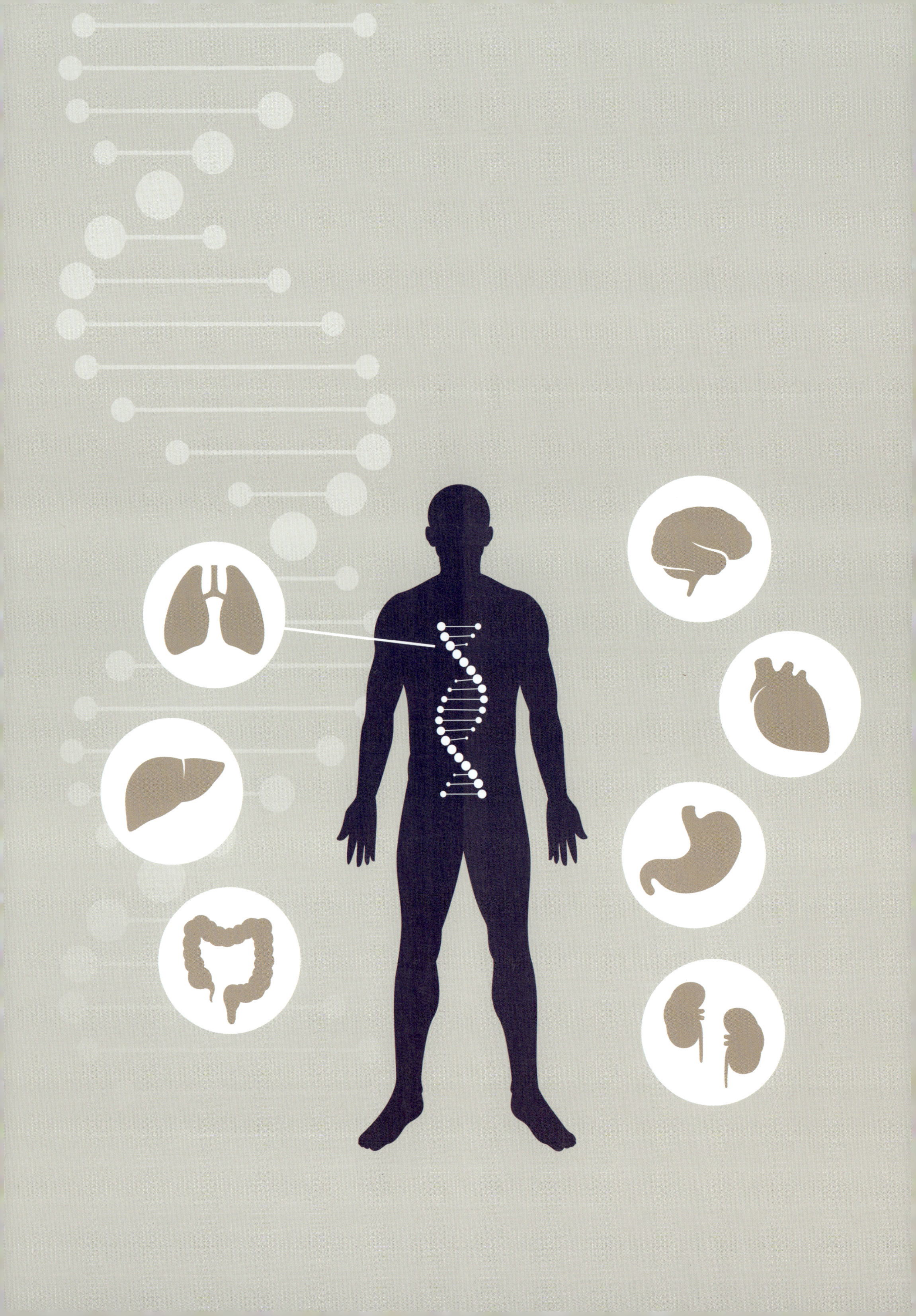

제 8 장

뇌혈관질환

Cerebrovascular disease

1. 뇌졸중(Stroke)

1) 뇌졸중의 정의와 분류

뇌혈관장애(cerebrovascular accident, CVA)라고도 불리며 뇌에 공급되는 혈류의 국소적 장애로 발생하는 급격한 신경학적 증상을 의미한다.

- 혈류가 감소하게 되면 뇌허혈(cerebral ischemia)이 발생하게 되는데 이 허혈 상태가 지속되면 경색(infarction)으로 발전함
- 허혈이 순간적으로 발생한 후 해소되면 순간적 일과성 허혈발작(transient ischemic attack)으로 끝나지만 신경학적 증상이 24시간 이상 지속되고 뇌의 경색이 발견되면 이를 뇌졸중이라 함
- 뇌졸중은 크게 허혈성 뇌졸중(ischemic stroke)과 출혈성 뇌졸중(hemorrhagic stroke)으로 구분. 허혈성 뇌졸중은 단순히 혈관이 막히는 것으로 끝나기도 하지만 출혈성 뇌졸중으로 발전할 수도 있음
- 허혈성 뇌졸중은 발병원인에 따라 다음과 같이 나눔
  - 뇌혈전증(cerebral thrombosis)
  - 뇌색전증(cerebral embolism)

(1) 뇌혈전증(cerebral thrombosis)

뇌동맥 자체에 혈전이 생기는 것을 말한다.

- 목동맥(carotid arteries)의 분지, 중간대뇌동맥(middle cerebral artery) 시작점, 뇌바닥동맥(basilar artery) 말단부 등에 자주 발생함
- 죽상동맥경화에 의해 이미 좁아진 혈관에 혈전이 막아 발생하는 경우가 많음. 막힌 혈관이 분포하는 뇌 조직이 괴사되고 소실
- 소량의 혈액이 손상된 뇌혈관 주위의 소실된 뇌조직으로 누출될 수 있음

(2) 뇌색전증(cerebral embolism)

뇌동맥에서 가까운 동맥이나 심장에서 기원한 혈전이 막는 경우를 말한다.

- 심장판막질환이 있는 경우, 부정맥이 있는 경우(심방세동) 혈전이 발생할 확률이 높음
- 정맥에서 기원한 혈전 또는 뼈가 손상된 후 형성된 지방에 의해서도 색전이 발생할 수 있음

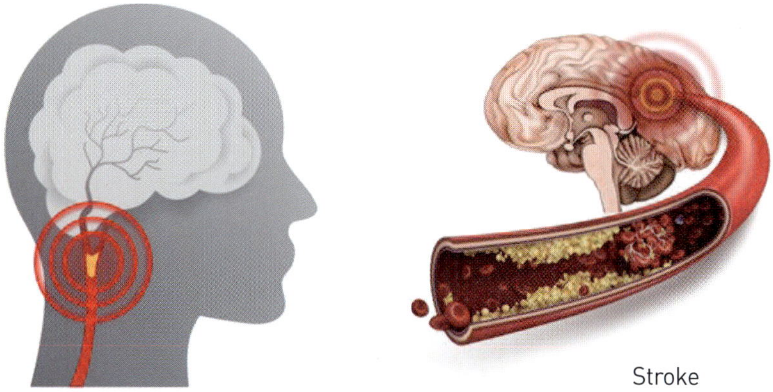

그림 8.1 뇌동맥 내 플라크와 혈전

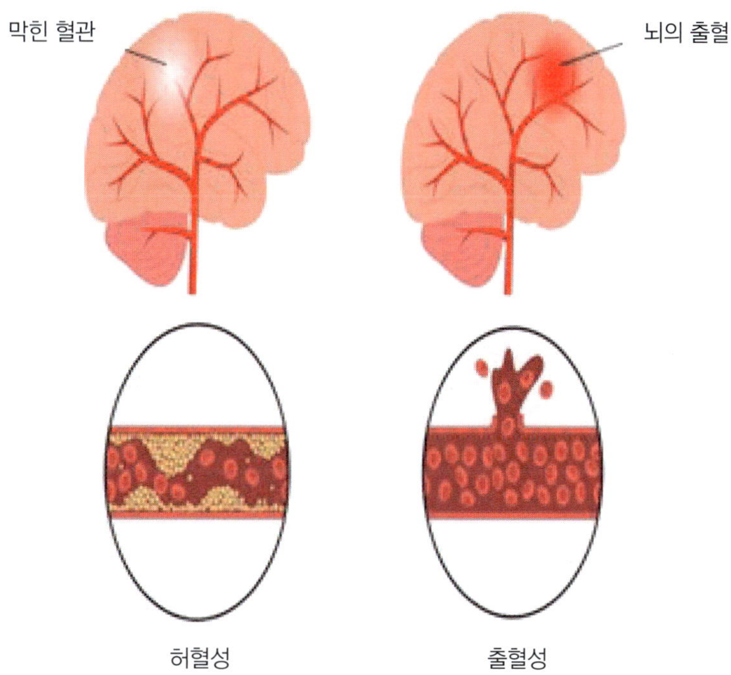

그림 8.2 뇌졸중의 종류

(3) 뇌출혈(cerebral hemorrhage)

여러 원인(고혈압, 혈관 꽈리 등)에 의해 뇌동맥이 파열된 경우 발생된다.

- 높은 압력에 의해 파열된 혈관에서 나온 혈액이 주위 뇌조직을 눌러 파괴하고 새어 나온 혈액에 의한 덩어리(hematoma)를 형성함

2) 뇌졸중의 위험요인

뇌졸중의 위험요인은 수정 불가능한 요인과 수정 가능한 요인으로 구분할 수 있다.

(1) 수정 불가능한 요인

- 나이
- 성
- 출생 시 저체중(low birth weight)
- 유전적 요인

(2) 수정 가능한 요인

- 고혈압
- 당뇨병
- 흡연
- 심방세동
- 이상지질혈증
- 폐경 후 호르몬 치료
- 식이와 영양
- 비만

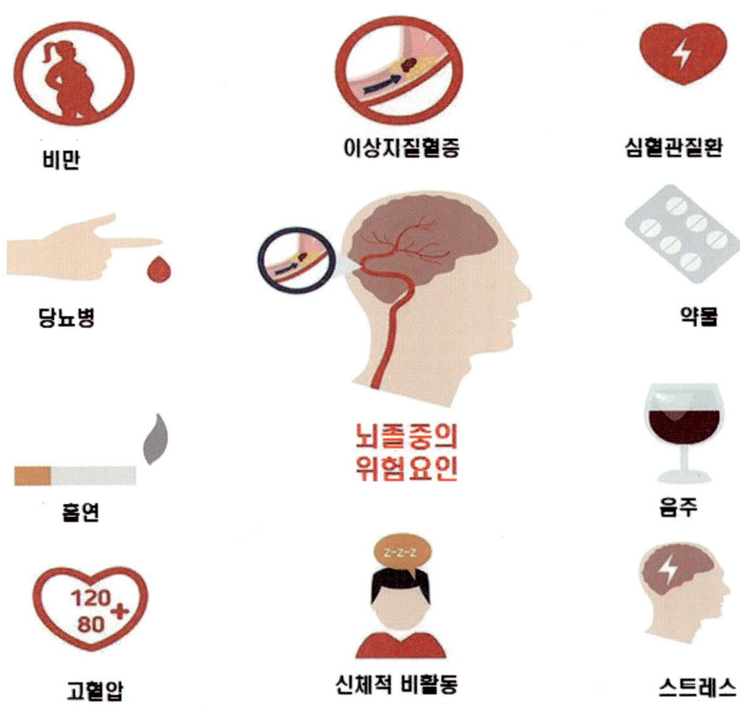

그림 8.3 뇌졸중의 위험요인

3) 뇌혈관 구조와 기능

- 대뇌동맥(cerebral arteries): 뇌에 산소와 영양분이 풍부한 혈액을 공급하는 중요 혈관
- 뇌는 두개강 앞쪽으로 들어오는 속목동맥(internal carotid artery)과 뒤쪽의 대후두공으로 들어오는 척추동맥(vertebral artery)에 의해 혈액을 공급받음
- 속목동맥이 전체 뇌혈액의 80%를 공급하고, 척추동맥이 20%를 공급함
- 속목동맥: 앞대뇌동맥, 앞교통동맥, 중간대뇌동맥, 뒤대뇌동맥, 뒤교통동맥 등이 있음. 분지된 앞과 뒤쪽의 작은 동맥들이 서로 교통하면서 혈액을 공급함
- 척추동맥: 척추동맥은 다리뇌(pons)에서 뇌바닥동맥으로 합쳐져 상행하면서 중뇌 근처에서 좌우로 나뉘어지고 뒤대뇌동맥으로 갈라짐
- 윌리스 환(circle of Willis): 뇌혈관의 한쪽이 막히면 측부로 돌아가는 측부 순환로 시스템(collateral pathway system)으로 뇌에 허혈이 생길 경우, 교통동맥 등을 통하여 서로 상호보완할 수 있도록 이루어진 구조임

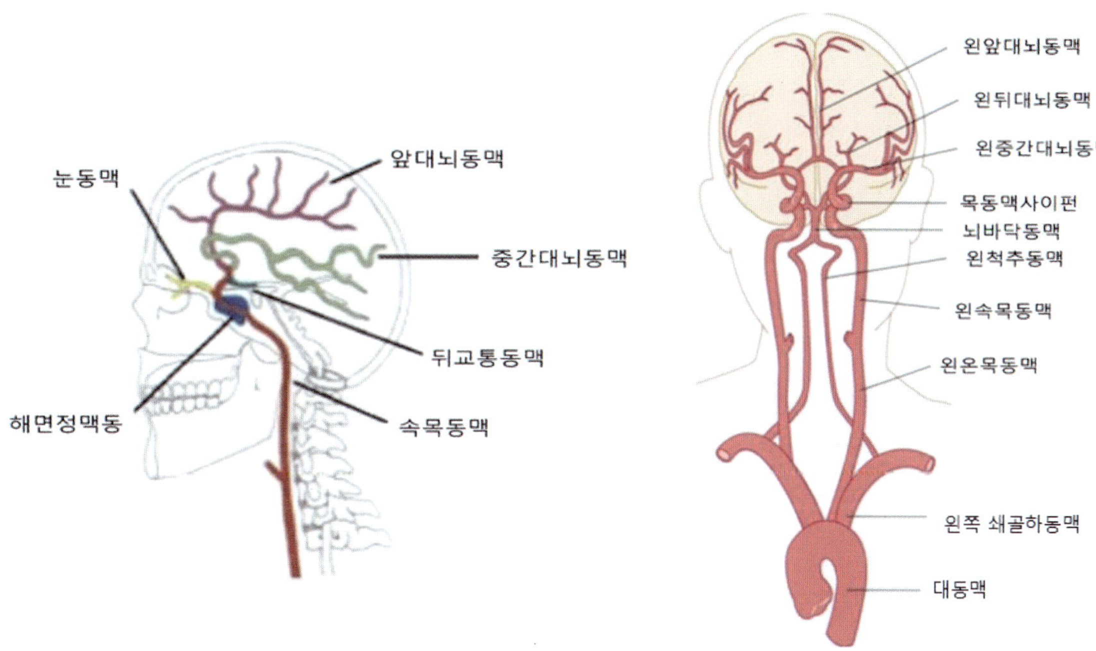

그림 8.4 대뇌동맥 및 경동맥 구조

① 브로카영역(Broca's area)

- 왼쪽 하전두회와 그 주변에 있으며, 언어 생성을 제어하고 말을 하는 기능을 담당
- 이 부분이 손상되면 브로카 실어증이 나타남
- 증상: 오른팔과 오른쪽 얼굴이 약해지고 말이 느리며 정확하지 않음

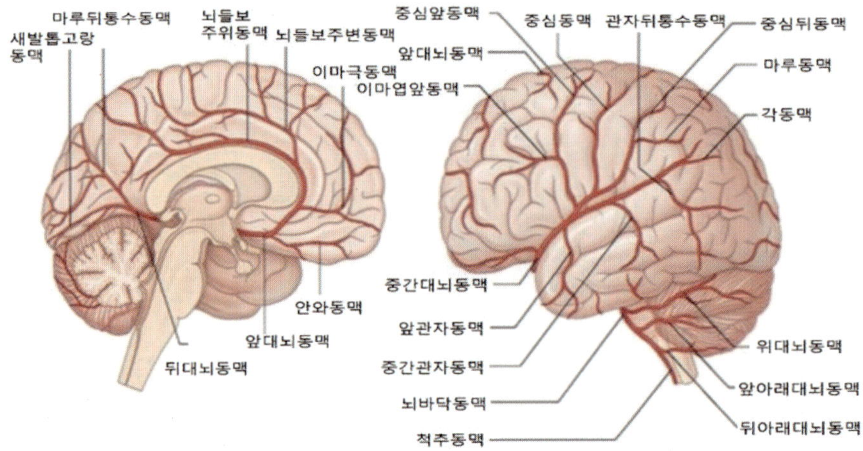

그림 8.5 뇌의 주요동맥과 분지들

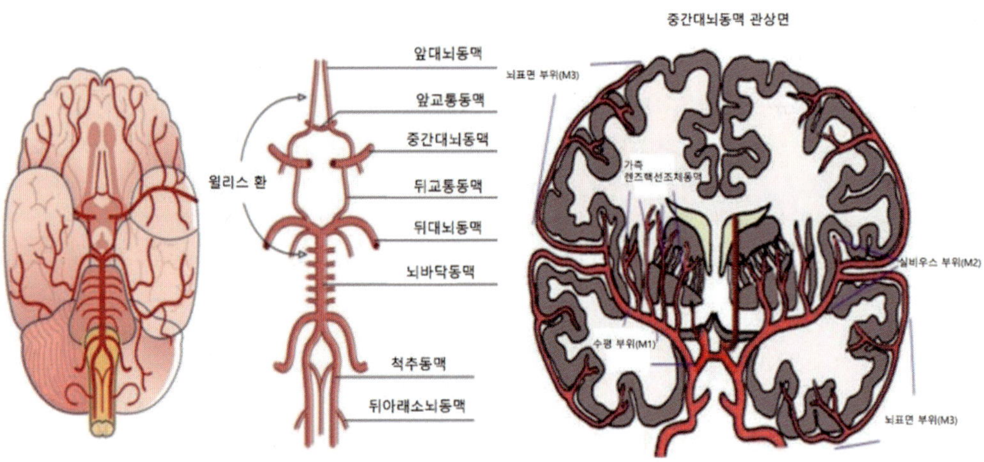

그림 8.6 윌리스 환의 구조

② 감각겉질(somatosensory cortex)

- 뇌의 마루엽의 중심 뒤 이랑에 위치
- 시각, 청각, 몸감각, 미각, 후각 정보를 받아들여 감각을 합성하고 환경에 대한 지각을 생성

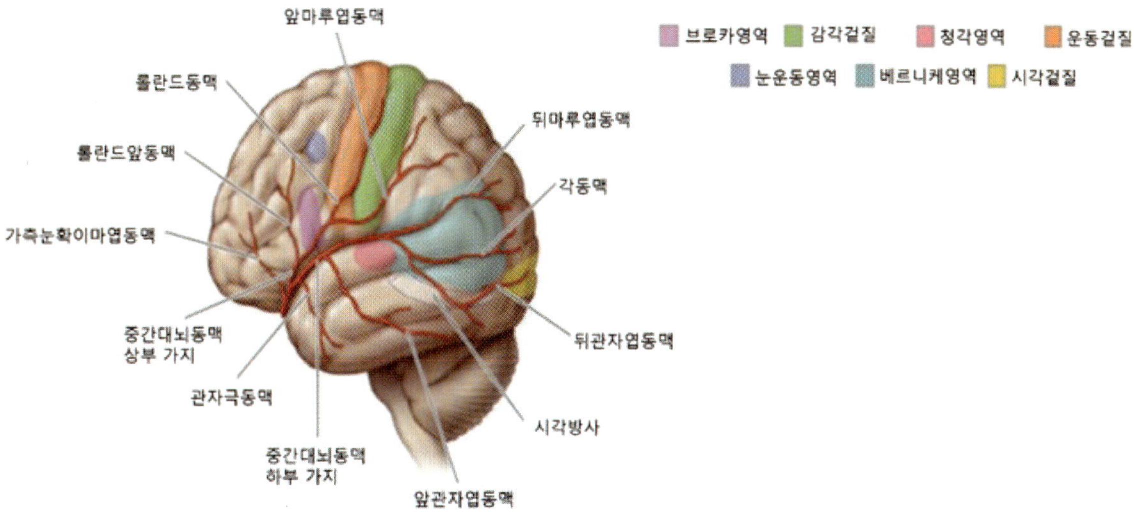

그림 8.7 뇌의 기능적 영역

③ 운동겉질(motor cortex)

- 롤란드 겉질(Rolandic cortex)이라고도 함
- 대뇌 이마엽에서 중심 앞 이랑 바로 앞쪽에 위치
- 자발적인 운동의 계획, 제어, 실행 기능을 수행

④ 베르니케영역(Wernicke's area)

- 상측두회에 위치하며 청각과 시각겉질로부터 전달된 언어정보의 해석을 담당
- 이 부분이 손상되면 베르니케 실어증이 나타남
- 증상: 문법적으로는 틀리지 않은 말을 하지만 의미를 알 수 없는 말을 하며 타인의 말을 이해하지 못하고 글자 언어를 이해하지 못함

⑤ 눈운동영역(eye motor area)

- 눈의 수의적인 동향 운동조절에 관여
- 동향 운동: 어떤 물체의 움직임을 추적할 경우 두 눈이 동시에 같은 방향으로 움직이는 것

⑥ 시각겉질(visual area)

- 뒤통수엽에 존재
- 시각 정보의 해석, 처리를 담당하는 영역
- 손상 시 보는 것은 문제가 없으나 무엇인지 모르는 시각인식불능증을 초래

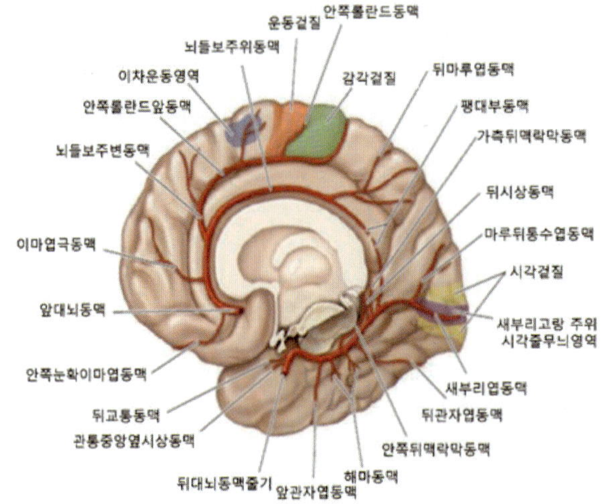

그림 8.8 뇌의 기능적 영역 단면

⑦ 피질척수로(corticospinal tract)

- 대뇌겉질에서 시작하여 척수로 내려가는 신경섬유다발
- 가측과 안쪽에 있으며 수의적으로 몸을 움직이게 함
- 대뇌겉질에서 척수로 내려가는 신경로 중 숨뇌의 피라미드 교차에서 반대쪽으로 교차하여 가측겉질척수로로 내려감
- 팔다리의 말초신경과 근육의 척수 앞뿔신경세포에 영향을 주어 움직임에 관여

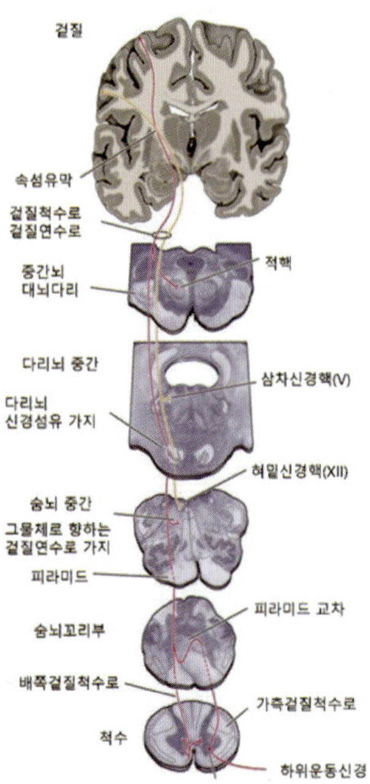

그림 8.9 피질척수로 운동경로

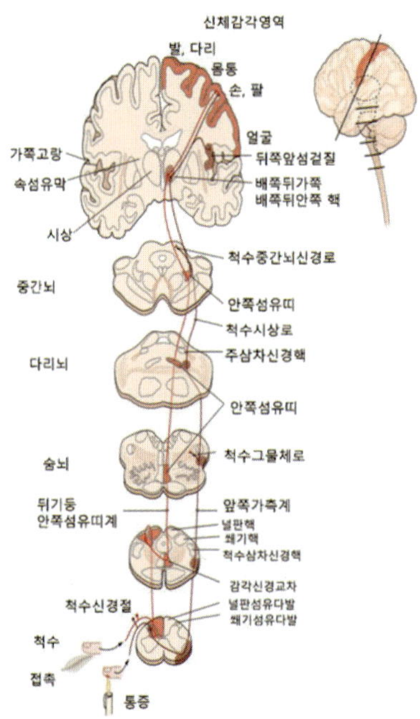

그림 8.10 척수시상로: 감각(촉각, 통각) 경로

⑧ 척수시상로(spinothalamic tract)

- 피부 촉각수용체로부터 발생한 신경흥분은 뒤뿌리 신경절을 거쳐 척수로 들어감
- 척수로 들어오는 감각 중 피부나 근육, 관절 등으로부터 올라오는 감각은 척수의 뒤쪽을 통해 올라가다 숨뇌에서 반대편 척수로 건너가서 시상을 거쳐 대뇌로 연결됨
- 통각이나 열감각 등은 반대편으로 건너간 후 척수의 앞쪽 가쪽을 통해 시상을 거쳐 대뇌로 연결됨
- 근육이나 관절 등에서 올라오는 감각(내재감각)은 눈으로 보지 않더라도 손이나 발의 상태를 알게 함

4) 뇌졸중의 증상

임상적인 영향은 손상된 위치와 뇌 조직의 넓이에 따라 다르게 나타난다.

- 중간대뇌동맥의 예
  - 중간대뇌동맥이 공급하는 영역
  - 이마엽과 마루엽, 뒤통수엽과 관자엽 일부를 제외한 측면 뇌표면(그림에서 주황색으로 표시한 부위)
  - 뇌내부 조가비핵과 렌즈핵, 꼬리핵 등 기저핵 부위

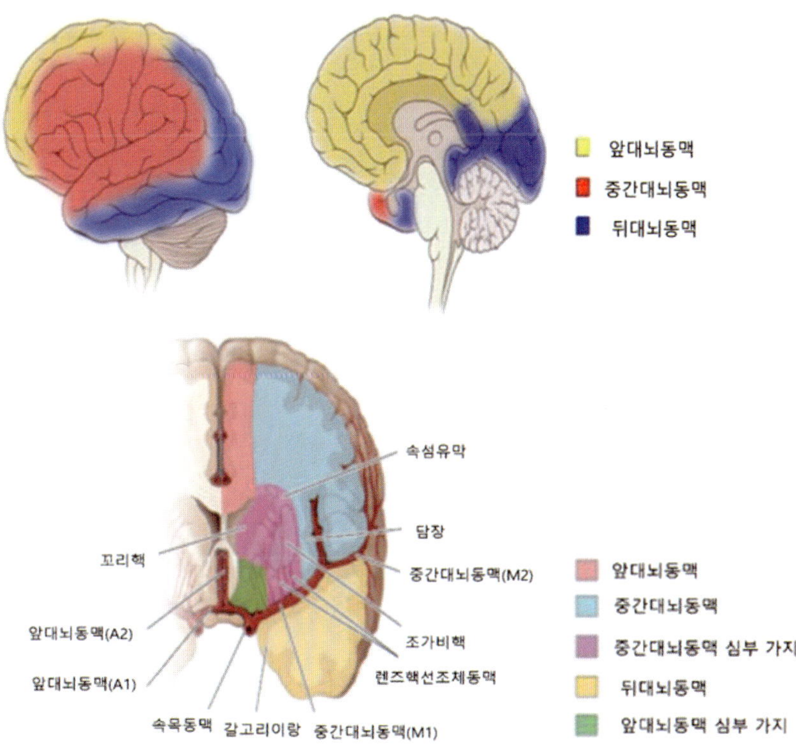

그림 8.11 뇌혈관이 지배하는 영역

- 만약 중간대뇌동맥 시작점이 막히면 반대측 운동, 감각마비, 동측반맹의 시야결손, 구음장애, 완전실어증(global aphasia: 좌측반구 손상 시), 질병인식불능증(anosgnosia: 우측반구 손상 시), 구성행위상실증(constructional apraxia: 우측반구 손상 시)등이 나타남
- 만약 중간대뇌동맥의 끝부분이 막히면 그 혈관이 지배하고 있는 영역의 국소적 기능장애가 나타날 수 있음

(1) 뇌졸중 스크린

뇌졸중이 오는 경우 환자는 자신의 증상에 대해 잘 모르는 경우가 많다. 실인증 때문에 혹은 뇌졸중 증상의 무지에 의해 그냥 넘어가는 경우가 많아서 가족에 의해 병원으로 보내지는 경우가 많다. 이러한 경우에 대비하기 위해 FAST 혹은 BEFAST라는 지침을 숙지하고 있으면 좋다.

- B : 급작스런 균형 소실, 어지럼증
- E : 급작스런 시야결손
- F : 얼굴의 편측 마비
- A : 사지의 마비 또는 허약
- S : 언어능력 상실, 이해력 장애
- T : 위와 같은 증상이 나타나면 즉시 응급실로 가거나 119를 호출할 것

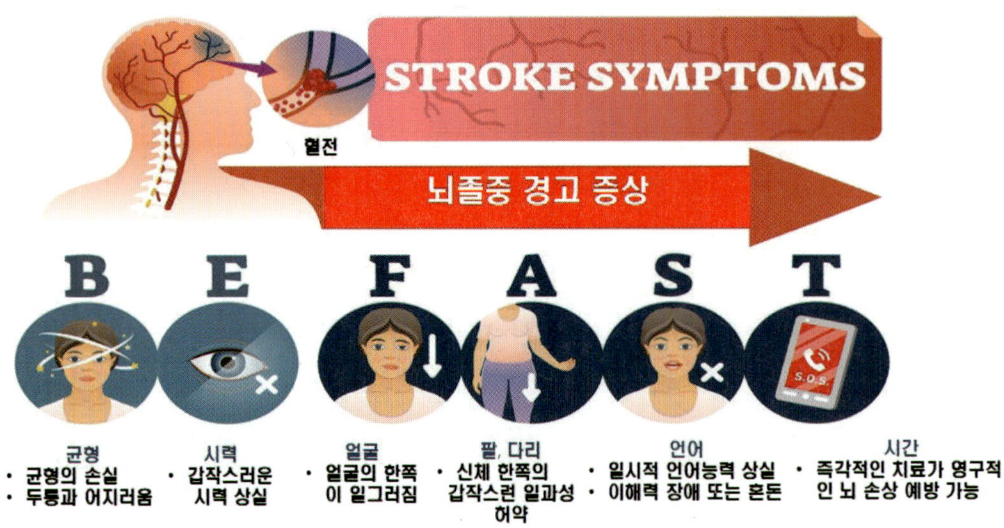

그림 8.12 뇌졸중의 증상

(2) 뇌졸중환자에 대한 접근

- 병력 청취: 팔의 힘이 떨어졌다면 머리를 빗는 게 어려워졌는지 혹은 단추를 채우기가 어려워졌는지 등을 확인하여 병의 원인에 대한 자세한 정보를 얻어야 함
- 그 외에도 ① 언제 시작했는지 ② 환자가 말하고자 하는 것이 무엇인지 ③ 주위 사람들의 관찰 ④ 가족력 ⑤ 환자의 내과적 질환 유무 ⑥ 쓰고 있는 약 등에 대한 정보를 얻어야 함
- 이학적 검사: 신체 전반에 대한 시진, 촉진, 청진
- 신경학적 검사: ① 뇌신경검사 ② 운동계 ③ 감각계 ④ 반사 ⑤ 평형 및 걸음 ⑥ 동작의 협업(손을 빠르게 뒤집기 등) ⑦ 정신 수준(의식, 언어, 기억, 판단력, 추상적 사고, 계산 능력) 등을 검사
- 영상학적 검사: ① CT ② MRI ③ PET ④ 혈관조영술

(3) 뇌졸중 척도 검사(NIH stroke scale)

환자의 신경학적 증상의 정도를 표시하여 향후 치료의 성과 및 의료진의 소통을 위해 마련한 척도이다.

- 의식, 언어, 감각무시, 시야결손, 눈움직임, 운동기능, 실조증, 구음장애, 감각손실 등에 대한 척도
- 각 항목마다 0~5점 사이에 점수를 부여하고 총합이 낮을수록 환자의 상태가 좋은 것을 의미함
  - 매우 심함: 〉25
  - 심함: 15~24
  - 중간 정도: 5~14
  - 약함: 1~5

표 8-1 뇌졸중 척도(NIHSS) 검사

측정항목	주제	반응과 점수
1A	의식수준 (level of consciousness)	0 = 의식이 명료, 예민하게 반응함(alert) 1 = 졸림, 의식이 명료하지 않으나 작은 자극에 각성됨(drowsy) 2 = 둔함, 의식이 둔화되어 강한 자극이나 통증에 반응함(obtunded) 3 = 혼수상태(coma), 무반사(unresponsive)
1B	의식수준–지남력에관한 질문 (orientation questions)	0 = 두가지 질문에 정확하게 답함 1 = 한가지 질문에 정확하게 답함 2 = 두가지 질문에 모두 정확하게 답하지 못함
1C	의식수준–지시에 대한 반응 (response to commands)	0 = 두가지 지시를 정확하게 수행함 1 = 한가지 지시만 정확하게 수행함 2 = 두가지 지시 모두 수행하지 못함
2	주시능력 (gaze)	0 = 정상 수평적 움직임 1 = 부분적 응시 마비(gaze palsy) 2 = 강제적인 편향 또는 완전 주시마비

3	시야 (visual fields)	0 = 시야 상실 없음 1 = 부분적 시야 결손(hemianopia) 2 = 완전 시야 결손 3 = 양쪽 시력 상실
4	안면마비 (facial movement)	0 = 정상 1 = 경미한 마비(weakness) 2 = 부분적 마비 3 = 한쪽 또는 양쪽의 완전 마비
5	팔의 운동 (motor function, arm)	0 = 하락이 없음 1 = 5초 이내 하락의 움직임(draft) 2 = 10초 이내 하락(fall) 3 = 중력에 대한 저항이 없음 4 = 움직임이 없음
6	다리의 운동 (motor function, leg)	0 = 하락이 없음 1 = 5초 이내 하락의 움직임 2 = 10초 이내 하락 3 = 중력에 대한 저항이 없음 4 = 움직임이 없음
7	사지 운동실조 (limbataxia)	0 = 없음 1 = 사지 중 하나에서 존재 2 = 사지 중 둘에서 존재
8	감각 (sensory)	0 = 정상: 감각소실없음 1 = 경도의 감각소실 2 = 심각한 감각소실
9	언어능력 (language)	0 = 정상 1 = 경도의 실어증(aphasia) 2 = 심각한 실어증 3 = 벙어리(mute) 또는 전실어증(global aphasia)
10	발음 (articulation)	0 = 정상 1 = 경도의 구음장애 2 = 심각한 구음장애
11	인식상태나 부주의 (extinction or inattention)	0 = 없음 1 = 경도(1개의 감각이 부주의하거나 소실) 2 = 심각(2개의 감각이 손실)

(4) 뇌졸중 환자에 대한 치료적 접근법

뇌졸중 환자 치료의 첫번째 목표는 뇌손상을 예방하고 이미 손상된 조직을 회복시키는 데 있다. 뇌졸중이 의심되는 환자의 기도 및 순환기능을 확보하고 혈당을 검사하여 교정할 수 있으면 교정한 후 응급 CT를 시행하여 환자의 뇌졸중이 허혈성인지 출혈성인지 파악하도록 한다.

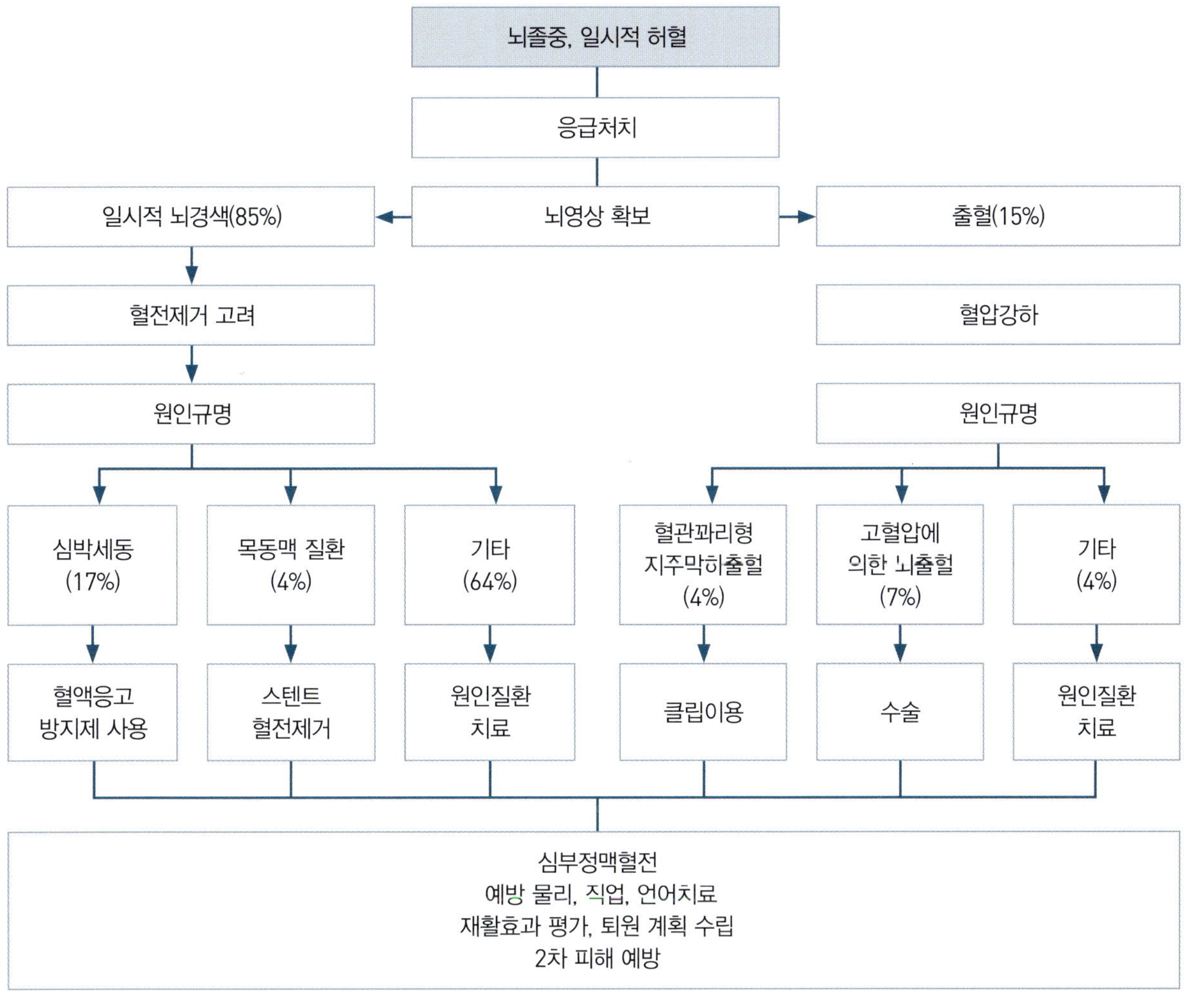

그림 8.13 뇌졸중의 치료적 접근

- 의식이 없거나 침대에 누워있는 환자에게는 내과적 치료도 필요한데 ①감염예방 ② 폐색전증 ③ 혈압감시(너무 높아도 너무 낮아도 문제를 유발함) ④ 심박수 감시 ⑤ 뇌부종 경계(뇌부종을 예방하기 위해 삼투제를 사용하는데 이 경우 뇌졸중을 더 악화시킬 수도 있으므로 주의해야 함) 등을 들 수 있음
- 뇌부종을 예방하기 위해서 두개절개술을 시행하기도 함
- 색전에 의한 허혈성 뇌졸중인 경우: 혈전용해술, 혈전제거술 혹은 스텐트(stent) 설치
- 색전원인에 대한 예방적 치료: 심방세동은 뇌색전증의 중요한 원인 중 하나임. 아스피린이나 와파린 등의 혈전형성 억제제를 처방함
- 출혈성 뇌졸중의 경우: 수술적 제거, 혈관 꽈리의 경우 색전술이나 클립을 이용한 유출방지, 그 외 특별한 요인에 대한 처치
- 재활: 언어, 운동에 대한 재활을 일찍 시작하여야 하므로 이에 대한 계획과 환자 및 보호자에 대한 교육이 필요함

(5) 위험인자의 관리

① 고혈압

- 1차 약물로 칼슘차단제나 안지오텐신계억제제 사용 시 뇌졸중 예방 효과 우수함
- 고혈압 약물치료: 뇌졸중 발생을 30~40% 낮춤
- 수축기/이완기 혈압을 10/5mmHg 감소 시: 뇌졸중 사망률 40% 감소
- 체중감량, 저지방, 저염식, 운동, 절주 등 생활습관 개선과 병행
- 일반 고혈압 환자, 노인: 140/90mmHg 권고
- 당뇨병과 신장질환을 가진 환자: 130/80mmHg 권고

② 당뇨병

- 당뇨병은 뇌경색 위험을 2배 이상 증가시킴
- 당화혈색소를 1% 감소 시: 뇌졸중 발생 위험 12% 감소
- 다른 심혈관질환 위험인자를 가진 2형 당뇨병 환자: 스타틴을 이용한 혈중 지질 강화 치료가 추천됨

③ 심방세동

- 특징: 심방의 부조화성 활성화와 이로 인한 심장의 기계적 기능 감소를 나타내는 부정맥
- 노인에게 흔하며 연령이 10세 증가할 때마다 유병률이 2배 증가
- 60세 이상 급격히 증가하여 80세의 유병률은 10%
- 판막질환 여부에 따른 약물
- 판막질환을 동반 환자: 와파린 항응고제 치료
- 비판만성 심방세동 환자: 항혈전제 치료(항응고제와 아스피린 등)
- 심부전, 고혈압, 당뇨병, 뇌졸중 등 고려하여 위험도 평가하여 치료

④ 이상지질혈증

- LDL-C의 증가는 허혈성 뇌졸중 발생과 관련
- HDL-C의 감소는 남성의 허혈성 뇌졸중 발생과 관련
- 나이아신: 저HDL-C 또는 높은 Apo A 지단백을 보이는 환자에게 고려 → 허혈성 뇌졸중 예방효과에 대한 근거 부족
- 피브레이트 제제: 고중성지방혈증 환자에게 고려 → 허혈성 뇌졸중 예방효과에 대한 근거 부족

⑤ 폐경 후 호르몬 치료

- 폐경 후 뇌졸중 발생 위험 증가
- 폐경 후 호르몬 치료가 임상실험 시 뇌졸중 발병 위험 증가시킴

⑥ 흡연

- 허혈성 뇌졸중 위험: 1.5~2배 증가
- 출혈성 뇌졸중 위험: 2~4배 증가
- 지주막하출혈 위험성 증가
- 용량 의존성 관계

⑦ 식이와 영양

- 과일과 채소 섭취는 뇌졸중 예방
- 과일과 채소 섭취량이 1회 분량 증가 시마다 뇌졸중 위험이 6% 감소
- 나트륨 섭취 감소와 칼륨 섭취 증가도 예방효과 있음
- 저나트륨 식이(소금 6g)와 고칼륨 식이(1일 120mmol) 권장
- 과일, 채소, 저지방 유제품 섭취 증가시키고 포화 또는 총지방량 섭취 감소 권장

⑧ 재활치료

a. 치료시기

- 급성기 뇌졸중 환자는
  - 내과적으로 안정되면 가능한 빠른 시간 내에 시작하도록 권고됨
  - 뇌졸중 후 72시간 이내에 재활치료 시작

b. 치료강도

- 적응할 수 있는 범위 내에서 회복에 필요한 충분한 시간의 재활치료를 받아야 함
- 뇌졸중 후 첫 6개월 이내 가능한 많은 치료가 이루어져야 함
- 주당 최소 5일, 하루 최소 3시간의 과제지향 치료(이동기술과 보행기술 향상 훈련)를 받도록 권고함

c. 하지기능 치료

- 유산소 운동: 보행, 고정식 자전거, 트레드밀 걷기 등
- 전기자극: 약화된 엉덩이 및 발목 부위 근력 개선효과로 보행기능 개선
- 생체되먹임: 보행, 균형 및 움직임을 위한 근전도 이용 훈련

d. 상지 기능 치료

- 건측 상지 운동 제한 치료법: 근력증진 운동
- 어깨 지지 및 운동: 뇌졸중 환자는 상지 허약이 심하여 어깨 아탈구가 발생할 가능성이 높으며, 어깨 관절의 구축, 합병증을 예방하기 위해 적절한 관절 자세 유지와 관리가 요구됨
- 거울치료: 상지 운동기능 회복을 위해 권장됨
- 심상훈련: 실제 움직임을 사용한 재활훈련에 덧붙여 심상훈련 실시

- 기능적 전기자극: 뇌졸중 상지, 전완과 손목의 움직임에 도움됨

⑨ 운동치료

- 물리치료와 작업치료는 최대 3~6개월 적용가능하며 기능적 움직임, 평형성 및 일상생활활동로의 복귀를 위한 훈련을 시켜야 함
- 체력저하와 기분장애 및 신체활동 감소가 흔하게 나타나므로 낙상과 평형성 문제를 포함한 합병증을 예방하기 위한 운동이 실시되어야 함

a. 유산소 운동

뇌졸중 환자는 최대하 운동 시 산소소비량이 높고 최대운동 시 산소소비량이 낮으며 운동능력이 감소되어 있으므로 심폐능력을 증진시키는 유산소 훈련이 요구된다.

- F : 주당 최소 3일 실시하며, 주당 5일까지 권장
- I : 심박수 자료가 있으면 중~고강도(40~70% HRR), 운동검사 자료가 없거나 심방세동이 있으면 6~20 척도에서 11~14 수준
- T : 하루 20분에서 60분까지 점진적으로 증가, 하루 10분씩 여러 번 운동
- T : 자전거 에르고미터와 반좌위 착석 스테퍼-기능 및 인지 손상에 기초해서 수정 필요
  - 적절한 균형과 최소한의 보조로 보행이 가능하다면 트레드밀 걷기도 가능

※ FITT: 빈도, 강도, 시간, 형태

b. 저항 운동

저항 운동 시 과도한 혈압 상승을 예방하려면 발살바 조작을 피해야 한다.

- F : 비연속적으로 최소 주당 2~3일
- I : 중강도(50% 1 RM)~고강도(70% 1RM)
- T : 최소 8~10가지 대근육군 운동, 10~15회 반복, 1~3세트
- T : 안전을 향상시키는 장비와 종목을 사용

※ FITT: 빈도, 강도, 시간, 형태

c. 유연성/평형성 운동

- F : 유연성과 평형성 운동 주당 2~3일 이상, 매일 하는 것이 효과적
- I : 당기는 느낌이나 경미한 불편감이 느껴질 때까지 스트레칭하며, 평형성 운동은 저-중강도로 실시
- T : 정적 스트레칭을 10~30초 유지, 동작 당 2~4회 반복
- T : 정적, 동적 다양한 형태의 스트레칭, 요가

※ FITT: 빈도, 강도, 시간, 형태

2. 인지장애(Cognitive impairment)

1) 인지장애의 요인들

(1) 경도인지장애(mild cognitive impairment)

기억력 검사에서 평균 대비 1.5 표준편차 밖의 성적을 나타내는 경우를 말한다.

① 유발요인

a. 생리적 요인 : 노화

b. 병적 요인

- 유전적: 알츠하이머, 파킨슨, 헌팅턴 질환
- 뇌혈관질환
- 대사질환: 비타민 결핍(Vit B_1, Vit B_{12}), 펠라그라(니코티닉산 결핍), 알콜중독, 코사코프 증후군, 약중독(진정제, 수면제 등)
- 감염: 매독, 뇌수막염, AIDS 등
- 만성 금속 중독: 납, 수은, 알루미늄
- 반복된 머리손상(권투 선수 등)

(2) 노화와 인지장애

- 나이가 듦에 따라 뇌는 구조적 변화를 겪음: 뇌용적과 뇌무게가 감소하고 뇌실이 커지며 뇌고랑이 깊게 파임
- 이러한 변화는 뇌신경과 뇌신경 지지세포의 소실도 일부 기여하지만 그보다는 수초, 가지돌기, 그리고 특히 시냅스 등의 감소에 기인함
- 시냅스의 감소는 뇌기능의 감소와 직접적으로 연결되며 그 외에도 시냅스에서 생성되는 신경전달물질을 생성하는 효소의 감소 또한 뇌기능 감소에 영향을 미침
- 그러나 이러한 해부학적 변화가 있다고 해도 그 정도는 사람마다 차이가 있어서 어떤 사람은 나이가 들어도 인지능력의 변화가 없는 경우도 있고 어떤 사람은 급격하게 떨어지는 경우도 있음

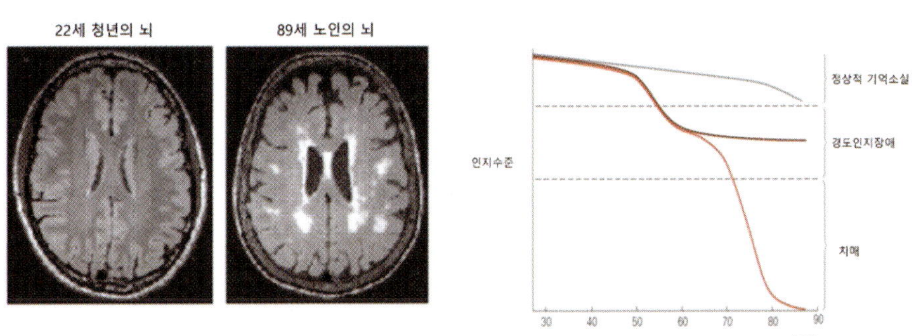

그림 8.14 노화에 따른 인지 변화

2) 알츠하이머 질환

노인에서 볼 수 있는 치매의 가장 흔한 원인이다.

- 초기: 경도의 기억력 장애(옛날 기억보다는 최근 기억의 장애), 주의력 감소. 부검을 하면 뇌전반에 걸친 위축이 특징적으로 보임
- 신경의 크기가 줄어들고 과인산화된 타우 필라멘트(hyperphosphorylated tau filament)로 구성된 신경섬유엉킴(neurofibrillary tangle), 아밀로이드 베타(amyloid β)가 함유된 신경반(neurotic plaque)이 관찰됨
- 타우단백은 신경 축삭의 물질이동에 관여하나 과인산화되면 그 기능이 제한된다고 함

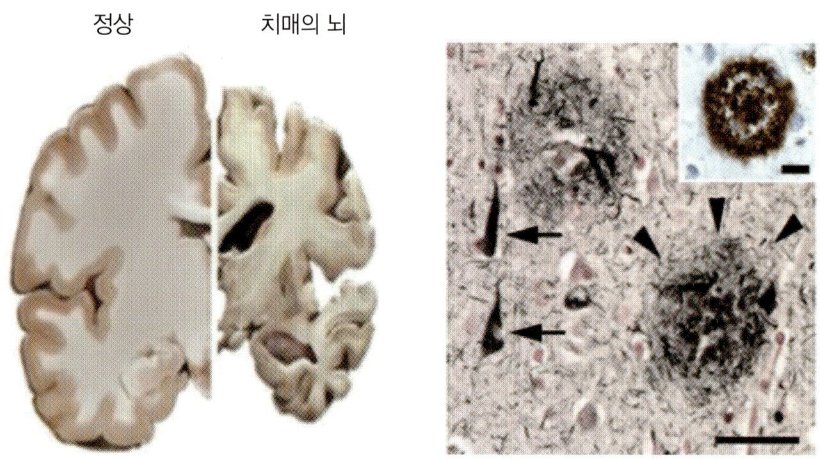

그림 8.15 알츠하이머 질환자의 뇌

(1) 알츠하이머 질환의 원인

잘못 형성된 타우단백이 연속적으로 비정상 타우단백을 형성하도록 하고 이것에 의해 치매가 더 심해질 것으로 생각하기도 한다. 아밀로이드 베타 단백의 기능에 대해서는 명확히 밝혀지지 않았다.

- 알츠하이머 질환에서는 대뇌의 특정 신경전달물질과 관련된 회로의 손상이 보고되고 있는데 콜린, 노르에피네프린, 세로토닌 등이 보고된 바 있음
- 이중 콜린 동작성 회로의 손상에 착안하여 이와 관련된 약이 개발되어 사용 중에 있음
- 여러 유전자가 관련되어 있을 것으로 추정

a. APP(amyloid precursor protein) 유전자(21번 염색체에 존재)

- 21번 염색체수의 이상이 있는 다운 증후군 환자가 40세 이상까지 생존하는 경우 알츠하이머로 발전할 가능성이 높음
- 가족력이 있는 알츠하이머에서 APP 유전자의 돌연변이와 관련 있음

b. 프레세날린(presenilin)-1 단백질을 코딩하고 있는 PSEN-1(14번 염색체), presenilin-2를 코딩하고 있는 PSEN-2(1번 염색체)와도 관련이 있음

- 이 유전자들에 이상이 있으면 APP를 분해하는 효소에 변이가 발생하여 정상적인 분해가 일어나지 않아 독성을 가진 Ab 생성이 증가됨

c. 19번 염색체의 APOE 유전자 이상도 알츠하이머 발병과 관련이 있는 것으로 알려짐. 이 단백질은 콜레스테롤 이송과 관련된 단백질임

d. 그 외에도 몇몇 유전자들과의 관련성이 연구되고 있음

(2) 증상 및 증후

발병은 잠행성(insidious)으로 나타난다.

표 8-2 알츠하이머 질환의 진행

초기	중기	말기
• 점진적인 기억력 상실과 집중력 결핍 • 새로운 정보 학습능력과 판단력 손상 • 과민성, 적개심, 행동변화, 감정변화 등이 손상	• 인지기능, 기억력, 언어능력 감소 • 문제해결능력, 수리력, 판단력 결핍 • 무감정(apathy), 무관심(indifference), 혼돈(confusion) • 대상자가 가족을 알아보지 못하고 주변 환경에 대한 인식이나 관심이 결핍됨	• 퇴행성 변화로 인해 운동기능이 점차적으로 손상 • 일상생활이 어려워져 식사준비, 옷입기, 개인위생 관리 등이 힘들어짐 • 요실금과 변실금이 생기고 어떤 기능도 할 수 없게 됨

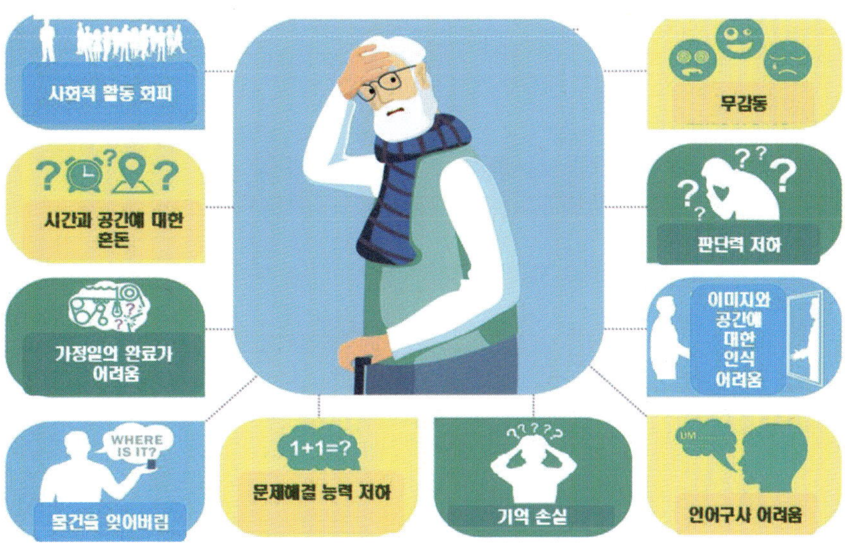

사회적 활동 회피
무감동
시간과 공간에 대한 혼돈
판단력 저하
가정일의 완료가 어려움
이미지와 공간에 대한 인식 어려움
WHERE IS IT?
물건을 잊어버림
1+1=?
문제해결 능력 저하
기억 손실
언어구사 어려움

그림 8.16 알츠하이머 질환의 증상

(3) 검사

- 컴퓨터단층촬영(CT)이나 자기공명영상(MRI), PET 스캔 등

(4) 약물 치료

- 정상으로 돌릴 수 없으며 진행을 느리게 하는 방안
- 항콜린에스터라아제(anticholinesterase)약물: 콜린성 신경전달을 향상시켜 한시적으로 증상을 개선시킴

(5) 운동치료

- 신체활동량이 많을수록 중년 이후의 인지기능 저하를 감소시킬 수 있음
- 운동중재를 통한 체력수준의 증가는 기억 저하와 뇌 위축을 낮춤
- 심폐체력 수준이 높을수록 알츠하이머병에 따른 뇌위축이 적게 나타남
- 유산소와 근력의 복합운동, 유연성 및 평형성 훈련이 도움이 될 수 있음

① 유산소 운동

심폐체력의 증가는 병의 진행에 따른 뇌위축과 증상을 감소시킬 수 있으므로 점진적으로 운동량을 증가시킨다.

- F : 주당 3일 실시
- I : 질병 증상에 따라 중강도(40~59% HRR) 또는 RPE 6~20척도에서 11~13 수준
- T : 질병 증상에 따라 10분 미만의 하루 여러 번 실시하는 운동으로 시작하여 점진적으로 30~60분으로 증가
- T : 자전거 에르고미터, 수영 등 대근육군을 사용하는 운동

※ FITT: 빈도, 강도, 시간, 형태

② 저항 운동

- 환자의 상태와 상대적 강도를 기준으로 실시해야 하며, 안전에 주의
- F : 비연속적으로 주당 2~3일
- I : 중강도(40~50% 1 RM), 고강도(60~70% 1RM)
- T : 최소 8~10가지 대근육군 운동, 10~15회 반복, 1~3세트
- T : 안전을 향상시키는 장비와 종목을 사용

※ FITT: 빈도, 강도, 시간, 형태

③ 유연성/평형성 운동

- F : 유연성과 평형성 운동을 주당 2~3일 이상, 매일 하는 것이 효과적

- I : 당기는 느낌이나 경미한 불편감이 느껴질 때까지 스트레칭하며, 평형성 운동은 저-중강도로 실시
- T : 정적 스트레칭을 10~30초 유지, 동작 당 2~4회 반복
- T : 느린 정적의 스트레칭

※ FITT: 빈도, 강도, 시간, 형태

3) 혈관성 치매(vascular dementia) 또는 다발성 경색 치매(multi-infarct dementia)

뇌혈관질환의 하나이며 주로 다발성의 작은 뇌경색의 손상에 의해 발생한다.

- 고혈압, 당뇨 또는 비정상적인 혈액지방에 의해 혈관질환이 있는 환자의 작은 뇌혈관의 반복적인 손상으로 발생
- 알츠하이머병 다음으로 흔한 치매 원인임
- 70세 이상의 노인에게 흔히 발병
- 고혈압이 있는 사람에게도 발병
- 잠행성으로 기억력 상실과 감정의 사라지고 일상활동장애 등이 나타남
- 뇌경색 및 뇌조직 손상과 관련되므로 질환이 악화되면 신경학적 장애도 나타남

4) 파킨슨병(Parkinson's disease)

진행성 퇴행성 질병으로 중뇌 흑색질의 지속적 소실로 운동기능에 영향을 주는 질환. 주로 느린 움직임이 특징이다.

- 60세 이후에 발생 증가: 약 1%
- 발병률: 남성 = 여성
- 대부분 산발적으로 일어나지만 관련 유전자(α-synuclein (SNCA), GBA, LRRK2, PINK1/Parkin)도 보고되어 있음
- 파킨슨병을 유발하는 것으로 알려진 1-메틸-4-페닐-1,2,3,6-테트라하이드로피리딘(1-methyl-4-phenyl-1,2,3,6-tetrahydropyridine, MPTP)은 미토콘드리아의 손상을 유발하는 것으로 알려져 있음
- 역학조사에서 농촌지역에서의 발병율이 높은 것이 알려져 있어 살충제나 환경오염과의 연관성이 제기되어 있음

(1) 병태생리

- 기저핵(basal nuclei) 중 주로 중뇌의 흑색질(substantia nigra)의 진행성 퇴행성 변화로 나타남
- 억제성 신경전달물질인 도파민을 분비하는 흑색질의 신경세포 수가 감소하여 도파민의 농도가 낮아짐
- 기저핵의 자극과 억제에 불균형이 발생하고, 추체외로 운동계의 기능장애가 나타남

파킨슨 정상

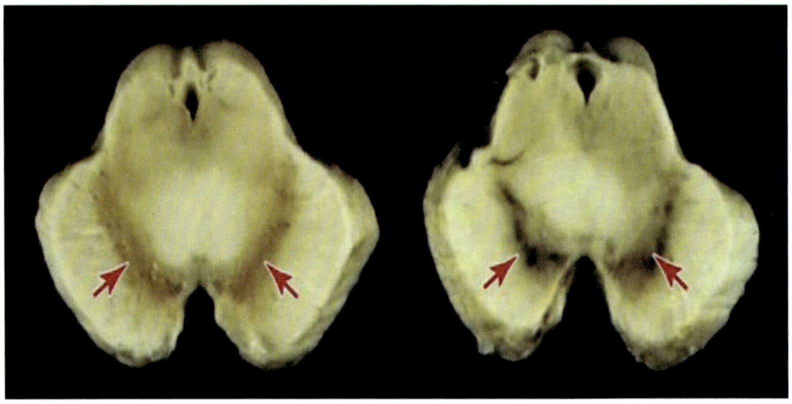

그림 8.17 파킨슨 질환자의 중뇌

(2) 운동계 외의 파킨슨 증상

파킨슨 질환은 주로 운동계에 영향을 주는 질환이긴 하지만 그 외에도 다른 증상을 유발할 수 있다. 대표적 증상들은 다음과 같다.

- 공황장애, 불안, 우울증, 통증, 발한 등의 자율신경계 증상, 감각소실
- 정신병
- 치매

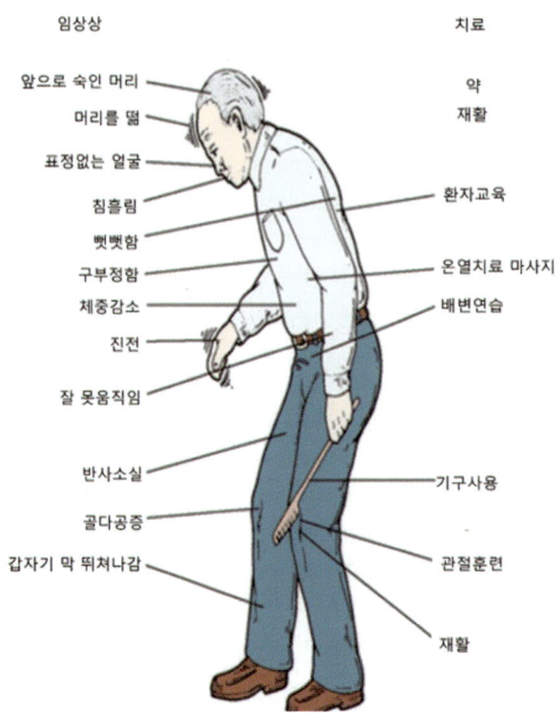

그림 8.18 파킨슨 질환의 증상과 재활

(3) 치매와 관련된 파킨슨병

파킨슨 환자의 약 80%에서 나이가 들면서 치매가 발생한다.

- 전형적인 알츠하이머와 달리 언어, 기억, 계산 등의 인지능력보다는 주로 주의력이나 결행능력에 영향을 미침
- 파킨슨에 의한 운동능력 저하가 발생한 후 1년 이내에 치매가 나타나면 관습적으로 루이 소체를 동반한 치매(dementia with Lewy body)라고 부르곤 함
- 루이소체는 주기산 쉬프(periodic acid schiff, PAS)에 의해 염색되는 신경필라멘트(neurofilament)로 유비퀴틴(ubiquitin), 알파-시누클레인(α-synuclein) 단백을 함유하고 있음
- 병리소견상 이러한 루이소체가 대뇌 전반에 걸쳐 분포하며 알츠하이머의 병리 소견도 같이 보이는 것으로 알려져 있음
- 루이 소체를 동반한 치매는 파킨슨 질환과 별개의 질환이기보다는 파킨슨 질환의 스펙트럼 속에 포함된 것으로 보고 있음
- 이 환자들은 환각을 자주 경험한다는 특징을 가지고 있으며 하루 내에도 인지기능의 변화가 심한 것으로 알려져 있음
- 이러한 치매는 파킨슨 병을 치료하기 위해 투여하는 도파민 작용제에 의해 더 악화되는 특징이 있음

(4) 파킨슨병의 치료

① 약물

- L-DOPA: 도파민은 혈액뇌장벽을 통과하기 어려워 도파민 전구물질인 레보도파(levodopa, L-dopa)를 투여
- 도파민 작용제: L-DOPA와 달리 대사과정을 거치지 않고 도파민 수용체에 직접 작용. L-DOPA의 보조제로 처방
- 모노아민-산화효소(monoamine-oxidase-B, MAO-B) 억제제: 도파민의 대사를 억제하여 시냅스에서의 농도를 증가 시켜줌
- 카테콜-O-메틸트랜스퍼라제(catechol-O-Methyl transferase, COMT) 억제제: 말초에서의 L-DOPA 대사를 담당하는 COMT를 억제하여 L-DOPA의 반감기 연장을 통해 중추신경계에서의 작용 시간을 늘려줌
- 항콜린성 제제: 심한 떨림(tremor)를 보이는 환자에서 투여하는 경우가 있음
- 아만타딘(amantadine): 항바이러스 제제이지만 NMDA 수용체 억제효과가 있음

② 외과적 시술

- 약물로 조절이 어려울 때 사용했지만 지금은 거의 사용하지 않음. 지금은 주로 뇌 심부 자극(deep brain stimulation, DBS)을 시도함
- DBS: 전극을 기저핵 특정부위에 위치하고 전기자극을 통해 증상을 개선시킴

③ 작업치료와 물리치료

- 연하장애와 언어장애: 언어치료 관리를 통해 기능을 유지하고 관리
- 물리치료: 전반적인 움직임을 유지하는데 도움이 됨
- 작업요법: 균형, 조정능력 및 보조기구의 안전한 활용능력 향상시킴

④ 운동치료

a. 운동목표

- 질병의 진행 속도 및 동반질환 감소
- 기능적 능력, 자립성 및 삶의 질 향상

b. 운동효과

- 유산소 체력, 피로를 감소시키고 기분을 좋게 하여 삶의 질을 향상시킴
- 움직임의 불안정성의 진행을 감소시킴
- 이동성을 증가시키고 낙상에 대한 공포심을 감소시킴

c. 유산소 운동

질환의 진행과 개인의 선호도에 따라 운동을 결정하며, 낙상의 위험을 감소시키기 위해 안전한 기구를 사용하도록 한다.

- F : 주당 3~4일 실시
- I : 증상이 경증에서 중등도 일 때는 고강도(80~85% HRmax)에서 실시하며, 질병 증상이 증가하여 체력수준이 저하된 경우에는 중강도(60~65% HRR)에서 시작하여 점진적으로 강도를 증가시킴
- T : 30분이나 하루 운동한 시간이 30분이 되도록 반복 실시
- T : 고정식 자전거, 로잉 및 팔 에르고미터 등 고정되어 안정성이 확보된 기구를 이용한 대근육군 운동

※ FITT: 빈도, 강도, 시간, 형태

d. 저항 운동

근력과 힘, 이동 속도, 동적 균형 등의 체력증가는 피로를 감소시키고 삶의 질을 향상시킨다. 운동의 기능장애에 의한 불균형적인 자세와 잘못된 자세를 바로잡기 위해 몸통과 엉덩이근의 굽힘과 폄근의 균형을 증가시켜야 하며, 떨림의 증상이 진행된 환자에게는 프리 웨이트는 주의한다.

- F : 비연속적으로 주당 2~3일
- I : 저·중강도(30~60% 1 RM) ~ 고강도(60~80% 1RM)
- T : 최소 8~10가지 대근육군 운동, 8~12회 반복, 1~3세트

- T : 안전을 향상시키는 장비와 종목을 사용

※ FITT: 빈도, 강도, 시간, 형태

e. 유연성 운동

목의 앞으로 쏠림이 나타나기 때문에 목의 경직성을 풀어줄 수 있는 운동이 강조되어야 하며, 상지와 몸통을 중점적으로 실시한다. 경직된 근육군을 풀어줄 수 있는 느린 정적 스트레칭과 관절가동범위를 증진시키는 수동적 운동이 포함한다.

- F : 유연성과 평형성 운동 주당 2~3일 이상, 매일 하는 것이 효과적
- I : 완전한 폄과 굽힘 운동이나 약간 불편함이 느껴지는 정도의 스트레칭
- T : 정적 스트레칭을 10~30초 유지, 동작 당 2~4회 반복
- T : 느린 정적의 스트레칭, 수동직 관질가동빔위 증진 운동

※ FITT: 빈도, 강도, 시간, 형태

f. 신경 운동

평형성 증진 운동은 기능적 이동성을 향상시키고 운동기능을 일부 개선시킨다. 불안정한 도구(밸런스 패드, 보수 등)를 이용한 운동도 평형성의 개선에 효과적이다.

- F : 주당 2~3일
- I : 편평한 면과 불안정한 면을 이용한 강도 증가
- T : 30~60분
- T : 태극권, 요가, 다방향 통합(시각, 청각 등) 운동, 불안정성 도구를 이용한 운동

※ FITT: 빈도, 강도, 시간, 형태

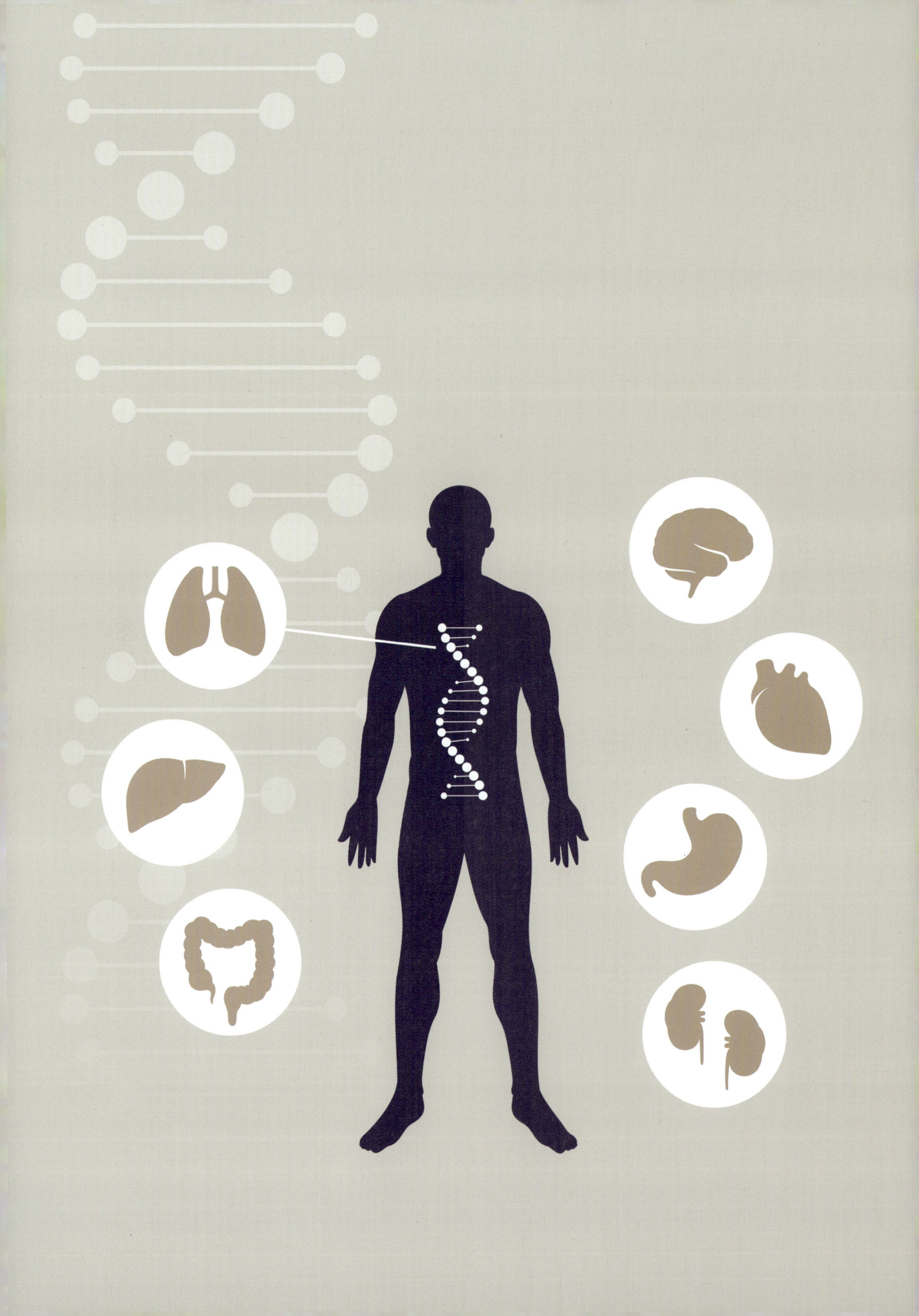

제9장

뼈, 관절질환

Bone, Joint disease

1. 뼈의 구성과 기능

1) 구성

- 세포와 골기질(bone matrix)로 구성됨
- 골기질: 유기질 성분(35%) (대부분 교원섬유) + 무기질 성분(45%) (주로 칼슘으로 구성) + 수분(20%)
  - 유기질 성분: 90~95%가 1형 교원섬유(Type I collagen fiber) – 뼈의 탄성과 강도를 높여줌
  - 무기질 성분: 칼슘과 인이 주성분으로 수산화인회석(hydroxyapatite, $Ca_{10}(PO_4)_6(OH)_2$) 결정을 이룸. 유기질 성분과 복합체를 이루며 뼈의 경도와 강직도를 결정함

2) 기능

- 인체의 형태 유지, 체중 지지
- 근육 수축 시 관절을 움직여 운동과 보행을 가능하게 함
- 뇌, 심장 등 중요 장기 보호
- 골수를 통한 혈구세포 생산
- 칼슘을 포함한 무기 이온의 저장고 역할 및 평형유지

3) 뼈의 분류

(1) 조직학적 성숙도에 따른 분류

- 미숙골: 직골(woven bone), 무층판골(non-lamellar bone)이라고도 불림. 교원섬유가 불규칙하며 세포수가 많고 크고 무기질 함량이 적고 수분 함량이 많음. 태아 발생 중, 성장판에 의해 처음 만들어질 때, 골절 치유 중에 일시적으로 나타남
- 성숙골: 층판골(lamellar bone)이라 불리며 교원섬유가 평행하게 또는 동심원상으로 배열되어 있음

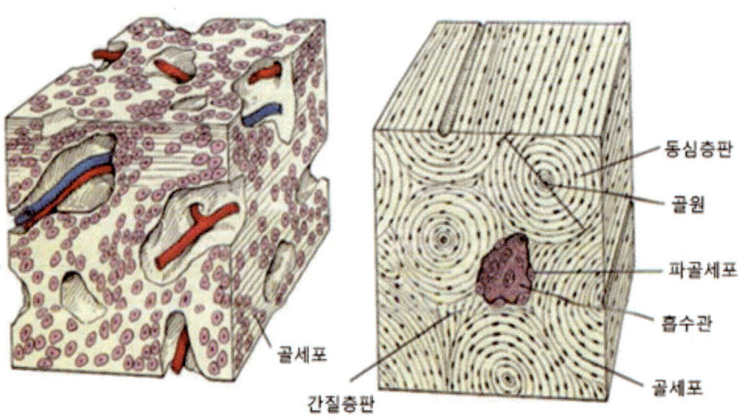

그림 9.1 뼈 조직의 구성

(2) 형태에 따른 분류

- 긴뼈(long tubular bone): 일반적인 형태로 관형구조이며 중앙에 골수가 존재
- 짧은뼈(short bone): 긴뼈와 유사한 구조이나 골수공간은 없음
- 납작뼈(flat bone): 두개의 치밀뼈판으로 구성되며 가운데 해면뼈가 있음
- 불규칙뼈(irregular bone): 모양이 불규칙한 뼈
- 종자뼈(sesamoid bone): 힘줄 속에 위치하고 있는 뼈

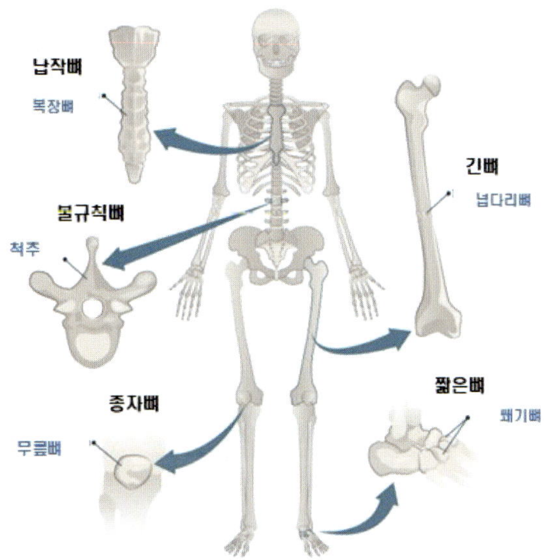

그림 9.2 뼈의 종류

4) 뼈의 구조

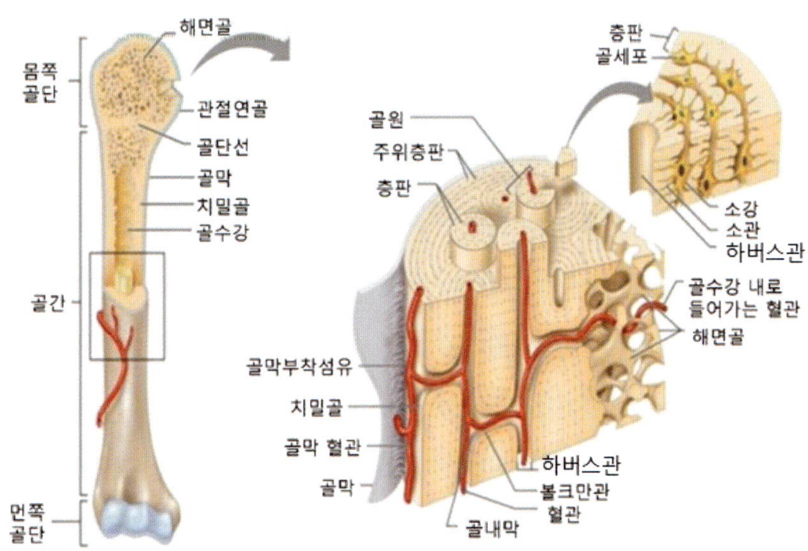

그림 9.3 뼈의 조직학적 구조

(1) 피질골(겉질뼈, cortical bone)

- 뼈 바깥쪽에 위치
- 골원(osteon) 또는 하버스계(harversian system)라 알려진 원기둥 모양의 구조로 구성
- 골원 중앙에 혈관과 신경이 존재
- 하버스계 주위로 석회화된 층판(lamellae)이 동심원형태로 배열
- 층판 속에 소강(lacuna)이 존재하고 그 안에 뼈세포(osteocyte)가 있음
- 소강은 다른 소강이나 하버스관과 소관(canaliculus)을 통해 연결되어 있음
- 하버스관 사이와 하버스관과 뼈막을 연결하는 볼크만관(volkman's canal)으로는 혈관이 지나감
- 하버스계는 뼈파괴세포에 의한 파괴와 뼈모세포에 의한 뼈형성 과정이 평생 지속됨

(2) 해면골(cancellous bone, sponge bone)

- 뼈속질공간 내에 존재
- 작은 기둥모양의 골소주(trabecula)로 구성
- 골소주는 서로 연결되어 있으나 동심성으로 배열되지 않아 피질골에 비해 압축강도가 낮음
- 해면골의 혈액 공급은 주변 모세혈관으로부터의 확산에 의존함

(3) 골막(뼈막, periosteum)

- 뼈의 바깥면을 덮고 있는 두껍고 치밀한 섬유성막, 골절치유과정에서 중요한 역할
- 바깥쪽은 섬유층(fibrous layer), 안쪽은 형성층(cambium layer)으로 구성
- 섬유층은 관절막과 연결되어 다른 뼈나 건, 인대와 연결
- 형성층에는 뼈조상세포(osteoprogenitor cell)로 생각되는 미분화 세포가 존재하며 혈관이 풍부하여 신생뼈 형성과 부피 성장에 중요한 역할

(4) 골내막(골속막, endosteum)

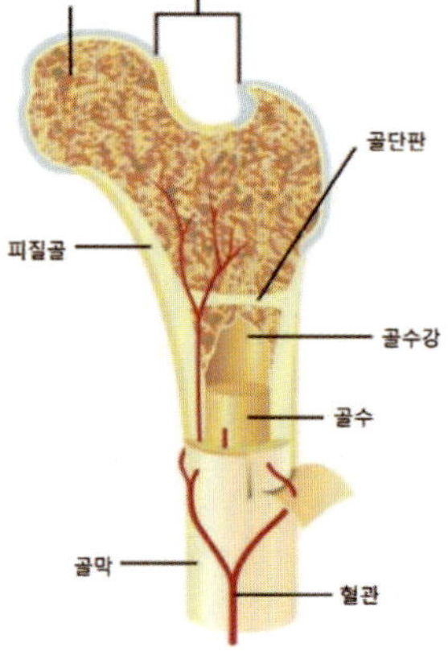

그림 9.4 뼈의 조직학적 구조

- 피질골의 골수 공간, 하버스관과 해면골의 골소주 표면을 덮고 있는 얇은 막
- 미분화세포인 뼈조상세포가 존재하여 뼈형성과 골절치유과정에 중요하게 관여

(5) 성장판(growth plate)

- 골의 길이성장이 일어나는 곳
- 연골세포와 이들이 만들어 낸 기질로 구성
- 골단(epiphysis)에서 골간단(뼈몸통끝, metaphysis) 방향으로 정지대(resting zone), 증식대(proliferative zone), 비후대(hypertrophic zone)가 존재
- 정지대: 증식대로 연골세포를 공급함
- 증식대: 세포분열이 활발히 일어남
- 비후대: 연골세포의 크기가 증가함

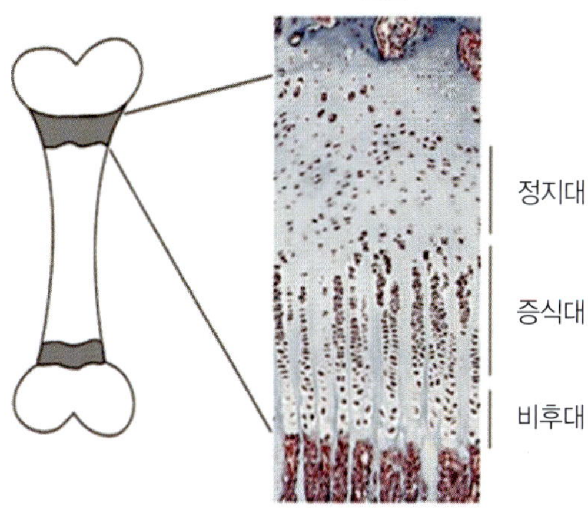

그림 9.5 성장판

5) 뼈의 세포

- 뼈조상세포(osteoprogenitor cell): 뼈모세포로 분화할 수 있으며 뼈막 내층의 형성층, 뼈속막, 하버스관 내면, 성장골의 골간단에 분포
- 뼈모세포(osteoblast): 뼈조상세포가 분화하여 형성. 교원섬유, 단백다당, 당단백질 등의 유기물을 합성 분비하여 유골(osteoid) 형성, 유골이 뼈가 되면 그 속에 묻힌 뼈모세포는 골세포가 됨
- 뼈세포(osteocyte): 완전 발육된 뼈의 주된 세포. 분열능력이 없고 방사상으로 배열된 뼈 소관(canaliculi)을 통해 이웃 세포와 대사물질을 교환함
- 뼈파괴세포(osteoclast): 다핵 거대세포, 골흡수를 담당. 뼈표면을 침식시켜 만든 침식공간(Howship's lacuna)에 들어있음

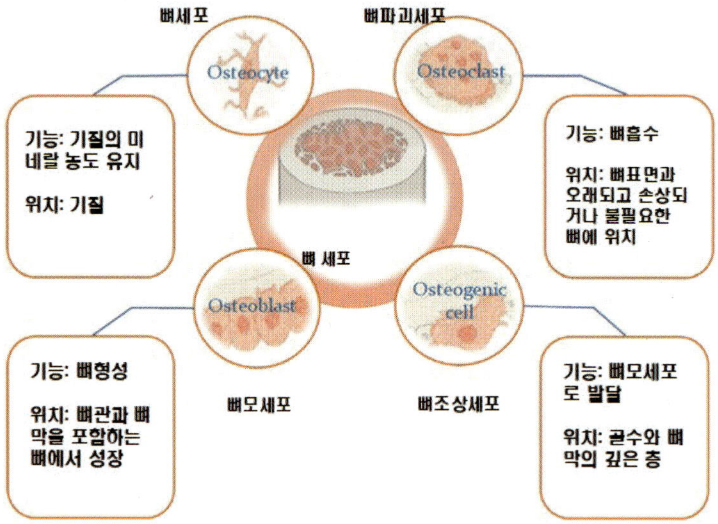

그림 9.6 뼈에 있는 세포들과 기능

6) 뼈의 재형성(remodeling)

- 비타민 D와 부갑상선 호르몬(parathyroid hormone, PTH)은 뼈모세포를 자극하여 대식세포집락형성 촉진인자(macrophage colony stimulating factor, M-CSF)를 분비시킴 → 뼈파괴세포 분화촉진 → 다핵뼈파괴세포형성
- 인터루킨-6(interlukine-6, IL-6)와 NF-kB 리간드의 수용체 활성화(receptor activator of nuclear factor kappa-B ligand, RANKL) 등의 사이토카인은 다핵뼈파괴세포를 활성화시켜 뼈의 흡수(bone resorption)를 촉진
- 다핵뼈파괴세포는 산과 효소를 분비하여 무기질과 유기질을 분해하여 뼈흡수를 진행하며, 이때 칼슘과 인을 혈액으로 방출함
- 뼈파괴세포에 의해 뼈흡수가 일어나면 그 자리를 뼈모세포가 차지하여 칼슘과 인을 주변으로 분비하고 이를 핵으로 삼아 미네랄 축적을 진행함
- 뼈모세포에서는 뼈분해단백질(osteoprotegerin)을 분비하여 rankl과 결합시킴으로써 뼈파괴세포 활성을 억제함
- 이러한 뼈의 재형성과정(뼈흡수와 생성)은 동적인 평형을 이루고 있으며 이들 사이의 평형이 깨지면 병으로 발전함

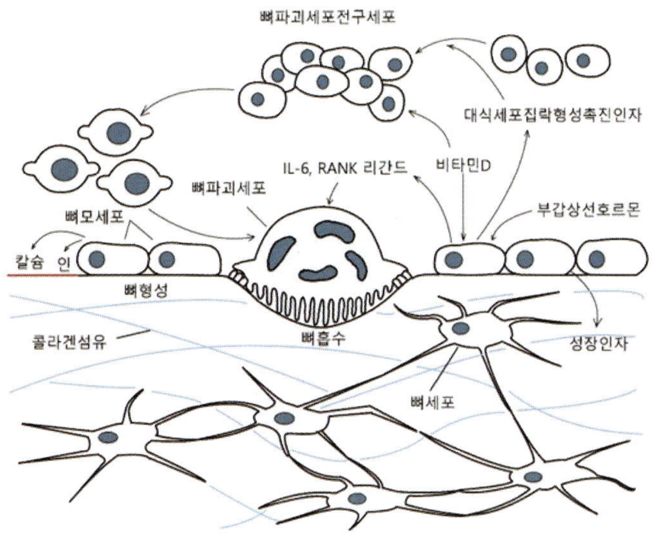

그림 9.7 뼈 재형성과 관여하는 세포들

2. 관절(Joint)

1) 분류

관절은 골과 골이 연결되는 부위이다.

- 운동성 유무에 따라
  - 부동관절: 섬유결합, 연골결합, 뼈결합
  - 가동관절: 활막관절
- 기계적 특성에 따라
  - 평면관절: 예) 척추디스크
  - 경첩관절: 예) 팔꿈치 관절
  - 만능관절: 예) 손목 관절
  - 구형관절: 예) 고관절
- 조직학적 특성에 따라
  - 활막관절
  - 섬유관절
  - 연골관절

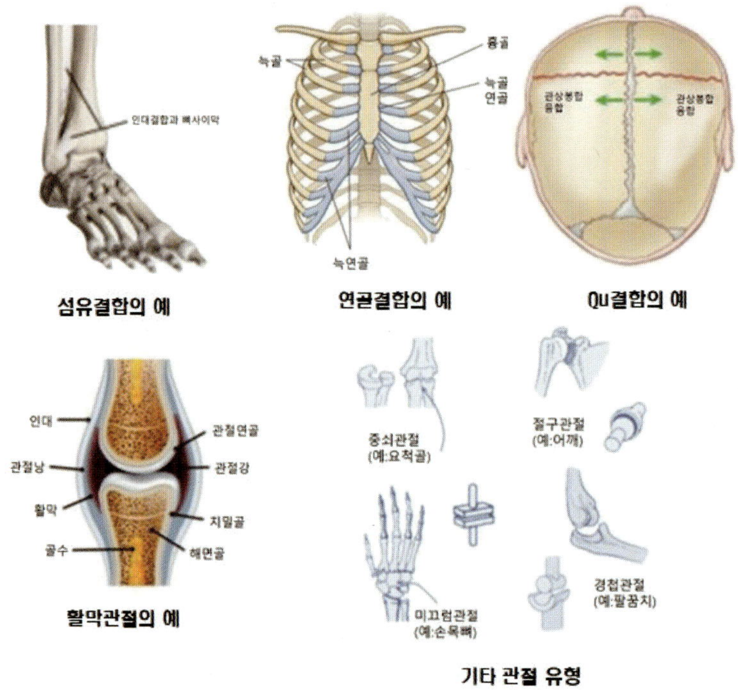

그림 9.8 관절의 유형

(1) 활막관절

관절연골로 덮여 있는 양쪽 골과 그 사이 공간을 둘러싸고 있는 관절낭, 그리고 그 공간을 활액이 채우고 있는 관절을 활막관절이라고 한다.

① 관절낭(joint capsule): 관절을 이루는 양쪽 골을 연결하여 관절강(joint space)을 형성

② 활막(윤활막, synovial membrane)

- 활액을 형성하여 관절의 윤활기능. 연골 영양소 공급에 중요한 역할
- 세가지 활액막 세포로 구성. 이물질 제거, 활액 생산, 물질이동에 관여
- 마지막 유형의 세포는 미분화 전구세포

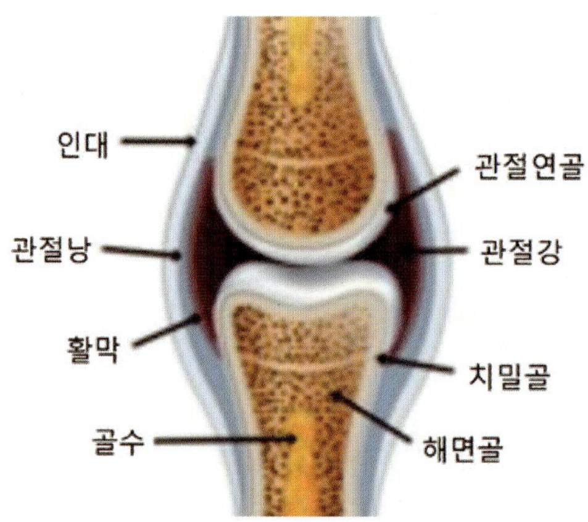

그림 9.9 활막관절

③ 활액(윤활액, synovial fluid)

- 맑고 점성이 있는 액체로 활액막에서 생산됨
- 관절 윤활기능과 연골세포에 대한 영양소 공급
- 활액 내 글리코사미노글리칸(glycosaminoglycan), 히알루론산(hyaluronic acid), 루브리신(lubricin) 등이 활액의 점성 결정

④ 관절연골: 관절표면을 이루고 있는 조직

- 뼈 사이의 마찰을 줄여 통증없이 관절운동을 가능하게 함
- 연골의 대부분을 차지하는 연골기질은 교원질(collagen) 사이에 물을 다량 함유하고 있는 단백다당(proteoglycan)이 존재
- 관절면으로부터 연골하골(연골밑뼈, subchondral bone)까지 표재층(superficial layer), 중간층(middle layer), 심층(deep layer) 및 석회화층(calcified cartilage layer)의 네 층으로 구성

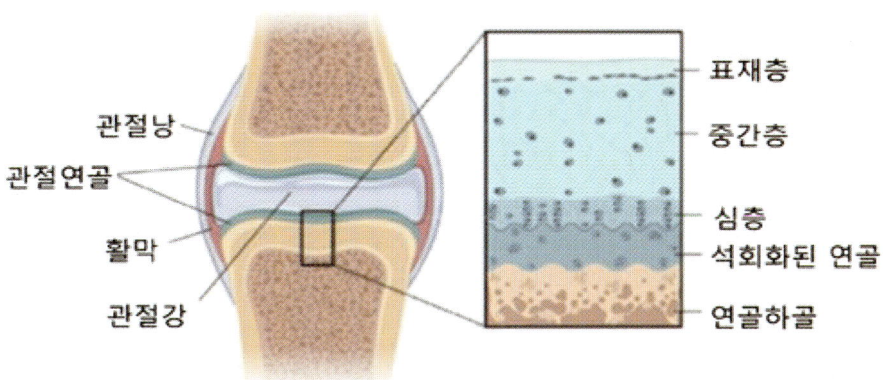

그림 9.10 관절연골의 구조

(2) 섬유관절

- 정강종아리 관절(tibiofibular joint)에서 볼 수 있듯 연결 부위가 섬유성 결합으로 구성된 관절

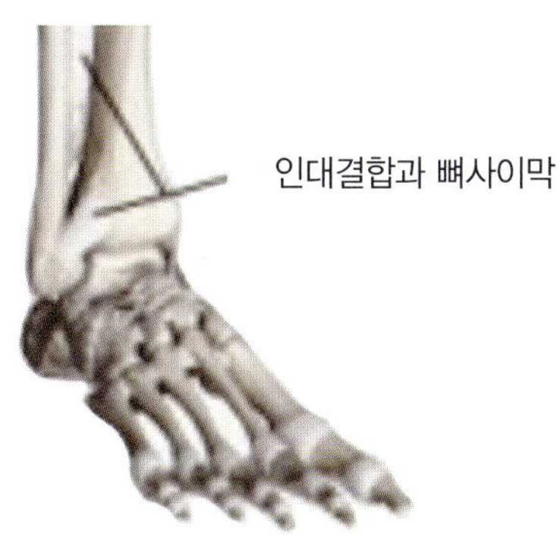

그림 9.11 섬유관절

(3) 연골관절

- 초자연골관절(hyaline cartilage joint), 섬유연골관절(fibrocartilage joint) 두 가지 종류가 있음
- 초자연골관절: 연골결합으로 불림. 태생 시의 연골이 잔류한 것으로 성장이 완료되면 골질에 의해 대치되어 골결합이 됨 골단판(뼈끝판, epiphyseal plate)이 대표적
- 섬유연골관절: 뼈와 뼈 사이에 섬유연골이 있는 경우이며 섬유연골과 뼈사이에 초자 연골이 들어있는 경우. 치골결합(두덩결합, pubis symphysis)이 대표적

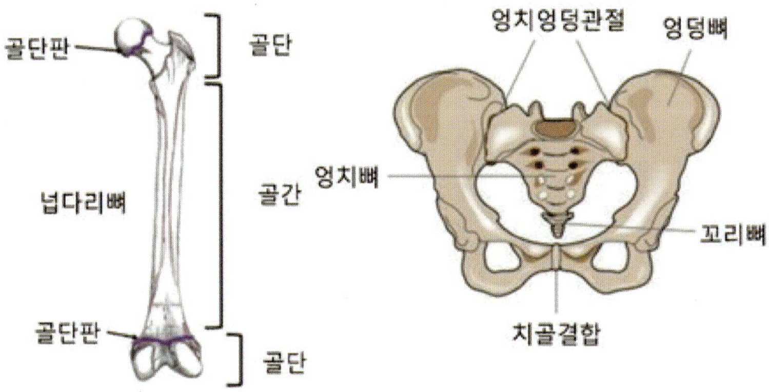

그림 9.12 연골관절

(4) 연골세포

- 성인 관절 연골의 약 1%
- 연골을 만들고 유지하는 역할
- 연골기질의 부피에 비해 세포 수가 상대적으로 적어서 적은 세포로 연골조직을 유지하기 위해 대사율을 높게 유지함

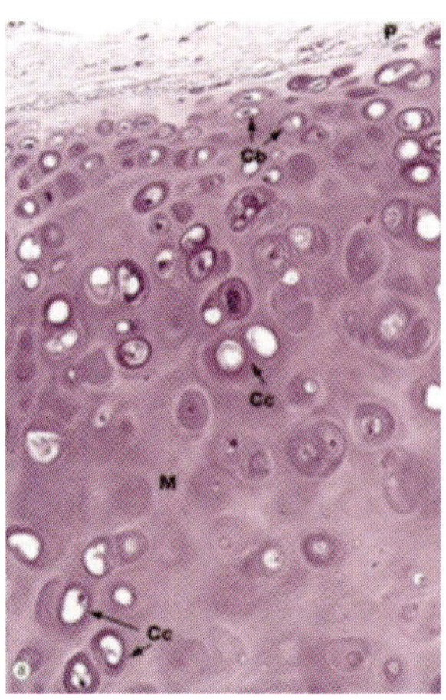

초자연골(H&E 염색)

P=연골막
Cb=연골모세포
Cc=연골세포
M=기질

그림 9.13 H&E로 염색한 초자연골

(5) 연골기질

- 기질의 가장 많은 성분은 물(65~80%)
- 나머지는 교원질과 단백다당으로 구성: 관절면을 강하게 유지하고 변형에 저항
- 교원질: 관절연골의 주된 섬유성 단백질 성분으로 연골의 장력 및 전단력에 기여. 2형 교원질(Type 2 collagen)이 전체의 90~95% 차지
- 단백다당: 교원질을 제외한 관절 연골의 대부분 차지. 압력에 저항하고 하중을 분산시키는 기능. 중심 단백질에 여러 글리코사미노글리칸이 붙어 있는 구조
- 황산 콘드로이틴이 가장 흔한 글리코사미노글리칸임
- 압력이 가해지면 단백다당에서 수분이 분리되고 단백다당 사이의 거리가 줄어들게 되는데 이때 생기는 반발력은 압력에 의한 변형을 줄여줌. 수분의 출입에 의한 완중 또한 여기에 기여함
- 관절면에 평행하게 배열된 2형 교원실 섬유는 전단력에 대한 완충에 효과적
- 관절강의 활액은 윤활유 역할을 하여 마찰계수를 낮게 유지

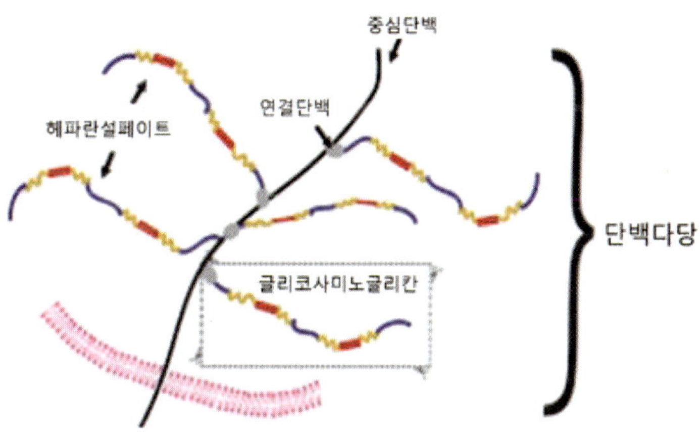

그림 9.14 단백다당

2) 대사 및 노화

- 관절 연골에는 혈관이 없어서 영양소의 공급을 활액의 확산에 의지함
- 나이가 들어감에 따라 조직학적 대사적 변화가 나타남
- 연골세포의 숫자는 약 30세에 안정화된 후 일정하게 유지되다가 나이가 들면서 감소함
- 연골세포의 숫자가 줄어들면 남아 있는 연골세포들만으로 연골기질의 환경을 유지해야 해서 연골세포들의 대사는 더 활발하게 되고 교원질과 단백다당의 합성이 더 증가함
- 나이가 더 들어감에 따라 단백다당을 합성할 수 있는 능력이 점차 감소하게 되고 연골기질도 노화에 따른 변화를 겪게 되어 연골의 탄성이 점차 감소하고 연골은 점차 손상되기 쉬운 구조로 변함

3. 관절염

1) 퇴행성 관절염(degenerative arthritis)

골관절염(뼈관절염, osteoarthritis)이라고도 불리며 주로 노년층에서 발병한다.

- 관절연골의 미란(erosion), 골극(osteophyte) 형성, 연골아래뼈의 경화, 윤활막과 관절막의 다양한 변화 등이 특징
- 원인에 따라 특별한 원인이 없는 일차성과 있는 이차성으로 구분하며 일차성이 더 흔함
- 이차성 관절염의 흔한 원인은 다음과 같음
  - 대사성 질환: 말단비대증, 혈색소침착증 등
  - 해부학적 요인: 양쪽 다리길이가 다름, 선천성 엉덩관절탈구 등
  - 외상: 주요 관절의 외상, 관절 수술 등
  - 관절 염증성 질환(화농성 관절염 등)의 후유증

(1) 위험인자

① 나이

- 75세 이상의 80%에서 나타남
- 연골세포 자연사(apoptosis), 기질 생성능 감소, 외부 성장인자에 대한 반응감소 등

② 관절의 위치

- 주로 체중이 부하되는 하지 관절에 나타나나 나이에 따라 관절마다 유병률의 차이가 있음: 엉덩관절과 무릎관절이 발목관절에 비해 관절염이 더 많이 발생

③ 비만

- 체중에 의한 압력요인 외에 자세, 보행, 신체활동정도 등을 통해 영향을 끼침
- 비만환자의 무릎관절은 내반변형을 보여 내측 구획의 퇴행성 관절염을 가속화
- 지방조직에서 분비되는 염증유발성 물질(leptin, IL-1, IL-6)도 관절염에 영향

④ 유전적 요인

- 쌍둥이나 가족연구에서 퇴행성 관절염의 유전적 영향은 50~65% 정도로 알려짐
- 다양한 유전적 인자와 환경적 인자가 복합적으로 작용할 것으로 추정

⑤ 관절의 부정렬(malalignment) 및 외상

- 골절 후 불완전한 정복, 관절 주위 조직의 이형성증, 구조적 문제로 인한 반복적 탈구 등에 의해 관절의 정렬 상태가 깨진 경우 퇴행성 관절염 조기 발생 가능
- 반복적으로 큰 충격을 받는 운동을 하는 경우: 권투 선수의 손가락 관절, 야구선수의 어깨, 팔꿈치 관절, 발레 대서의 발목 관절 등

⑥ 성별

- 여성이 남성에 비해 발병율이 높음
- 50세 이하에서는 남성보다 낮지만 이후 급격히 증가(특히 무릎 관절)
- 50세 이후의 차이는 폐경에 따른 여성 호르몬 결핍의 결과로 추정(관절 연골세포에는 여성 호르몬 수용체 존재)

(2) 골관절염(osteoarthritis, OA)

- 관절이 오래되어 닳은 퇴행성 관절염 또는 비염증성 관절질환
- 주로 노인들에게 관찰되며 정상적인 노화과정의 증상으로 간주
- 관절 연골의 퇴화로 뼈의 관절 표면이 거칠게 갈라지는 결과를 초래
- 40세 이후 발병하며 남성과 여성의 비율은 비슷

① 원인

- 일차성 골관절염: 비만과 노화와 관련
- 이차성 골관절염: 관절 부상, 외상, 과다한 사용으로 초래
- 유전적 요인: 관절연골 파손 가속화가 나타남

② 병태생리

- 관절염 초기에 관절 연골표면이 거칠어지고 불규칙해지면서 표면이 갈라지다가 관절염이 진행되면서 점차 연골 안쪽으로 퍼짐. 결국에는 관절연골 전층이 소실되어 연골아래쪽 뼈가 노출되고 여기에 경화가 발생
- 골극(osteophyte) 형성: 골막(뼈막, periosteum)에 존재하는 전구세포가 연골생성 세포로 변환되면서 만들어짐. 골극으로 인해 관절운동이 저해되고 통증 발생

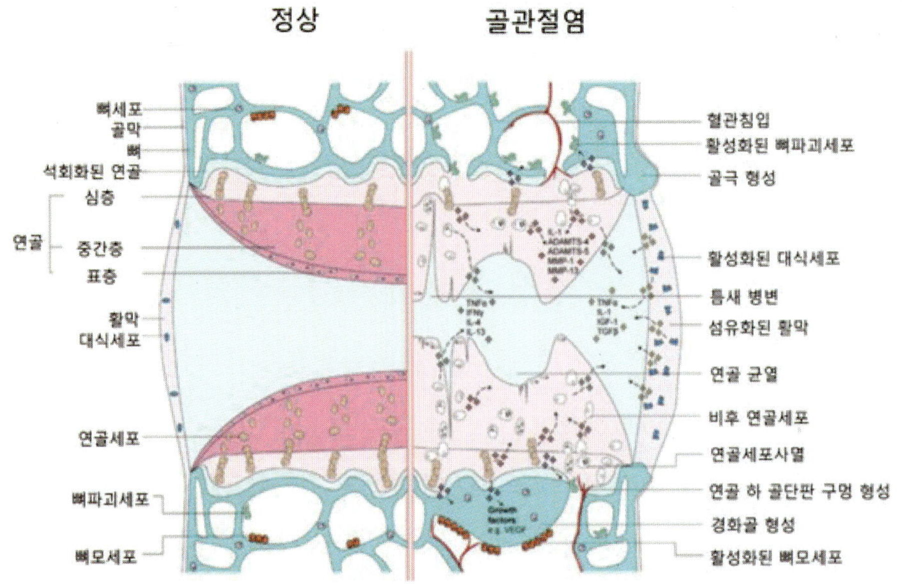

그림 9.15 골관절염이 발생한 관절

- 형태학적 변화 뿐 아니라 생화학적 변화도 함께 일어남
- 퇴행성 관절염 초기에 연골 수분함량이 증가하여 부종이 발생하고 교원질 망(collagen network)의 약화가 나타남
- 후기로 가면 연골을 구성하는 교원질 구성이 미성숙 연골의 구성과 비슷하게 변함
- 칼슘결정(calcium crystal)이 연골에서 흔히 관찰되며 관절염을 악화시키는 요인으로 작용함
- 연골세포에서 연골기질 분해효소 분비가 늘어나 기계적 마찰 외에 연골 파괴의 요인으로 작용함. 그중 하나인 교원질 분해효소(collagenase)에 의한 교원질의 분해는 퇴행성 관절염 병리의 비가역적 단계로 생각됨
- 염증 반응으로 증가하는 각종 사이토카인들이 연골기질의 파괴를 촉진시키는 반면 기질 합성 경로를 둔화시킴

③ 임상소견

- 통증과 강직(stiffness)이 가장 흔한 증상
- 척추(특히 요추)와 손관절, 무릎관절에서 잘 발병(엉덩관절은 비교적 드묾)
- 관절연골의 변화와 소실이 가장 뚜렷한 특징이지만 관절연골 자체에는 통증신경이 없어서 X-ray 상으로 심한 정도와 실제 증상의 심한 정도가 일치하지는 않음
- 통증은 활동을 하면 할수록 증가함. 아침에 일어났을 때 관절이 뻣뻣한 경우가 많지만 대부분은 30분 이내에 소실되는 경우가 많음. 관절염이 진행되면 쉬고 있을 때에도 통증이 발생할 수 있음
- 관절의 변형이 나타남

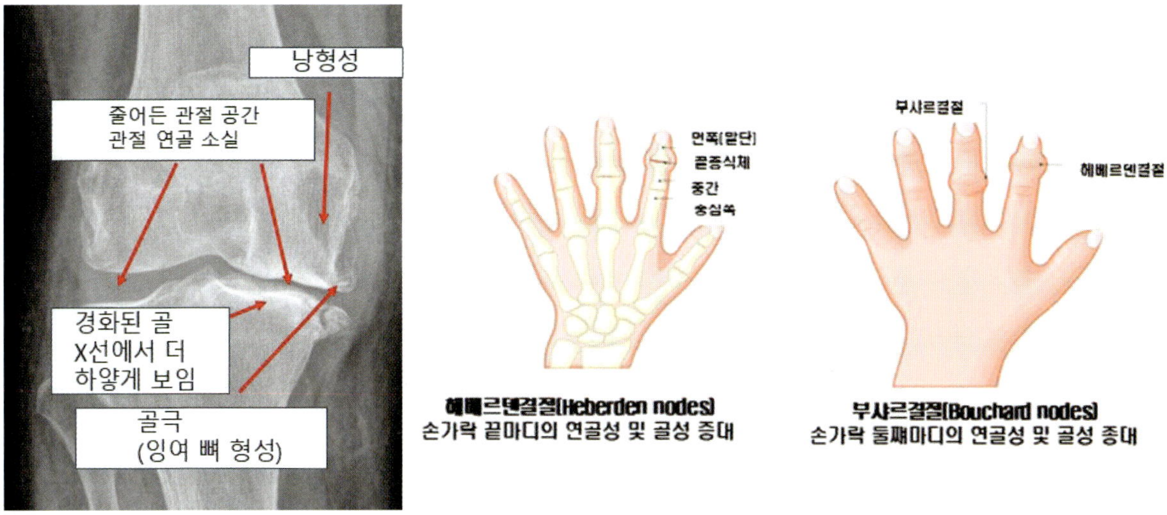

그림 9.16 골관절염이 발생한 무릎관절 X-ray 사진과 손가락 관절 증상

④ 관절별 증상

- 무릎관절
  - 점진적 통증, 관절 강직, 운동 제한
  - 관절 불안정, 무릎 꺾임, 잠김
  - 관절 내 삼출액, 슬와부에 관절액이 고여 낭종이 발생하기도 함
  - 진행되면 하지 정렬의 변화가 나타남(특히 내반 변형)
- 엉덩관절
  - 사타구니 부위 통증이 특징적이지만 넙다리나 둔부 허리 혹은 무릎에서도 모호한 통증이 나타날 수 있음
  - 걷거나 굽히거나 일어나거나 계단을 오르내릴 때 제한
  - 엉덩관절 안쪽돌림 시 통증 및 운동제한(양말, 신발 신기 어려움, 발톱 깍기 어려움)
- 손가락관절
  - 손가락뼈사이관절(interphalangeal joint)에 골성병변이 나타남. 열감과 압통을 동반하며 관절변형으로 발전
  - 손목손허리관절(carpometacarpal joint)에 발병한 경우 심한 통증과 악력의 약화
- 척추관절
  - 후관절(facet joint) 관절염이 가장 흔하고 허리나 등의 통증과 관련 있음
  - 요추부에서 발생할 경우 하지 방사통, 감각이상, 위약(weakness)이 나타남
  - 경추부에서 발생하면 목의 통증, 팔쪽 방사통, 감각이상 등이 나타남

⑤ 치료

a. 보존적 치료

- 비약물치료
  - 환자교육: 생활방식 개선, 운동, 활동량 조절, 체중 감량 등
  - 온열요법: 증상 완화와 개선에 도움
  - 운동요법: 근력강화(특히 통증을 야기하지 않는 상태에서 등장성 운동), 관절구축의 개선, 관절 운동범위 유지에 주안점, 저충격 유산소 운동(걷기, 수영, 고정식 자전거 타기)은 증상 및 기능 개선에 도움이 됨
- 약물치료
  - 아세트아미노펜(acetaminophen)과 비스테로이드성 항염증약(non-steroidal anti-inflammatory drugs, NSAIDs)
- 관절에 대한 국소치료
  - 히알루론산(hyaluronic acid)의 관절강내 직접 주사
  - 관절 내 스테로이드 주사(3개월 이내의 반복 주사나 연 3~4회 이상의 사용 주의)

b. 수술적 치료

- 관절 변연절제술
  - 병적인 활액막 등 연부조직, 골극, 연골 등을 절제하는 수술
  - 효과가 단기적이라 잘 시행하지 않음
- 자가 골 연골 이식술 및 자가 연골세포 이식술
  - 자가 골 연골 이식술: 연골 결손 범위가 크지 않을 때 체중부하가 없는 곳에서 연골을 채취하여 이식하는 방법
  - 자가 연골세포 이식술: 건강한 관절 연골을 채취하여 실험실에서 배양한 후 이식하는 방법
- 절골술: 하지의 비정상적인 축을 바로 잡아 무릎관절에 부하되는 하중을 비교적 건강한 관절면으로 옮겨 관절염 부위의 통증을 줄여주는 수술
- 인공관절 치환술

(3) 류마티스 관절염(rheumatoid arthritis)

- 주로 가동관절 활액막에 발생하는 전신성 염증 질환
- 관절과 건의 활액막에 비세균성 만성 염증 반응이 장기간 나타나면서 활액막 세포의 변화, 섬유모세포(fibroblast) 증식으로 이어지고 그 결과 연골, 뼈, 인대의 구조적 변형, 연골 손상, 골 미란과 관절 파괴가 나타나는 병
- 연령 증가와 함께 같이 증가하며 35세~55세 사이의 빈도가 높음
- 남녀 비율은 1 : 3 정도로 여성에게서 더 호발함

① 원인

유전적 요인과 환경적 요인의 상호작용으로 나타난다.

a. 유전적 요인

- 일란성 쌍둥이가 이란성에 비해 위험도가 3.5배 높음
- 특정 유전자 하나 혹은 몇몇 중요한 유전자에 의해 결정되는 것이 아니며 서로 다른 많은 유전자의 영향 아래 놓인 것으로 추정

b. 환경적 요인

- 호르몬: 여성에서 호발. 초경 이전 혹은 임신 중인 여성에서는 발병이 낮음
- 흡연
- 감염: 바이러스 감염이 영향을 미칠 것으로 추정하고 있으나 명확하지 않음

② 발병기전

- 자가면역질환의 일종으로 간주되고 있음
  - 면역글로불린(IgG)의 Fc 부위에 대한 자가항체인 류마토이드 인자가 관찰됨
  - 또다른 자가항체인 항시트룰린화 펩타이드 항체(anti-cyclic citrullinated peptide, ACCP)도 보임. 염증과정에서 단백질의 아르기닌(arginine)이 시트룰린(citrulline)으로 바뀌는 경우가 발생하는데 이것이 면역반응을 유발한다. ACCP 항체는 이러한 단백질에 대한 자가항체임
- 초기는 관절내 활막의 염증반응으로 시작. 여러 사이토카인, 특히 TNF-α가 염증반응에서 중요한 역할을 할 것으로 생각
- 활막의 증식, 림프구 침윤, 신생혈관 형성 등을 관찰할 수 있음
- 증식된 활막인 판누스(pannus)가 연골과 뼈에까지 퍼져 관절을 파괴함
- 일반적으로 전신적 증상을 보이며 다른 장기의 조직 손상도 흔함

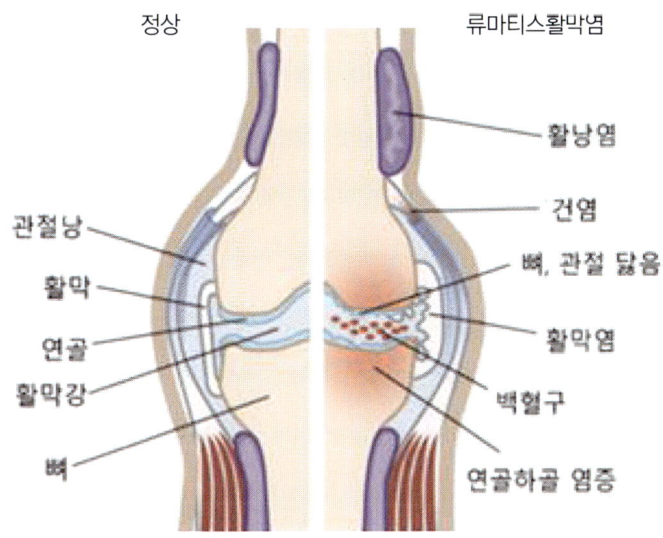

그림 9.17 류마티스 활막염

표 9-1 2010 미국 및 유럽 류마티스 관절염 진단기준

	점수
임상적인 관절염이 1개 이상 있고, 이 관절염이 다른 질병으로 인한 것이 아닌 사람 중에서 아래 기준의 점수합이 10점 만점에 6점 이상이어야 함	
A. 관절 침범	
1개의 큰 관절	0
2~10개의 큰 관절	1
1~3개의 작은 관절(큰 관절 침범이 동반되거나 동반되지 않거나)	2
4~10개의 작은 관절(큰 관절 침범이 동반되거나 동반되지 않거나)	3
〉10개의 작은 관절(최소 1개의 작은 관절 포함)	5
B. 혈청학적 검사(진단에는 적어도 1개의 검사 결과가 필요함)	
류마티스 인자와 ACCP 항체 모두 음성	0
류마티스 인자의 약 양성 혹은 ACCP 항체의 약 양성	2
류마티스 인자의 강 양성 혹은 ACCP 항체의 강 양성	3
C. 급성 염증 수치(진단에는 적어도 1개의 검사 결과가 필요함)	
C-반응성 단백질(C-reactive protein, CRP)과 적혈구 침강속도(erythrocyte sedimentation rate, ESR)	0
CRP 혹은 ESR이 비정상 범위	1
D. 증상의 지속 기간	
6주 미만	0
6주 이상	1

③ 진행과정

a. 침범된 관절부위에서 비정상적 면역 반응이 일어나 활액막에 염증 발생

b. 혈관확장, 투과성 증가, 삼출액 형성 등으로 관절이 붉고 종창이 있으며 통증 동반

c. 비정상적인 면역기능으로 활막염(윤활막염, synovitis) 발생

d. 연골파괴: 활막에 형성된 육아조직(판누스)이 관절연골로 확대되어 효소와 염증매개물질을 유리하여 연골 파괴

e. 불안정한 관절 형성: 판누스에서 나온 효소에 의해 연골에서 미란이 발생하며, 연골로 공급되는 영양분이 판누스에 의해 차단되어 불안정한 관절을 형성

f. 관절 표면이 심하게 손상되어 관절이 더욱 불안정화되고, 주변 인대와 힘줄이 늘어나 뼈가 이탈하거나 어긋나는 결과 초래

g. 섬유화: 뼈와 뼈 사이의 판누스는 섬유성으로 변화되어 유착이 발생하여 움직임을 제한하고 석회화되어 관절 공간이 사라짐

h. 관절강직(관절굳음, ankylosis), 고정 및 변형으로 신체장애 발생

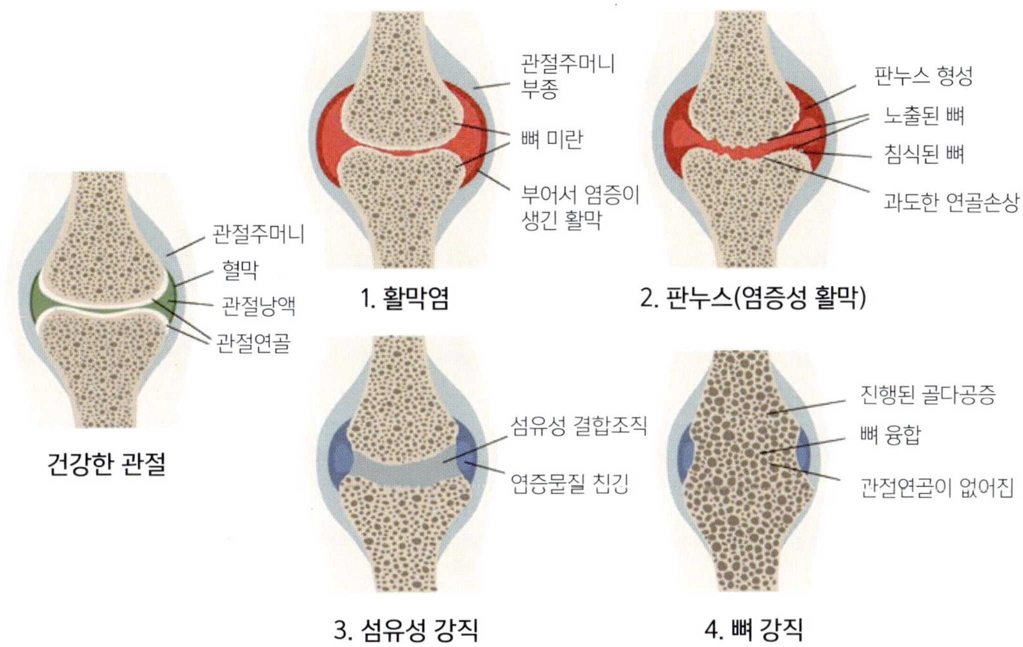

그림 9.18 류마티스 관절염의 진행

④ 관절변화

- 급성염증: 불용성 근위축과 건과 인대의 신전을 유발하여 관절의 지지가 잘 되지 않고 불안정화됨
- 관절부위 뼈의 정렬 변화: 연골의 침식정도와 근육의 균형에 따라 변화정도 차이가 남
- 염증과 통증: 근경련을 유발하여 뼈가 정상적으로 정렬되지 않음
- 아탈구(subluxation): 관절구축과 변형 초래

⑤ 증상 및 징후

- 손가락과 손목의 염증: 대칭적으로 나타나며 대부분 한 쌍 이상의 관절이 침범됨
- 관절에 발적과 종창: 접촉에 매우 민감하고 통증이 있음
- 휴식 후 관절 강직: 경한 활동으로 관절의 혈액순환이 증진되면 관절강직 완화
- 운동장애: 종창과 통증으로 장애 발생
- 일상수행능력 저하: 관절 운동장애는 옷 입기, 음식 준비하기, 구강위생과 같은 일상생활을 수행하기 어렵게 함
- 부정교합: 악관절이 침범되어 관절융기가 손상되면 발생
- 악화기: 전신징후가 나타나며 피로, 식욕부진, 미열, 전신적 림프선병증, 전신통증 발생

⑥ 진단검사

- 신체검사, X 선 검사, 관절의 변형, 류마티스 인자, 윤활액 분석 등

⑦ 치료

- 일차적인 목표: 관절염증과 통증 감소, 관절기능 보존 및 관절 기형 예방
  - 휴식과 적절한 활동의 균형을 유지하면서 가동성과 근력 유지
- 통증조절 및 염증 완화
  - 소염진통제: 아스피린(aspirin; acetylsalicylic acid, asa), 이부프로펜(ibuprofen), 나프록센(naproxen)
  - 항염증 약물: 글루코스테로이드
  - NSAIDs: 진통, 해열, 항염증 작용
  - Cox-2(cyclooxygenase-2) 억제제: 염증과정동안 프로스타글라딘(prostaglandin)합성 억제
- 급성기: 움직임 방지하고 바른자세 유지, 관절에 부목
- 보조기구 사용: 손목지지대나 쿠션손잡이는 일상생활에 활동을 유지하고 관절구축 방지
- 항류마티스제(disease modifying antirheumatic drugs, DMARDs): 금연, 메토트렉세이트(methotrexate), 하이드록시클로로퀸(hydroxychloroquine)
- 수술적 치료: 판누스 제거, 손상된 건 대치, 관절구축감소와 관절대치를 위한 외과적 중재

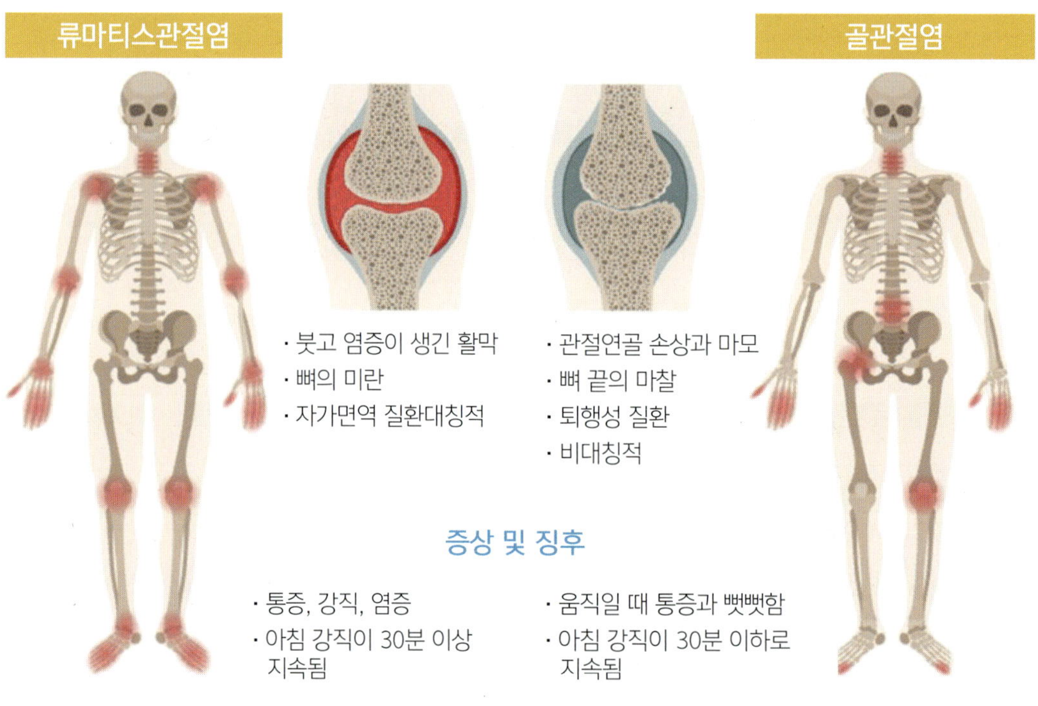

그림 9.19 관절염의 비교

(4) 통풍(gout)

- 통풍성 관절염(gouty arthritis)
- 관절에 요산나트륨 결정(monosodium urate crystal)이 축적되어 생기는 질환
- 요산은 퓨린(purine) 분해의 최종산물로 간, 소장 등 잔틴 산화 효소(xanthine oxidase)를 포함하는 조직에서 생성됨
- 생성된 요산은 소변 및 대변으로 배설되며 체내 요산 양은 생성되는 양과 배설되는 양의 차이에 의해 결정됨
- 퓨린 대사의 장애로 생산량이 증가하면 고요산혈증(hyperuricemia)이 나타나고 관절에 침착되어 관절염을 유발
- 요산은 관절뿐만 아니라 인대, 활액막, 피부 아래에도 축적될 수 있으며 인대 파열이나 피부괴사까지 초래할 수 있음
- 성인 남성인 경우 혈중 요산이 7mg/dL 이상이면 비정상으로 생각할 수 있으나 무증상 고요산혈증도 흔함
- 40세 이상의 남성에게 흔하게 발병하며 폐경 후 여성에게 나타나기도 함

① 원인

- 일차적 통풍(원발성 통풍): 그 원인을 알 수 없는 경우를 말함
- 이차적 통풍(속발성 통풍): 요산을 증가시키는 다른 질환이 있는 경우
  - 핵산 파괴가 증가하는 경우: 진성 다혈구증, 겸상 적혈구성 빈혈, 백혈병 치료과정, 다발성 골수종처럼 골수가 증식하는 질환에서 신장 기능이 저하하여 요산 배출이 감소하는 경우

② 발병기전

- 고요산혈증이 있다고 해서 모두 통풍으로 나타나는 것은 아님
- 요산 용해도에 영향을 주는 요인들(낮은 온도, 낮은 pH 등)이 통풍의 발현에 영향을 줌
  - 상대적으로 온도가 낮은 말단 부위의 관절에서 흔함
- 대식세포가 요산나트륨 결정을 섭취하면 NF-kB 경로를 활성화시키고 이 과정에서 만들어진 pro-IL-1β가 세포 내 효소에 의해 IL-1B로 변하여 분비되면 다른 중성구 등의 염증관련 세포들을 요산나트륨 결정 주위로 불러들임
- NF-kB 활성화 과정은 요산나트륨 결정만으로 활성화되지 않음. 과도한 지방산 섭취나 알코올 등에 의해서 촉발되어야 함
- 중성구는 DNA를 세포 밖으로 배출하여 요산나트륨 결정을 둘러싸 통풍의 증상을 완화시키기도 함
- 급성 통증의 재발이 계속되면 관절 내에 요산 결정이 침착하게 되고 관절이 파괴되며 섬유화가 진행되고 강직이 발생함
- 발작이 계속됨에 따라 점차로 증상이 없는 기간을 짧아지고 나중에는 지속적인 경한 동통 및 퇴행성 관절염

의 증상이 나타남

- 만성 통풍은 요산결절(tophus)의 형성이 특징적. 요산결절은 요산나트륨 결정이 중심부에 있고 주위에 면역 관련 세포와 섬유질이 둘러싸고 있는 형태임
- 요산결절은 뼈모세포를 억제하고 뼈파괴세포를 활성화하여 뼈의 미란, 파괴를 더 촉진함. 연골과 관절의 파괴도 동반됨

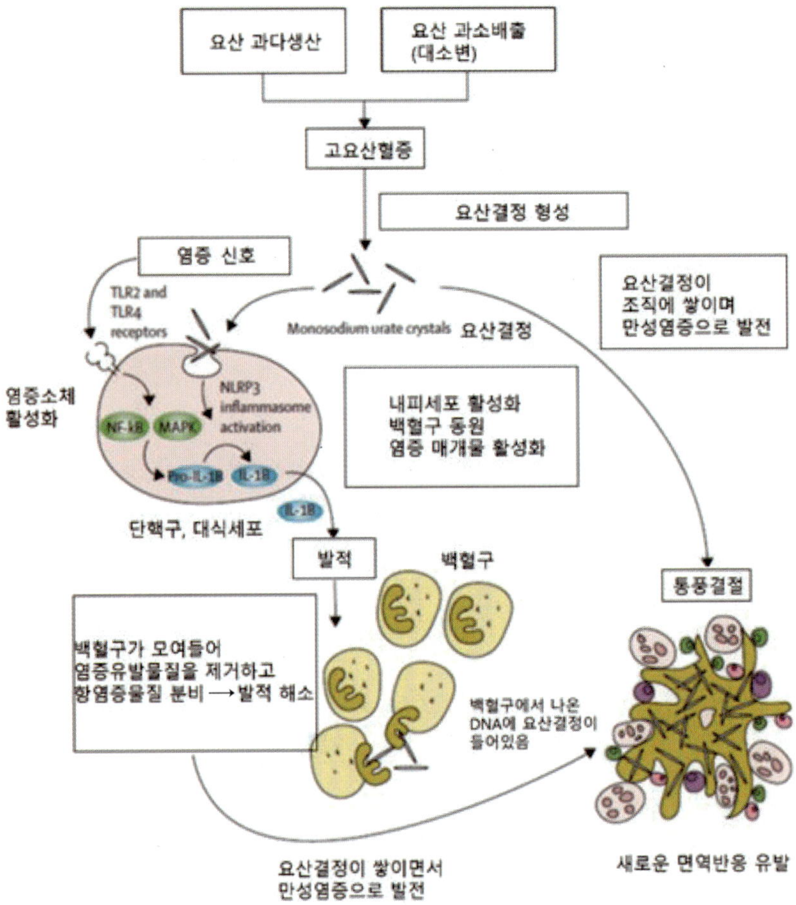

그림 9.20 통풍의 발생기전

③ 증상 및 징후

- 강한 통증
- 부종, 발적, 열
- 관절 내 생긴 요산 결정이 염증반응을 유발하여 하나의 관절(주로 엄지발가락 끝부분)에 극도의 고통스러운 급성 관절염 발생
- 급성 증상은 서서히 사라지고 다음 자극이 있을 때까지 정상적으로 돌아오지만 치료하지 않으면 주기적으로 발생하며 여러 개의 관절로 진행될 수 있음

- 요산 신장결석으로 진행: 요산이 신장 세관에 침착되어 세관을 막고 신장을 손상시켜 신장 기능 저해 → 요산염성 신증(urate nephropathy)

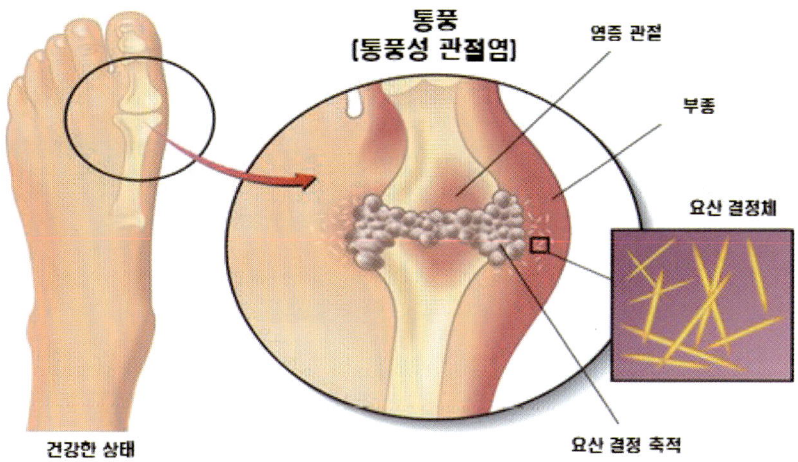

그림 9.21 요산 결정 축적

④ 검사

- 관절액의 현미경 검사를 통한 바늘 모양의 요산염 결정 관찰을 통해 확진할 수 있음. 일반적으로 관절액은 백혈구 증가에 의해 혼탁해 보임
- 혈중 높은 요산 농도
- 24시간 요중 요산 농도 측정
- X 선 검사: 손상된 관절 확인

⑤ 치료

- 급성기에는 냉찜질과 함께 부목고정을 하는 것이 좋음
- 콜키신(colchicine)과 통증 조절을 위한 NSAIDs 경구투여
- 통증이 가라 앉으면 콜키신, 요산 배설제(probenecid, sulfinpyrazone), 요산 생성 억제제(allopurinol) 투여
- 수분섭취를 높이고 소변의 pH를 높여 과도한 요산 배출
- 정어리, 멸치, 간 등 퓨린이 많이 함유된 음식 섭취 제한
- 알코올 섭취 제한: 알코올은 신장 세관에 의한 요산의 배설 방해하여 혈중 요산 수치를 증가시킴

표 9-2 관절염의 주된 특징 비교

	류마티스관절염	골관절염	통풍
발병 나이와 성별	젊거나 중년 성인,여성>남성	40세 이상 성인, 노인, 남=여	40세 이상 남성
원인	자가반응성 항체	관절 연골의 퇴화, 과사용	퓨린대사 장애, 과도한 퓨린생산
특징	염증성 전신질환, 대칭적 관절 손상	관절연골의 마모, 울퉁불퉁한 뼈 표면, 비대칭적 관절 손상	요산 결정이 침착된 관절에 발생
질병 진행	연골공간 파괴, 관절공간 파괴와 뼈의 변형 및 융합	작은 관절이 커지고 울퉁불퉁한 혹이 생김	통풍결절이 생김
발병 관절	손과 발의 작은 관절	체중이 실리는 주요 관절	작은 관절: 주로 발가락에서 시작됨
증상	통증, 강직, 염증	움직일 때 통증과 강직	급성적인 강한 통증과 부종, 발적, 열

(5) 골다공증

- 골량의 감소와 미세구조의 이상을 특징으로 하는 전신적인 골격계질환으로 결과적으로 뼈가 약해져서 부러지기 쉬운 상태가 되는 질환
- 뼈는 3~4개월의 주기를 가지고 뼈파괴세포(파골세포)에 의한 골 흡수와 그에 따른 조골세포에 의한 새로운 골기질 형성 및 무기질환 과정을 끊임없이 반복하는 대사기관인데 뼈의 재흡수와 뼈 형성 사이의 불균형이 발생하면 골다공증으로 발전함

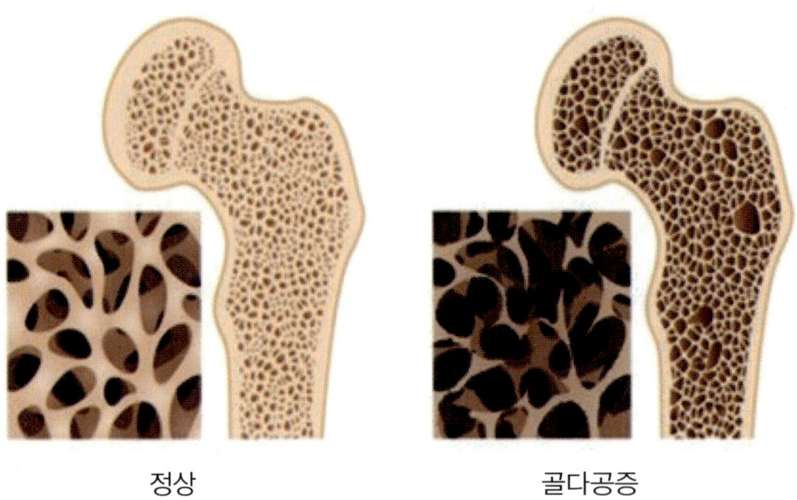

그림 9.22 골다공증이 발생한 뼈

- 출생 후 성인이 될 때까지 뼈 생성이 뼈 흡수보다 많아 골량이 증가하지만, 30대 최대 골량을 형성한 후 감소
- 연령이 증가하면서 뼈의 형성보다 흡수가 증가하면서 매년 0.4~2%의 골밀도 감소
- 여성은 폐경 후 파골세포에 의한 뼈 흡수가 증가하면서 매년 1~5%의 빠른 뼈 손실 발생

① 원인

- 유전적 요인: 인종, 부모 골절경력, 체격, 폐경 연령
- 성별(여성)의 요인: 초경연령, 폐경 및 폐경 연령, 임신횟수, 수유방법, 수유기간, 피임약 복용 등
- 생활양식 및 내과적 질환 요인: 모계 가족력, 흡연, 과다한 음주와 카페인 섭취, 적은 칼슘 섭취, 운동부족, 특정 약물의 장기적 복용

표 9-3 골다공증의 위험요인

유전적 요인	생활습관 및 영양	내과적 질환	약물
백인 또는 아시아인	지속적인 이차 무월경	신경성 식욕부진증	스테로이드
부모의 골절 병력	흡연	소화 흡수 장애	(글루코코르티코이드)
작은 체구	과음	부갑상샘기능항진증	갑상샘호르몬
45세 이하의 조기폐경	비활동성	갑상샘기능항진증	항응고제
	지속적인 움직임 저하	성샘기능저하증	항암제
	저체중	프로락틴선종	항경련제
		쿠싱증후군	인산결합제산제
		골형성부전증	경구혈당강하제 중
		류마티스 관절염	Thiazolidinedione
		만성폐쇄성폐질환	양성자펌프억제제
		만성 신경장애	
		만성 신부전	
		제1형 당뇨병	
		장기 이식 후	

② 종류

- 원인 및 연령 등에 따라 분류
- 일차성 골다공증
  - 특별한 질환이 없이 발생
  - 폐경 후 골다공증 및 노인성 골다공증으로 분류

• 이차성 골다공증

– 내분비질환과 특정 약물에 의해 발생

• 30세 이후 골량 감소 비율: 매년 0.4~2%

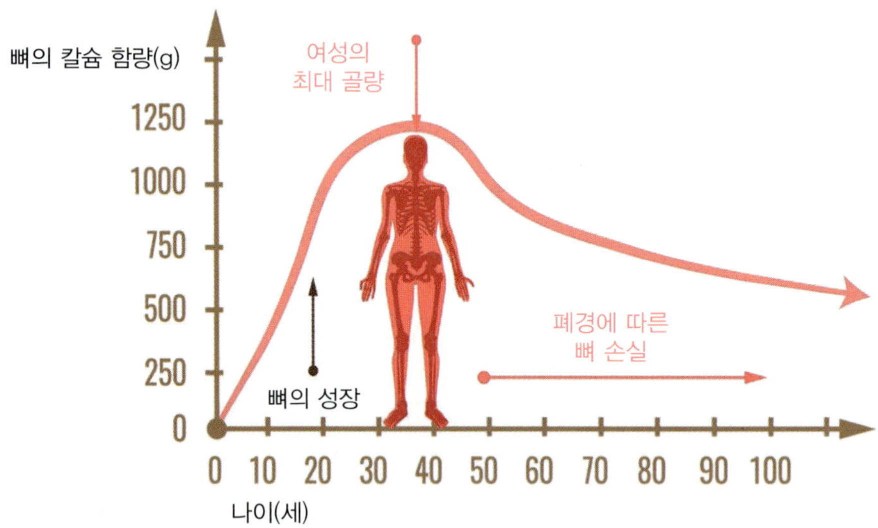

그림 9.23 연령별 뼈칼슘 함량의 변화

표 9-4 골다공증의 구분

구분	일차성골다공증		이차성골다공증
	폐경 후 골다공증	노인성 골다공증	
나이	50세 이상	65세 이상	특정 연령 없음
원인	폐경	노화	내분비질환과 약물
발생비율(남:녀)	여성에게 흔함	남녀 모두(1:2)	남녀 동일(1:1)
뼈기질 변화	소주골 감소	소주골과 겉질뼈 모두 감소	소주골과 겉질뼈 모두 감소

③ 증상

• 대부분 증상이 없음

• 뼈 부러짐이 생기면 통증이 발생하며, 뼈 부러짐이 발생한 부위에 따라 다양한 증상을 나타냄

• 뼈 부러짐은 모든 부위에서 발생 가능하지만, 손목뼈, 척추, 대퇴골에서 자주 발생

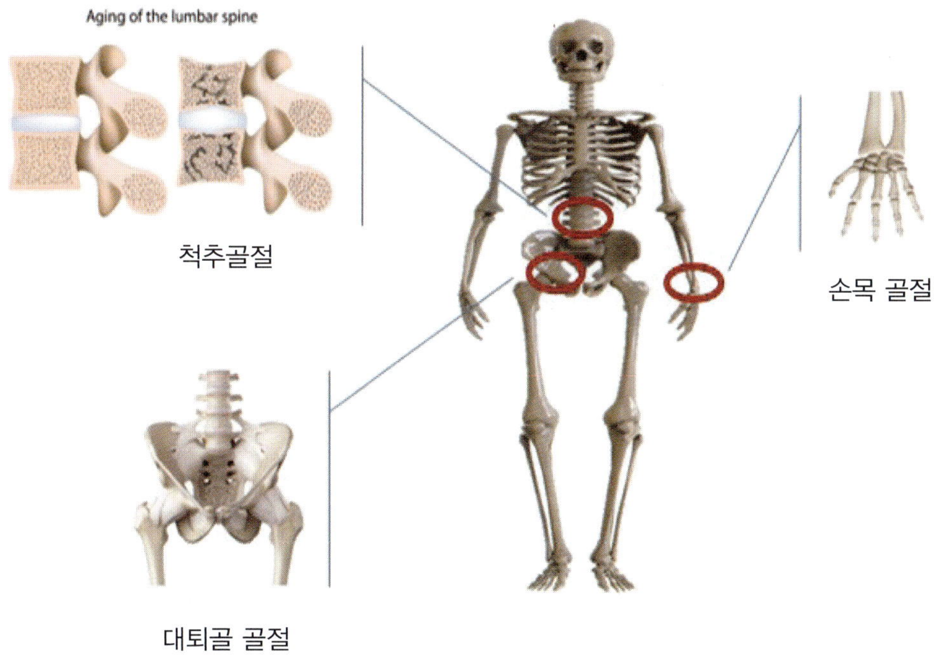

그림 9.24 골다공증 환자에서 골절이 잘 발생하는 부위

④ 골밀도 진단기준

- 골밀도 측정: 가장 유용한 진단방법
  - 이중 에너지 방사선 골밀도 측정법(방사선 조사가 가장 낮아 임상적으로 가장 많이 사용함), 정량적 전산화 단층촬영, 초음파법
  - 이중 에너지 방사선 골밀도 측정법에서 얻은 T-score를 이용하여 골다공증을 정의
  - T-score는 젊은 성인의 정상 최대 골밀도와 측정자의 차이를 정상 골밀도 값의 표준편차로 나누어 얻은 값
- 골밀도 측정이 필요한 경우
  - 6개월 이상 무월경을 보이는 폐경 전 여성
  - 골다공증 위험인자를 갖는 폐경 이행기 여성
  - 폐경 후 여성
  - 골다공증의 위험요인이 있는 70세 미만 남성
  - 70세 이상 남성
  - 골다공증 골절의 과거력
  - 방사선 소견에서 척추 골절이나 골다공증이 의심될 때
  - 2차성 골다공증이 의심될 때
  - 골다공증의 약물 요법을 시작할 때
  - 골다공증 치료를 받거나 중단한 모든 환자의 경과 추적

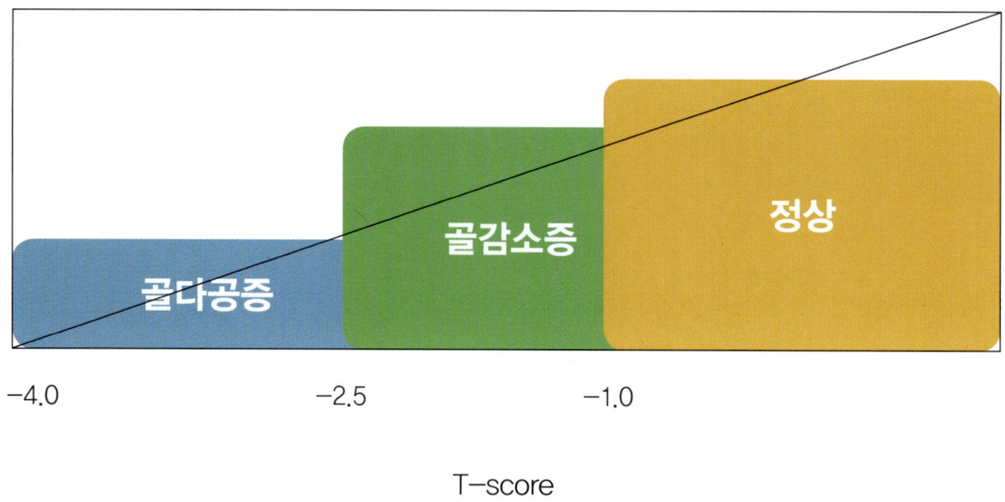

구분	기준
정상	T−score 〉 −1.0
골감소증	−1.0 ≥T−score〉 −2.5
골다공증	T−score ≤−2.5
심한 골다공증	T−score ≤−2.5, 골절 동반
뼈기질변화	소주골과 겉질뼈 모두 감소

그림 9.25 골밀도에 따른 골다공증 진단

⑤ 예방 및 치료

- 칼슘의 섭취
  - 무기질 침착 및 뼈의 파괴를 억제하는 효과
  - 50세 미만(폐경 전): 하루 1,000mg, 50세 이상(폐경 후): 하루 1,200mg
  - 우유, 치즈, 표고버섯 등 칼슘이 많이 들어있는 음식 섭취 권장
  - 소변을 통한 칼슘 소실을 방지하기 위해 짠 음식을 피할 것
- 비타민 D
  - 식이를 통한 섭취와 자외선을 통한 합성: 일주일에 두번씩 약 15분 정도 햇볕을 쬘 것
  - 하루 400~800IU
- 운동
  - 근육, 조정기능, 균형감 증진을 통한 낙상 위험 감소와 골량 유지
  - 근력운동: 부위별 효과를 위해 적절한 운동 선택(무게부하 운동, 걷기, 역도 등)

- 낙상방지
  - 낙상은 신체활동을 저하하는 요인이 되므로 주의

표 9-5 낙상 위험요인

낙상의 위험요인	
환경적 요인	어두운 조명
	미끄러운 욕조, 높은 문지방
질병 요인	고령, 여성
	부정맥, 기립성 저혈압
	약물(항경련제, 수면제, 안정제)
	낮은 시력
	과거 낙상력
	비타민 D 부족
신경, 근육요인	신경질환
	척추변형
	약화된 근력

- 생활양식의 변화
  - 금연 및 금주
- 약물치료
  - 여성호르몬, 여성 호르몬 수용체 조절제: 폐경 후 호르몬 부족에 의한 골다공증 예방
  - 비스포스포네이트(bisphosphonate): 뼈파괴세포의 기능 억제
  - 데노수맙(denosumab): 뼈파괴세포 분화 억제
  - 테리파라타이드(teriparatide): 부갑상선 호르몬을 재조합하여 생성한 것. 골형성촉진
  - 칼시토닌: 갑상선 호르몬이며 골생성 촉진제(뼈의 생성을 증가시키는 약제)로 쓰임
  - 부갑상선호르몬: 뼈의 생성을 촉진하여 새로운 뼈를 생성하고 뼈의 구조를 복원
  - 활성형 비타민 D: 장에서의 칼슘 흡수율 증가와 뼈의 무기질 침착 증진
  - 비타민 K: 칼슘과 뼈기질을 결합시키는 단백질인 오스테오칼신(osteocalcin)의 생성에 관여

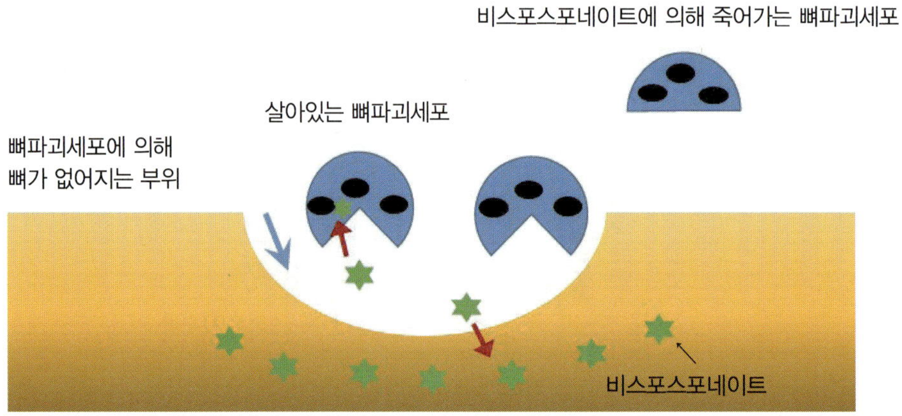

- 뼈 조직은 지속적인 뼈 재형성 과정을 반복하는데, 뼈를 만드는 뼈생성세포와 뼈 파괴세포의 균형에 의해 유지됨
- 비스포스포네이트는 뼈파괴세포가 사멸하도록 만들어 뼈가 분해되는 것을 억제하고 뼈의 손실을 줄임

그림 9.26 비스포스포네이트에 의한 골다공증 치료

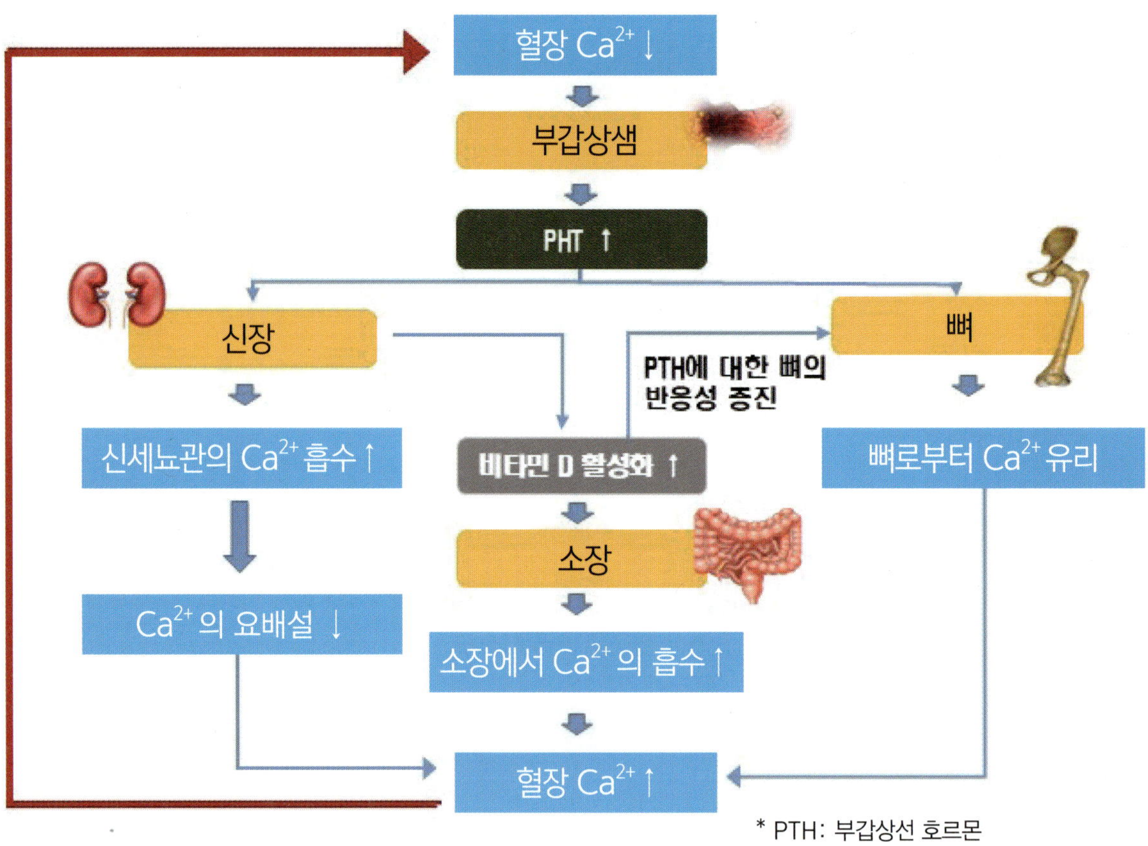

그림 9.27 혈중 칼슘 농도 감소 시 인체내 보상 반응

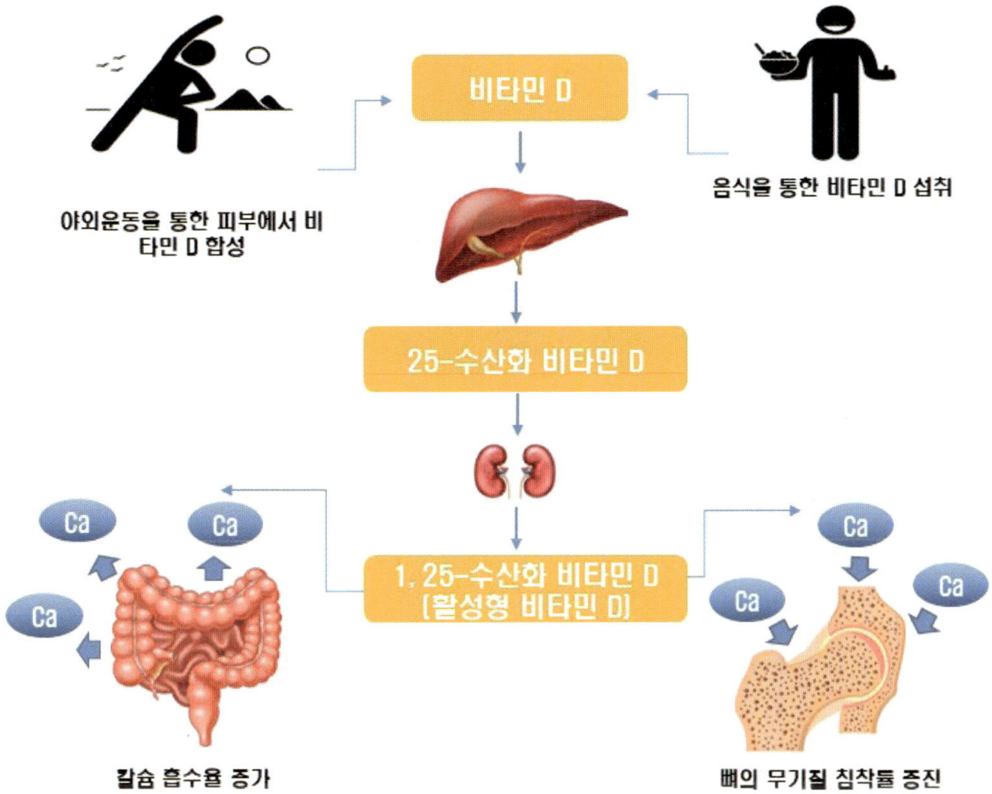

운동과 비타민 D 섭취를 통한 골다공증 예방
야외에서의 운동은 자외선에 의해 피부의 7-디하이드로 콜레스테롤이 비타민 D_3가 되고 간에서 25-수산화비타민 D(25-OH-D_3)로 전환되어 신장에서 효소에 의해 1,25-수산화 비타민 D(1,25-$(OH)_2$-D_3]로 전환되어 소장에서 칼슘과 인의 흡수를 높이고 뼈의 무기질 침착을 증가시킨킴

그림 9.28 비타민 D의 생성 및 역할

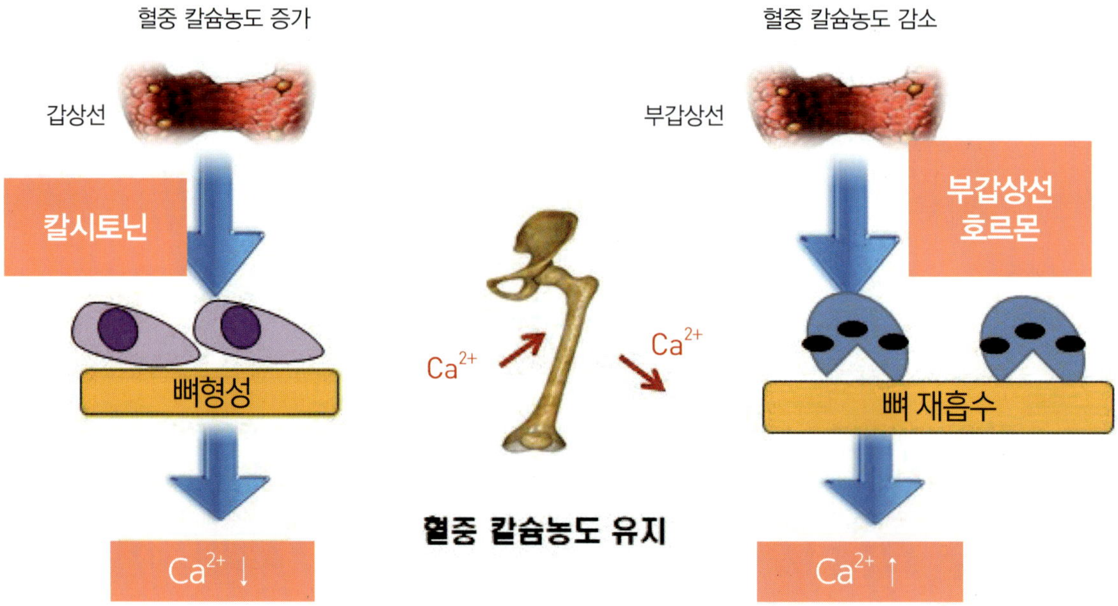

- 칼시토닌은 갑상선에서 분비되어 뼈와 신장에서 뼈파괴세포가 뼈에서 칼슘을 방출하는 것을 억제하고, 뼈에 칼슘이 침착되도록 하여 혈중 칼슘 농도를 낮추는 역할을 함
- 반면, 부갑상선에서 분비되는 부갑상선호르몬은 뼈파괴세포를 자극하고 뼈모세포의 뼈 형성기능을 억제하며, 신장에서의 칼슘 방출을 줄여 혈중 칼슘농도를 증가시킴

그림 9.29 칼시토닌이 뼈 형성에 미치는 영향

참고문헌

강동권, 강순아, 기윤호, 김경래, 긴윤희, 김인재, 김정규, 김주영, 김창균, 문우림, 박기경, 박성서, 박송영, 박승하, 박시화, 박진호, 박진홍, 석민화, 송류리, 신윤아, 안세준, 안소영, 윤완영, 이수민, 이한준, 임승길, 임승현, 정은휘, 장지연, 주종미, 진동근, 진현주, 최현희, & 한동기. (2023). 퍼스널 트레이닝의 정수 (3판). NSCA Korea.

강서정, 강현식, 김명화, 김연수, 김정훈, 김창선, 김홍, 박정준, 석민화, 신윤아, 안근옥, 안나영, 윤신중, 이효, 이중철, 이한준, 장혁기, 정덕조, 조지훈, & 최혜정. (2018). ACSM 만성질환과 운동. 도서출판 한미의학.

강신성, 안태인, 강봉균, 민혜선, 백상기, 손종경, 안광석, 유시욱, 이경열, 이석희, 이연숙, 임욱빈, 임운기, 정종문, & 정현택. (2012). Vander's 인체생리학. 라이프사이언스.

고용복. (1982). 말초동맥질환. 대한의사협회, 636-648.

권봉안, 최종환, 안지희, 정윤만, 정순광, & 김현주. (2006). 비만 원인, 평가, 치료와 예방. 대한미디어.

권요한, 김진우, 원제환, 김성호, 김정은, 박성준. (2021). 말초동맥질환에서의 죽종절제술: 현재와 미래. 대한영상의학회지, 82(3), 551-561.

권혁상. (2021). 새롭게 개발되는 당뇨병 약제. Journal of the Korean Medical Association, 55(3), 271-278.

김완수, 강서정, 강현주, 김진홍, 노희태, 박재영, 안근옥, 안근희, 유재현, 이용수, 이중철, 이한준, 이희혁, 최현희, 홍용, & 홍지영. (2022). ACSM's 운동검사·운동처방 지침. 도서출판 한미의학.

김정화, 강미경, 권명진, 김연정, 이경완, 장영숙, 조광필, & 한혜숙. (2017). 기본 병태생리학. 현문사.

대한당뇨병학회. (2021). 2021 당뇨병 진료지침 전문.

대한약학회, 병태생리학분과학회. (2013). Rubin's Pathology 병태생리학 (5판). 군자출판사.

류기욱, 김지완, 김미희, 양용숙, 최모나. (2020). 건강보험심사평가원 자료를 이용한 하지 말초동맥질환자의 발생률과 유병률 트렌드 분석: 2011년부터 2018년까지. 2020 한국간호과학회 추계학술대회, 215.

박경하, 최영진. (2011). 말초동맥 질환 환자의 비침습적 치료 및 관리. Korean Journal of Lipidology, 21, 46-60.

박인국. (2016). 생리학. 라이프사이언스.

(사)대한약학회 병태생리학분과학회. (2013). Rubin's Pathology 병태생리학 (5판). 군자출판사, 637-640.

설근희, 민선식, & 김필주. (2014). 병태생리학 (7판). 바이오사이언스.

안승철. (2022). 핵심 간호생리학. 집문당.

유철규. (2009). 만성폐쇄성폐질환의 병인과 병태생리. 대한내과학회지, 77(7), 383-400.

이연숙, 구재옥, 임현숙, 강영희, & 권종숙. (2011). 이해하기 쉬운 인체생리학. 파워북.

위키백과. 대사증후군. https://ko.wikipedia.org/wiki/대사_증후군

전국응급구조학과 교수협의회. (2014). 12유도 심전도의 이해 (3판). 도서출판 한미의학.

정태호, 황종익, 윤준원, 문형준, 송대섭, 김현주. (2019). CROWLEY'S 병태생리학. 라이프사이언스.

정태호, 황종익, 윤준원, 문형준, 송대섭, & 김현주. (2019). Crowley's 병태생리학. 라이프사이언스.

질병관리청. (2021). 국가건강정보포털. https://health.kdca.go.kr

최명애, 정진홍, 김건열, 김기옥, 김현주, 등. (2019). 보건의료인을 위한 병태생리학 (6판). 계축문화사.

최승혁. (2010). 말초동맥 폐쇄증의 치료. 대한의사협회지, Current Management of Peripheral Arterial Disease 특집호, 228-235.

한국지질동맥경화학회. (2020). 치료지침 (4판).

Belkina, A. C., & Denis, G. V. (2010). Obesity genes and insulin resistance. Current Opinion in Endocrinology, Diabetes and Obesity, 17(5), 472-477.

Bloom, D. E., Chen, S., Kuhn, M., McGovern, M. E., Oxley, L., & Prettner, K. (2018). The economic burden of chronic diseases. Journal of the Economics of Ageing. https://doi.org/10.1016/j.jeoa.2018.09.002

Cho, N. H. (2014). Diabetes burden and prevention in Korea. Diabetes Research and Clinical Practice, 106(S2), S282-S287.

Choi, Y. J., Kim, H. C., Kim, H. M., Park, S. W., Kim, J., & Kim, D. J. (2009). Prevalence and management of diabetes in Korean adults: Korea National Health and Nutrition Examination Surveys 1998-2005. Diabetes Care, 32(11), 2016-2020.

Cullmann, M., Hilding, A., & Östenson, C.-G. (2012). Alcohol consumption and risk of pre-diabetes and type 2 diabetes development in a Swedish population. Diabetic Medicine, 29(4), 441-452.

D'Alessio, D. J. (2016). Is GLP-1 a hormone? Journal of Diabetes Investigation, 7(S1), 50-55.

Echeverri, D., Montes, F. R., Cabrera, M., Galán, A., & Prieto, A. (2010). Caffeine's vascular mechanisms of action. International Journal of Vascular Medicine, 2010, 834060.

Edwardson, C. L., Gorely, T., Davies, M. J., Gray, L. J., Khunti, K., Wilmot, E. G., Yates, T., & Biddle, S. J. H. (2012). Association of sedentary behaviour with metabolic syndrome: A meta-analysis. PLOS ONE, 7(4), e34916.

Eggleton, J. S., & Jialal, I. (2021). Thiazolidinediones. StatPearls Publishing.

Fenton, R., Poulsen, S., de la Mora, C. S., Soleimani, M., Busslinger, M., Rieg, J., et al. (2015). Caffeine-induced diuresis and natriuresis is independent of renal tubular NHE3. American Journal of Physiology - Renal Physiology, 308, 1409-1420.

Godos, J., Pluchinotta, F., Marventano, S., Buscemi, S., Volti, G., & Galvano, F. (2014). Coffee components and cardiovascular risk. International Journal of Food Sciences and Nutrition, 65, 925-936.

Gor, D., Lu, J., Menon, V., Tighiouart, H., & Knopman, D. S. (2020). Antidiabetic drug use trends in patients with type 2 diabetes mellitus and chronic kidney disease: A cross-sectional analysis of the National Health and Nutrition Examination Survey. Journal of Diabetes, 12(5), 385-395.

Higashi, Y. (2019). Coffee and endothelial function: A coffee paradox? Nutrients, 11, 2104.

Holst, J. J. (2019). The incretin system in healthy humans. Metabolism, 96, 46-55.

Hu, F. B., Manson, J. E., Stampfer, M. J., et al. (2001). Lifestyle and risk of type 2 diabetes. New England Journal of Medicine, 345(11), 790-797.

Hu, F. B., van Dam, R. M., & Liu, S. (2001). Diet and risk of type II diabetes. Diabetologia, 44, 805-817.

Kanoski, S. E., Hayes, M. R., & Skibicka, K. P. (2016). GLP-1 and weight loss. American Journal of Physiology, 310, R885-R895.

Kaur, J. (2014). A comprehensive review on metabolic syndrome. Cardiology Research and Practice, 2014, 1-21.

Klop, B., Elte, J. W., & Cabezas, M. C. (2013). Dyslipidemia in obesity: Mechanisms and potential targets. Nutrients, 5(4), 1218-1240.

Kobberling, J. T. H. (1982). Empirical risk figures of first degree relatives of non-insulin dependent diabetes. Academic Press.

Lim, D., Chang, J., Ahn, J., & Kim, J. (2020). Conflicting effects of coffee consumption on cardiovascular diseases. Processes, 8(4), 438.

Liu, S., Manson, J. E., Stampfer, M. J., Hu, F. B., Giovannucci, E., Colditz, G. A., Hennekens, C. H., & Willett, W. C. (2000). A prospective study of whole-grain intake and risk of type 2 diabetes mellitus in US women. American Journal of Public Health, 90(9), 1409-1415.

LiverTox. (2017). Antidiabetic Agents. https://www.ncbi.nlm.nih.gov/books/NBK548783

Lorenzo, C., Wagenknecht, L. E., Rewers, M. J., Karter, A. J., Bergman, R. N., Hanley, A. J. G., & Haffner, S. M. (2010). Disposition index, glucose effectiveness, and conversion to type 2 diabetes: The Insulin Resistance Atherosclerosis Study (IRAS). Diabetes Care, 33(9), 2098-2103.

Maddali, A., Razack, F. A., Cattamanchi, S., & Ramakrishnan, T. V. (2018). Validation of the Cincinnati Prehospital Stroke Scale. Journal of Emergencies, Trauma, and Shock, 11(2), 111-114.

Malik, V. S., Popkin, B. M., Bray, G. A., Després, J.-P., Willett, W. C., & Hu, F. B. (2010). Sugar-sweetened beverages and risk of metabolic syndrome and type 2 diabetes: A meta-analysis. Diabetes Care, 33(11), 2477-2483.

Manson, J. E., Ajani, U. A., Liu, S., Nathan, D. M., & Hennekens, C. H. (2000). A prospective study of cigarette smoking and the incidence of diabetes mellitus among U.S. male physicians. The American Journal of Medicine, 109(7), 538-542.

Marx, B., Scuvée, É., Scuvée-Moreau, J., Seutin, V., & Jouret, F. (2016). Mechanisms of caffeine-induced diuresis. Med Sci, 32, 485-490.

Monteiro, M. F., & Sobral Filho, D. C. (2004). Exercício físico e o controle da pressão arterial [Physical exercise and blood pressure control]. Revista Brasileira de Medicina do Esporte, 10(6), 517-519.

Oh, I. H., Yoon, S. J., Seo, H. Y., Kim, E. J., & Kim, Y. A. (2011). The economic burden of musculoskeletal disease in Korea. BMC Musculoskeletal Disorders, 12, 157.

Pamidi, S., & Tasali, E. (2012). Obstructive sleep apnea and type 2 diabetes. Frontiers in Neurology, 3, 126.

Peerapen, P., Ausakunpipat, N., Sutthimethakorn, S., Aluksanasuwan, S., Vinaiphat, A., & Thongboonkerd, V. (2017). Physiologic changes of urinary proteome by caffeine and excessive water intake. Clinical Chemistry and Laboratory Medicine,

55(7), 993–1002.

Pollex, R. L., & Hegele, R. A. (2006). Genetic determinants of metabolic syndrome. Nature Clinical Practice Cardiovascular Medicine, 3(9), 482–489.

Saklayen, M. G. (2018). The global epidemic of metabolic syndrome. Current Hypertension Reports, 20(2), 12.

Shaw, J. E., Sicree, R. A., & Zimmet, P. Z. (2010). Global estimates of the prevalence of diabetes for 2010 and 2030. Diabetes Research and Clinical Practice, 87, 4–14.

Shrama, H. (2020). A detail chemistry of coffee and its analysis. IntechOpen.

Stead, T. G., Banerjee, P., & Ganti, L. (2021). Real–world field performance of the Los Angeles Motor Scale. Cerebrovascular Diseases, 50(5), 543–550.

Surma, S., & Oparil, S. (2021). Coffee and arterial hypertension. Current Hypertension Reports, 23, 38.

Tyagi, S., Gupta, P., Saini, A. S., Kaushal, C., & Sharma, S. (2011). The peroxisome proliferator–activated receptor: A family of nuclear receptors role in various diseases. Journal of Advanced Pharmaceutical Technology & Research, 2(4), 236–240.

van Dam, R. M., Willett, W. C., Rimm, E. B., Stampfer, M. J., Hu, F. B., & Manson, J. E. (2002). Dietary fat and risk of diabetes. Diabetes Care, 25(3), 417–424

Vieira, R., Souto, S. B., Sánchez–López, E., López Machado, A., Severino, P., Jose, S., Santini, A., Silva, A. M., Fortuna, A., & García, M. L. (2019). Sugar–Lowering Drugs for Type 2 Diabetes Mellitus and Metabolic Syndrome – Review of Classical and New Compounds: Part I. Pharmaceuticals, 12(4), 152.

Walley, A. J., Blakemore, A. I., & Froguel, P. (2006). Genetics of obesity. Human Molecular Genetics, 15(S2), R124–R130.

Yau, H., Rivera, K., Lomonaco, R., & Cusi, K. (2013). The future of thiazolidinedione therapy. Current Diabetes Reports, 13(3), 329–341.

Zimmet, P., Alberti, K. G., & Shaw, J. (2001). Global and societal implications of the diabetes epidemic. Nature, 414(6865), 782–787.

저자소개

안승철

– 현 단국대학교 의과대학 의예과 교수

신윤아

– 현 단국대학교 운동처방재활전공 교수